21世纪高等医学院校学习指南系列

病原生物学学习指南

BINGYUAN SHENGWUXUE XUEXI ZHINAN

(第2版)

主　审　张　浩

主　编　刘继鑫　姚淑娟

副主编　吕丽艳　许礼发　孙　艳　刘伯阳

编　者　(以姓氏笔画为序)

吕丽艳　齐齐哈尔医学院

刘伯阳　齐齐哈尔医学院

刘继鑫　齐齐哈尔医学院

许礼发　安徽理工大学医学院

孙　艳　齐齐哈尔医学院

孙艳宏　齐齐哈尔医学院

杜凤霞　齐齐哈尔医学院

姚淑娟　齐齐哈尔医学院

湛孝东　皖南医学院

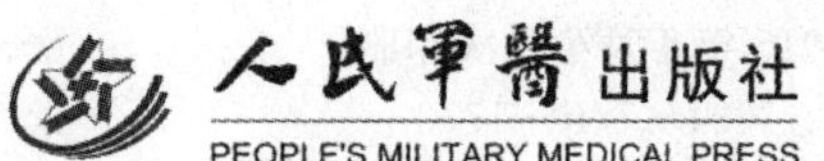

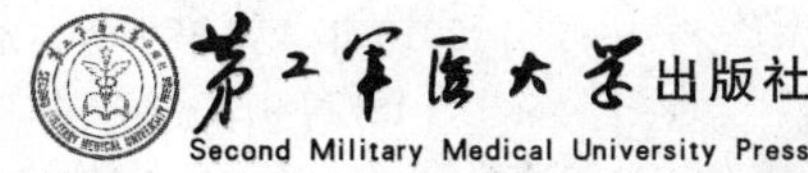

内 容 提 要

本书是配合“十二五”普通高等教育本科国家级规划教材《病原生物学》使用的辅导材料。共分为上、下两卷，三十四章。每一章均包含教学要点、重点难点剖析、同步综合练习、参考答案及剖析等内容，覆盖范围广而全面，有利于学生检验知识的理解和掌握程度。本书可供高等医学院校相关专业的师生参考和使用。

图书在版编目(CIP)数据

病原生物学学习指南(第 2 版)/刘继鑫，姚淑娟主编. —上海：第二军医大学出版社，2015.4

ISBN 978-7-5481-1034-7

Ⅰ.①病… Ⅱ.①刘… ②姚… Ⅲ.①病原微生物—医学院校—教学参考资料 Ⅳ.①R37

中国版本图书馆 CIP 数据核字(2015)第 056119 号

出 版 人 陆小新
责任编辑 许 丹 高 标

病原生物学学习指南
(第 2 版)
主编 刘继鑫 姚淑娟
人民军医出版社
第二军医大学出版社 出版发行
http://www.smmup.cn
上海市翔殷路 800 号 邮政编码：200433
发行科电话/传真：021-65493093
全国各地新华书店经销
江苏天源印刷厂印刷
开本：787×1092 1/16 印张：13.25 字数：390 千字
2015 年 4 月第 1 版 2015 年 4 月第 1 次印刷
ISBN 978-7-5481-1034-7/R·1773
定价：28.00 元

前　言

病原生物学(pathogen biology)是一门研究与人体健康有关的微生物和寄生虫的科学,是预防医学和临床医学的基础课程。它在医学教育体系中具有十分重要的作用。该学科涉及基础医学与临床医学多个领域,理论性和实践性较强,医学专业学生此时尚未接触临床,缺乏感性认识,因此学习难度相对较大。为了配合"十二五"普通高等教育本科国家级规划教材、卫生部"十二五"规划教材、全国高等医药教材建设研究会"十二五"规划教材的使用,提高学生对病原生物学理论知识的掌握和理解,结合多年教学经验,针对学生学习中的难点、重点和要点,同时参考了大量国内外同类教学和相关医学基础课程教材及教学辅导材料,编写了本书。

本书编写从医学教育实际需要出发,对教学内容进行整理和提炼,有利于学生及时快速的了解病原生物学的相关理论,同时也为从事病原生物学的教学工作者提供了第一手的实用资料。本书每章分为教学要点、重点难点剖析、同步综合练习和参考答案及解析四部分,最后附有往年全国执业医师考试中出现过的微生物试题。重点、难点突出,针对性强,对于重点内容在多种题型中反复出现,以期达到启发学生思考、强化记忆、提高应试能力和考试成绩的目的。

本书由齐齐哈尔医学院、皖南医学院、安徽理工大学医学院从事病原生物学的一线教师共同协作编写,是全体编者共同辛劳的结晶。在此,向全体编者表示衷心感谢,并致以崇高的敬意。

由于时间仓促,水平有限,疏漏、错误之处在所难免,望广大读者不吝赐教、批评指正。

编　者

2015 年 1 月

前 言

目　录

上卷　医学微生物学

第二篇　病　毒　学

第三篇　真　菌　学

下卷　医学寄生虫学

第一篇　总　论

第二篇　医学原虫学

第三篇　医学蠕虫学

第四篇　医学节肢动物学

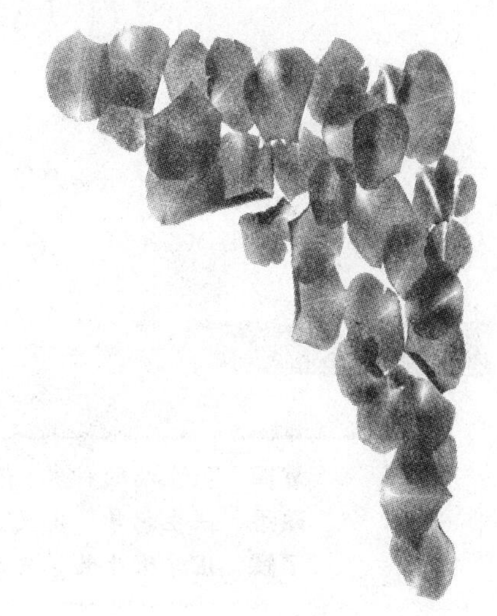

上 卷

医学微生物学

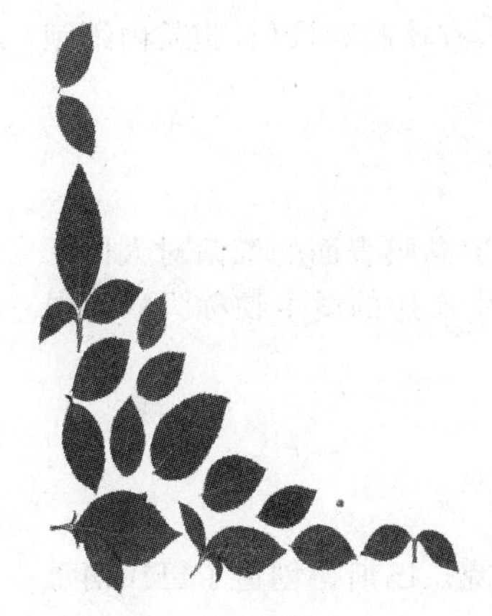

绪 论

【教学要点】

掌握 微生物的种类。
熟悉 微生物学的定义、范围和内容。
了解 医学微生物学发展前景展望。

【重点难点剖析】

一、微生物及医学微生物学

微生物(microorganism)是自然界中的一群形体非常微小、肉眼不能直接看见的微小生物。微生物是众多个体微小、结构简单、肉眼不能直接看见，必须借助光学显微镜或电子显微镜放大数千倍，甚至数万倍才能观察到的微小生物的总称。

医学微生物学是微生物学的一个分支，是研究病原微生物的形态、结构、生命活动规律以及与机体相互关系的一门学科，是基础医学的主干学科。主要研究内容是病原微生物的生物学特性、致病性、免疫性、微生物学检查方法及特异性预防和治疗原则等。

二、微生物的分类及主要特征

微生物按细胞结构特点不同可分为三种类型：

(1) 非细胞型微生物 无典型细胞结构，仅由核心和蛋白质衣壳组成，是体积最小的一类微生物，缺乏产生能量的酶系统，只能在活细胞内生长繁殖，病毒为其代表。

(2) 原核细胞型微生物 具有细胞的基本结构，但细胞的分化程度较低，仅有原始核质，无核膜和核仁，胞质内细胞器不完善只有核糖体，包括细菌、支原体、衣原体、立克次体、螺旋体和放线菌等(简称"两菌四体")。

(3) 真核细胞型微生物 具有完整的细胞结构，细胞核的分化程度高，有核膜和核仁，胞质内细胞器完整，真菌属于此类微生物。

三、正常菌群和病原微生物

正常情况下，寄居于人体体表以及胃肠道、呼吸道等与外界相通的腔道黏膜表面的细菌对人体无害，称为正常菌群(normal flora)。少部分微生物能引起人类或动植物发生疾病的微生物称为病原微生物。

四、医学微生物学发展简史

(1) 经验时期 略。

(2) 实验微生物时期 第一个用显微镜观察细菌的是荷兰人列文虎克。巴斯德创造了巴氏消毒法，首次研制出炭疽菌苗和狂犬病疫苗。科赫（Koch）创立了细菌染色、固体培养基等，发现了炭疽杆菌、结核分枝杆菌、霍乱弧菌，还提出了细菌引起特定疾病的验证标准，即科赫法则。

（3）现代微生物学时期　略。

【同步综合练习】

一、选择题

A 型题

1. 下述属于真核细胞型微生物的是
   A. 支原体　B. 衣原体　C. 真菌　D. 立克次体　E. 细菌
2. 下述属于非细胞型微生物的是
   A. 朊粒　B. 放线菌　C. 衣原体　D. 细菌　E. 支原体
3. 下述不属于原核细胞型微生物的是
   A. 肺炎衣原体　B. 噬菌体　C. 沙眼衣原体　D. 钩端螺旋体　E. 肺炎支原体
4. 下述属于原核细胞型微生物的是
   A. 白色念珠菌　B. 疱疹病毒　C. 新型隐球菌　D. 螺旋体　E. 流感病毒
5. 有完整细胞核的微生物是
   A. 真菌　B. 放线菌　C. 衣原体　D. 立克次体　E. 细菌
6. 由微生物引起有机物发酵和腐败的证明人是
   A. 列文虎克　B. 科赫　C. 巴斯德　D. 李斯特　E. 琴纳
7. 首先创用了无菌操作技术的是
   A. 科赫　B. 琴纳　C. 巴斯德　D. 列文虎克　E. 李斯特
8. 用固体培养基成功分离出大多数传染病病原菌的是
   A. 琴纳　B. 科赫　C. 巴斯德　D. 李斯特　E. 列文虎克

B 型题

A. 螺旋体　B. 立克次体　C. 衣原体　D. 病毒　E. 白色念珠菌

1. 属于真核细胞型微生物的是
2. 属于非细胞型微生物的是
3. 有完整细胞核的微生物是
4. 能通过细菌滤器的微生物是

A. 巴斯德　B. 柯赫　C. 李斯特　D. 伊凡诺夫斯基　E. 琴纳

5. 发现结核分枝杆菌的是
6. 发现烟草花叶病毒的是
7. 发现奶类和果酒的消毒方法的是
8. 固体培养基的发明人是
9. 疫苗的发明人是

二、名词解释

1. 微生物
2. 病原微生物
3. 医学微生物学

三、问答题

1. 微生物分几类,有何特点?
2. 非细胞型微生物、原核细胞型与真核细胞型微生物的区别。

【参考答案及解析】

一、选择题

A型题

1. C 2. A 3. B 4. D 5. A 6. C 7. E 8. B

B型题

1. E 2. D 3. E 4. D 5. B 6. D 7. A 8. B 9. E

二、名词解释

1. 微生物:是众多个体微小、结构简单、肉眼直接看不见必须借助光学显微镜或电子显微镜放大数千倍、甚至数万倍才能观察到的微小生物的总称,包括细菌、病毒、真菌等三类。

2. 病原微生物:是引起人或动植物疾病,具有致病性的微生物。

3. 医学微生物学:是研究病原微生物的生物学性状、感染与免疫机制和特异性诊断与防治等知识,以控制、消灭传染病和免疫性疾病的科学。

三、问答题

1. 微生物按大小、结构、组成可分为三大类:①非细胞型微生物,是最小的一类微生物,无典型的细胞结构,无产生能量的酶系统,只能在活细胞内生长繁殖,核酸类型为 DNA 或 RNA,两者不同时存在。②原核细胞型微生物,这类微生物的原始核是呈环状裸 DNA 团块结构,无核膜、核仁。细胞器很不完善,只有核糖体,DNA 和 RNA 同时存在。③真核细胞型微生物,细胞核分化程度高,有核膜和核仁,细胞器完整。

2. 非细胞型微生物是最小的一类微生物,只含有一种类型核酸 DNA 或 RNA,能通过除菌滤器。没有典型的细胞结构,无产生能量的酶系统,只能在活细胞内生长繁殖,对抗生素不敏感;原核细胞型微生物仅有原始核质,无核膜、核仁,呈裸露的环状 DNA 团块结构;细胞器不完善,只有 70S 核蛋白体;真核细胞型微生物有完整的细胞核,有核膜和核仁,细胞质内细胞器完整,核蛋白体为 80S。

(吕丽艳)

第一篇 细 菌 学

第一章 细菌的形态与结构

【教学要点】

掌握 细菌细胞壁的结构、革兰阳性菌与革兰阴性菌细胞壁的区别，荚膜、鞭毛、菌毛和芽胞的生物学特性及与医学的关系。

熟悉 细菌的中介体、核糖体、质粒、异染颗粒的概念，细菌的大小、形态和排列。

了解 细菌形态与结构的检查法。

【重点难点剖析】

一、细菌的大小与形态

细菌(bacterium)体积微小，测量单位是微米(μm)。细菌按外形可分为球菌、杆菌和螺形菌。

二、细菌的结构

(一) 细菌的基本结构

所有细菌都具有的结构称为细菌的基本结构，由外向内依次为细胞壁、细胞膜、细胞质和核质。

1. 细胞壁　是位于细菌细胞的最外层结构，坚韧而富有弹性，其主要功能：①维持细菌固有的外形，保护细菌抵抗低渗环境，起到屏障作用；②细胞膜一起参与菌体内外物质交换；③决定菌体的抗原性。肽聚糖(又称黏肽)是细菌细胞壁的主要成分，是革兰阳性(G^+)菌和革兰阴性(G^-)菌的共有组分。两种细菌又各自有其特殊组分。

(1) G^+菌细胞壁　由肽聚糖和穿插于其内的磷壁酸组成。G^-菌细胞壁较厚，其特点是肽聚糖含量高、层数多。肽聚糖由聚糖骨架、四肽侧链和五肽交联桥三部分组成，构成机械强度十分坚韧的三维立体结构。磷壁酸有壁磷壁酸和膜(脂)磷壁酸两种，是G^+菌细胞壁的特殊组分。

(2) G^-菌细胞壁　较薄，但结构复杂。其特点是肽聚糖含量少，仅1～2层。肽聚糖由聚糖骨架和四肽侧链两部分组成，形成二维平面网状结构，较疏松。在肽聚糖层外还有外膜，外膜是G^-菌细胞壁的特殊成分，由内向外依次为脂蛋白、脂质双层和脂多糖。脂多糖是G^-菌的内毒素，由脂类A、核心多糖和寡糖重复单位三部分组成，脂类A是内毒素的毒性部分和主要成分。

(3) 溶菌酶　能裂解聚糖骨架中的糖苷键，青霉素可干扰五肽交联桥与四肽侧链的连接，均可导致细菌裂解死亡。

(4) L型细菌　细胞壁缺陷型。首次在Lister研究所发现得名。在高渗环境下生长。临床上可引起慢性感染，如尿路感染、骨髓炎、心内膜炎等疾病，但常规细菌学检查结果阴性，应考虑细菌的L型感染的可能性。

2. 细胞膜　细菌缺乏细胞器,所有的代谢活动均在细胞膜上进行,故细菌的细胞膜具有物质转运、生物合成、呼吸和分泌、参与分裂等作用。革兰阳性细菌细胞膜的特殊结构——中介体,是细菌细胞膜向细胞质内陷并折叠形成的囊状物,与细菌呼吸与分裂有关,又称拟线粒体。

3. 细胞质　又称原生质,是细菌新陈代谢的重要场所,胞质内含有核酸和多种酶系统,参与菌体内物质的合成代谢和分解代谢。具有多种重要结构,如核糖体、质粒、胞质颗粒等。质粒是染色体外的遗传物质,为双股闭合环状DNA,携带遗传性状,可控制细菌某些特定的遗传性状;能独立自行复制,并能随细菌的分裂转移到子代细胞中;质粒并非细菌生命活动所必需的遗传物质,失去质粒的细菌仍能正常存活;质粒还可通过接合或转导的方式在细菌间传递。

4. 核质　细菌的遗传物质。细菌是原核细胞,无定形核,没有核膜、核仁、核基层(组蛋白)和有丝分裂器,称为核质或拟核。

(二) 细菌的特殊结构

特殊结构是指某些细菌具备的结构,包括荚膜、鞭毛、菌毛和芽胞。

1. 荚膜(capsule)　是某些细菌胞壁外包绕的一层较厚的黏液性物质,具有抗吞噬、抗有害物质的损伤及黏附作用。

2. 鞭毛(flagellum)　是某些细菌菌体上附有的细长并呈波状弯曲的丝状物。鞭毛是细菌的运动器官;鞭毛蛋白具有特殊的抗原性,称H抗原;某些细菌的鞭毛与细菌的黏附和致病性有关。

3. 菌毛(pilus)　许多G^-菌和少数G^+菌的菌体表面有比鞭毛更细、更短而直的丝状物,称为菌毛。按功能可分为普通菌毛和性菌毛。普通菌毛是细菌的黏附结构,与细菌的致病性有关;性菌毛可传递质粒,与细菌的变异有关。

4. 芽胞(spore)　某些细菌在一定环境条件下,胞质脱水浓缩,在菌体内部形成一个圆形或卵圆形的小体,称为芽胞。产生芽胞的细菌都是G^+菌。芽胞是细菌的休眠状态,不是细菌的繁殖方式;芽胞的大小、形状和在菌体内的位置随菌种而异,对鉴别细菌有重要意义;芽胞对理化因素有很强的抵抗力,故常将杀死芽胞作为消毒灭菌效果的指标。

三、细菌的形态和结构检查法

1. 显微镜放大法　细菌可以用普通光学显微镜放大1 000倍观察,也可以使用其他显微镜。例如,选用电子显微镜、暗视野显微镜、相差显微镜、荧光显微镜等观察。

2. 染色法　染色法有很多种,最常见的是革兰染色法。尚有单染法、抗酸染色法、特殊颜色法等。其中革兰染色法是最常用的微生物学染色法。该法是丹麦细菌学家革兰于1884年创建,至今仍在广泛应用。标本固定后,先用碱性染料结晶紫初染,再加碘液媒染,然后用95%乙醇脱色处理,最后用稀释复红复染,不被乙醇脱色仍保留蓝紫色者为革兰阳性菌,被乙醇脱色后复染成红色者为革兰阴性菌。革兰染色法在鉴别细菌、选择抗菌药物、研究细菌致病性等方面具有重要意义。

【同步综合练习】

一、选择题

A型题

1. 细菌的测量单位是

A. 纳米　　B. 微米　　C. 毫微米　　D. 厘米　　E. 毫米

2. 细菌细胞壁的主要功能是

A. 生物合成与分泌　　B. 呼吸作用　　C. 参与物质交换

D. 维持细菌的外形　E. 物质转运

3. 细菌缺少哪种结构成分,仍可生存

A. 细胞壁　B. 细胞膜　C. 细胞质　D. 核质　E. 核酸

4. 关于细菌细胞结构,错误的是

A. L型细菌无细胞壁　B. 由70S核蛋白体合成蛋白

C. 核结构是由核膜构成　D. 细胞壁都有肽聚糖

E. 中介体称拟线粒体

5. 关于细菌细胞膜的功能,错误的是

A. 物质交换作用　B. 呼吸作用　C. 物质转运

D. 合成和分泌作用　E. 维持细菌的外形

6. 关于大肠埃希菌细胞壁的组成成分,错误的是

A. 肽聚糖　B. 脂蛋白　C. 外膜　D. 磷壁酸　E. 脂多糖

7. 革兰氏阳性菌细胞壁的特点是

A. 较疏松　B. 肽聚糖含量多　C. 无磷壁酸　D. 有脂多糖　E. 脂类含量多

8. 关于革兰阳性菌的结构,错误的是

A. 细胞壁的基本成分是肽聚糖　B. 有大量的磷壁酸　C. 有外膜

D. 对青霉素敏感　E. 有的具有表面蛋白

9. 革兰阴性菌细胞壁的特点是

A. 较坚韧　B. 肽聚糖含量多　C. 有磷壁酸　D. 无外膜　E. 有脂多糖

10. 关于细菌的基本结构,错误的是

A. 鞭毛　B. 细胞壁　C. 细胞膜　D. 胞质　E. 核质

11. 关于细菌细胞质内含物,错误的是

A. 核蛋白体　B. 异染颗粒　C. 线粒体　D. 质粒　E. 胞质颗粒

12. 细菌细胞核的结构是

A. 有核膜　B. 有核仁　C. 有组蛋白　D. 有DNA　E. 有有丝分裂器

13. 是所有细菌结构成分的是

A. 鞭毛　B. 荚膜　C. 核膜　D. 细胞壁　E. 中介体

14. 不属于细菌特殊结构的是

A. 鞭毛　B. 荚膜　C. 菌毛　D. 芽胞　E. 质粒

15. 普通菌毛是细菌的

A. 黏附结构　B. 转导结构　C. 融合结构　D. 接合结构　E. 运动器官

16. 性菌毛是细菌的

A. 黏附结构　B. 接合结构　C. 转导结构　D. 融合结构　E. 运动器官

17. 细菌结构中,最耐热的是

A. 芽胞　B. 鞭毛　C. 荚膜　D. 繁殖体　E. 中介体

18. 在细菌特殊结构中,具有抗吞噬作用的是

A. 芽胞　B. 荚膜　C. 普通菌毛　D. 性菌毛　E. 鞭毛

19. 鞭毛是细菌的

A. 黏附结构　B. 接合结构　C. 转导结构　D. 融合结构　E. 运动器官

20. 在青霉素作用下,发生溶解现象的细菌是

A. 链球菌　B. 淋病奈瑟菌　C. 大肠埃希菌　D. 沙门菌　E. 变形杆菌

21. 细菌具有的细胞器是

A. 高尔基体　B. 核蛋白体　C. 纺锤体　D. 线粒体　E. 溶酶体

22. 不是革兰染色意义的是
A. 细菌分类　B. 选择药物用于治疗　C. 鉴定细菌的依据
D. 制作菌苗用于预防　E. 决定细菌的染色性
23. 青霉素抗菌作用的机制是
A. 干扰菌细胞壁的合成　B. 干扰菌细胞蛋白质的合成
C. 破坏菌细胞膜通透性　D. 破坏菌细胞核酸的代谢
E. 干扰细菌细胞器的合成
24. 溶菌酶的作用位点在
A. 破坏细胞膜的脂蛋白　B. 破坏细菌核酸　C. 细胞壁的β-1,4糖苷键
D. 细胞壁的α-1,4糖苷键　E. 破坏细菌细胞壁外膜
25. 需用电子显微镜才能观察到的结构是
A. 荚膜　B. 异染颗粒　C. 鞭毛　D. 菌毛　E. 芽胞

B型题

A. 磷壁酸　B. 肽聚糖　C. 脂质A　D. 多糖　E. 多偏磷酸盐
1. 白喉杆菌异染颗粒的主要成分是
2. 革兰阳性菌重要的表面抗原是
3. 肺炎链球菌荚膜的主要成分是
4. 革兰阴性菌内毒素的主要成分是
5. 革兰阳性菌与阴性菌细胞壁共有的化学成分是

A. 鞭毛　B. 磷壁酸　C. 质粒　D. 外膜　E. 细胞膜
6. 细菌染色体以外的遗传物质是
7. 细菌的中介体是哪部分折叠形成的囊状物
8. G^-细菌细胞壁结构成分是
9. 细菌内毒素的毒性部分位于
10. 细菌运动器官

A. 质粒　B. 中介体　C. 异染颗粒　D. 核糖体　E. 脂多糖
11. 与真核细胞线粒体类似的结构
12. 参与革兰阳性菌分裂繁殖的结构
13. 有利于白喉杆菌形态学鉴定的结构

A. 芽胞　B. 荚膜　C. 鞭毛　D. 普通菌毛　E. 性菌毛
14. 判断灭菌是否彻底的指标是杀灭
15. 与细菌运动有关的结构是
16. 具有黏附作用以增强细菌侵袭力的结构是
17. 致病性肺炎链球菌具有
18. 在细菌间传递遗传物质的是

二、名词解释

1. 细菌的L型
2. 中介体
3. 质粒

4. 异染颗粒

三、问答题

1. 革兰阳性和革兰阴性细菌细胞壁主要区别。
2. 细菌的特殊结构有哪些？主要的意义是什么？

【参考答案及解析】

一、选择题

A型题

1. B　2. D　3. A　4. C　5. E　6. D　7. B　8. C　9. E　10. A　11. C　12. D　13. D　14. E　15. A　16. B　17. A　18. B　19. E　20. A　21. B　22. D　23. A　24. C　25. D

B型题

1. E　2. A　3. D　4. C　5. B　6. C　7. E　8. D　9. D　10. A　11. B　12. B　13. C　14. A　15. C　16. D　17. B　18. E

二、名词解释

1. 细菌的L型：是细菌细胞壁的肽聚糖结构受到理化或生物因素的直接破坏或合成被抑制，这种细胞壁受损、在高渗环境下仍可存活的细菌称为细菌的L型。

2. 中介体：细菌细胞膜向细胞质内陷，并折叠形成的囊状物。多见于G^+，常位于菌体侧面或靠近中部。中介体是细胞膜的延伸卷曲形成，而扩大了细胞膜的表面积，增加了呼吸酶的含量，为细菌提供大量能量。类似真核细胞的线粒体。

3. 质粒：细菌染色体外的遗传物质，为双股闭合环状DNA，可携带遗传信息，控制某些特定的遗传形状，如性菌毛生成、形成耐药性、产生细菌素、抗生素等。医学上重要的质粒有F质粒(致育性质粒)、R质粒(耐药性质粒)和Vi质粒(毒力质粒)等。

4. 异染颗粒：是细菌细胞质中含有的颗粒，因其嗜碱性较强染色着色深，可染成与细菌其他部分不同的颜色，故称异染颗粒。可作为鉴别细菌的根据，如白喉棒状杆菌。

三、问答题

1. G^+菌细胞壁厚度厚，肽聚糖层数多含量多。凡能破坏肽聚糖结构或抑制其合成的物质，均能损伤细胞壁而使细菌裂解，如溶菌酶和青霉素。除含有肽聚糖外，还含有大量磷壁酸，在调节离子通过黏肽层中起作用。也与酶活性有关。磷壁酸与胞壁的其他成分协同，能黏附在人体细胞表面，与细菌的致病性有关。磷壁酸抗原性很强，与血清学分型有关。

G^-菌细胞壁较疏松、薄。在肽聚糖层之外还有外膜，是细胞壁的主要结构，有脂蛋白、脂质双层和脂多糖(LPS)等3层结构，脂类含量多，LPS即G^-细菌的内毒素，无种属特性，故不同的G^-菌感染时，其内毒素引起的毒性作用大致相同(表1)。

表1　G^+菌与G^-菌细胞壁结构比较

	G^+菌	G^-菌
细胞壁结构厚度(mm)	20～80	10～15
强度	坚韧	疏松

续表

	G^+菌	G^-菌
肽聚糖组成	聚糖骨架、侧链、五肽交联桥	聚糖骨架、四肽侧链
结构类型	三维立体结构	二维网状结构
层数	可达50层	仅1～2层
占胞壁干重(%)	50～80	5～20
磷壁酸	有	无
外膜	无	有

2. (1) 荚膜：具有保护细菌抵抗宿主吞噬细胞的吞噬和消化的作用，是毒力因子之一。

(2) 鞭毛：是细菌的运动器官，具有特殊的抗原性，称H抗原。对细菌鉴定和分类很有意义。

(3) 菌毛：分为普通菌毛和性菌毛。普通菌毛是细菌的黏附结构，与细菌的致病性有关。性菌毛由一种致育因子F质粒编码，故有性菌毛的细菌称F^+菌，参与遗传物质的接合传递。

(4) 芽胞：不是细菌的繁殖方式。芽胞对鉴别细菌有重要意义，对热、干燥、辐射及消毒剂有很强的抵抗力，故常将杀死芽胞作为消毒灭菌效果的指标。

(吕丽艳)

第二章　细菌的生理

【教学要点】

掌握　细菌生长繁殖的基本条件；与医学有关的细菌合成代谢产物。

熟悉　细菌生长繁殖的规律和人工培养；常见生化反应；细菌的人工培养。

了解　细菌的理化性状、营养类型；细菌的新陈代谢与能量转换；细菌的分类。

【重点难点剖析】

一、细菌的生长繁殖

1. 生长繁殖的条件

(1) 营养物质　充足的营养有利于细菌的生长和繁殖。

(2) 酸碱度　大多数细菌生长最适宜的 pH 值为中性或弱碱性(pH 值 7.2～7.6)。

(3) 温度　大多数病原菌生长的最适宜温度是 37℃。

(4) 气体环境　与细菌生长有关的气体是 O_2 和 CO_2。根据细菌在代谢时对氧气的需要与否可将细菌分为四类：专性需氧菌、微需氧菌、兼性厌氧菌和专性厌氧菌。

2. 生长方式与速度　细菌以简单的二分裂法(binary fission)繁殖，大多数细菌繁殖一代需 20～30 min。少数细菌生长繁殖较慢，如结核分枝杆菌繁殖一代需为 18～24 h。

3. 细菌的生长曲线　为细菌群体生长繁殖的规律，可分为四期：

(1) 迟缓期　是细菌为适应环境，并为持续不断的增殖作准备所需要的时间，此期细菌代谢活跃，体积增大，但并不分裂繁殖。

(2) 对数期　是细菌分裂繁殖最快的时期，活菌数直线上升，此期细菌的形态、染色性及生理活动都比较典型，对外界环境的影响也较为敏感。研究细菌性状时应选用该期的细菌。

(3) 稳定期　由于培养基中的营养物质的消耗，代谢产物的积累，此时细菌的繁殖数与死亡数几乎相等，活菌数保持稳定，此期细菌的形态和生理活动可出现种种变异。

(4) 衰退期　细菌繁殖越来越慢，活菌数急剧减少，死菌数超过活菌数。此期细菌形态显著改变，出现畸形或衰退形，细菌的生理活动也趋于停滞。

二、细菌的代谢

1. 细菌的分解代谢产物　检测细菌对各种基质的代谢作用及代谢产物，借以区别和鉴别细菌种类的生化试验，称为细菌的生化反应，是鉴别细菌的重要依据。常见的生化反应：糖发酵试验、吲哚试验、尿素酶试验、硫化氢试验等。临床上常用细菌生化反应鉴别不同细菌，其中大肠埃希菌和产气杆菌主要用 IMViC(吲哚、甲基红、V－P 和枸橼酸盐利用实验)实验区别，大肠埃希菌结果是＋＋－－，而产气杆菌是－－＋＋。

2. 细菌的合成代谢产物　细菌在新陈代谢过程中，除合成菌体自身各成分和酶类外，还能合成产生一些在医学上具有重要意义的特殊产物,包括:热原质、毒素和侵袭性酶、色素、抗生素、维生素和细菌素。

三、细菌的人工培养

1. 培养基　是人工方法配置的,将细菌所需营养物质合理配制的基质。培养基按物理性状分液体培养基、半固体培养基、固体培养基。按营养组成和用途分类是基础培养基、增菌培养基、选择培养基、鉴别培养基和厌氧培养基等。

2. 细菌在培养基中生长现象　液体培养基中细菌多数浑浊生长,少数呈沉淀生长,或形成菌膜生长。固体培养基中可以分离细菌。菌落是一个细菌在固体培养基表面形成的细胞群体。可以根据菌落的大小、形态、颜色、透明度等进行细菌的鉴别。

四、细菌的分类与命名

国际上最权威的细菌分类系统是《伯杰氏细菌学手册》。细菌命名原则是由两个拉丁文字组成,前一个是属名。第一个字母大写;后一个是种名,字母小写。

【同步综合练习】

一、选择题

A型题

1. 细菌的生长方式是
   A. 有丝分裂　B. 二分裂　C. 孢子生殖　D. 复制　E. 出芽
2. 不是细菌生长繁殖的基本条件是
   A. 营养物质　B. 酸碱度　C. 温度　D. 气体环境　E. 维生素
3. 关于细菌的物理性状,错误的是
   A. 为半透明体　B. 表面积大　C. 半透性
   D. 在中性环境中荷负电　E. 细菌渗透压低
4. 能发酵乳糖产酸产气的肠道杆菌是
   A. 伤寒沙门菌　B. 志贺菌　C. 大肠埃希菌
   D. 鼠伤寒沙门菌　E. 猪霍乱沙门菌
5. 大肠埃希菌对IMViC试验的结果是
   A. ＋＋－－　B. ＋－＋－　C. －－＋＋　D. －＋－＋　E. ＋＋＋＋
6. 细菌的生化反应中,错误的是
   A. 致病性肠道杆菌不分解乳糖　B. 大肠埃希菌分解乳糖
   C. 产生的色素对于鉴定无用　D. 大肠埃希菌不产生靛基质
   E. 变形杆菌V-P试验阳性
7. 细菌对糖分解力不同的主要原因是
   A. 营养型不同　B. 酶系统不同　C. 糖的种类不同
   D. 氧气存在与否不同　E. 酸碱度不同
8. 不是细菌合成的代谢产物是
   A. 色素　B. 细菌素　C. 干扰素　D. 维生素　E. 抗生素
9. 在下述细菌中专性需氧菌的是
   A. 结核分枝杆菌　B. 幽门螺杆菌　C. 破伤风梭菌　D. 伤寒沙门菌　E. 志贺菌

10. 在下述细菌中,专性厌氧菌的是
A. 破伤风梭菌　B. 伤寒沙门菌　C. 大肠埃希菌　D. 结核分枝杆菌　E. 幽门螺杆菌
11. 描述大肠埃希菌生长速度时常用的时间单位是
A. 分钟　B. 小时　C. 天　D. 周　E. 秒
12. 在下述细菌中,专性厌氧菌的是
A. 葡萄球菌　B. 链球菌　C. 肉毒梭菌　D. 结核分枝杆菌　E. 大肠埃希菌
13. 描述结核分枝杆菌生长速度时常用的时间单位是
A. 分钟　B. 小时　C. 天　D. 周　E. 秒
14. 在细菌生长中,生物学性状最典型的是
A. 迟缓期　B. 对数期　C. 减数期　D. 稳定期　E. 衰退期
15. 下述与致病无关的物质是
A. 热原质　B. 外毒素　C. 内毒素　D. 侵袭性酶　E. 细菌素
16. 下述能抑制或杀死细菌,治疗用的物质是
A. 抗生素　B. 细菌素　C. 毒素　D. 胸腺素　E. 干扰素
17. 关于热原质,错误的是
A. 大多由革兰阴性细菌产生
B. 革兰阴性细菌细胞壁中的脂多糖
C. 注入人体或动物体内能引起发热反应
D. 高压蒸汽灭菌可被破坏
E. 吸附剂及特殊石棉滤板内可除去液体中大部分热源质
18. "菌落"是指
A. 不同种细菌在培养基上生长繁殖而形成肉眼可见的细胞集团
B. 细菌在培养基上生长繁殖而形成肉眼可见的细胞集团
C. 一个细菌在培养基上生长繁殖而形成肉眼可见的细胞集团
D. 一个细菌细胞
E. 从培养基上脱落的细菌
19. 观察细菌动力最常使用的培养基是
A. 液体培养基　B. 半固体培养基　C. 血琼脂平板培养基
D. 巧克力色琼脂平板培养基　E. 厌氧培养基
20. 细菌的人工培养不能应用于
A. 病原学诊断　B. 做药物敏感试验　C. 培养纯种细菌
D. 制备菌苗用于预防　E. 制备干扰素

B型题

A. 迟缓期　B. 对数期　C. 稳定期　D. 衰退期
1. 细菌形态、染色性最典型的时期
2. 细菌代谢产物主要产生在
3. 细菌药敏试验主要应用细菌的哪一时期

A. 热原质　B. 毒素　C. 抗生素　D. 细菌素　E. 色素
4. 用于细菌分型和流行病学调查
5. 是细菌产生的,注入人体或动物体内,引起发热反应
6. 细菌产生的抑制或杀死其他某些微生物或癌细胞的物质
7. 可以通过细菌滤器,最好的去除方法是通过蒸馏技术

A. 斜面固体培养基　B. 平板琼脂培养基　C. 半固体培养基
D. 液体培养基　E. 选择培养基

8. 分离细菌可以用
9. 检测运动力
10. 保存菌种

二、名词解释

1. 代时
2. 热原质
3. 细菌素
4. 培养基

三、问答题

1. 简述细菌生长繁殖的条件、方式、速度。
2. 试述细菌群体繁殖的规律及其各期的主要意义。
3. 何为IMViC?
4. 细菌的合成代谢产物及其在医学上的作用。
5. 根据细菌对氧气的需要如何分类?

【参考答案及解析】

一、选择题

A型题

1. B　2. E　3. E　4. C　5. A　6. C　7. B　8. C　9. A　10. A　11. A　12. C　13. B　14. B　15. E　16. A　17. D　18. C　19. B　20. E

B型题

1. B　2. C　3. B　4. D　5. A　6. C　7. A　8. B　9. C　10. C

二、名词解释

1. 代时：细菌生长一代所需要的时间。

2. 热原质：或称致热源，是细菌合成的一种注入人体或动物体内能引起发热反应的物质，如脂多糖。热原质耐高温，用吸附剂和特殊石棉滤板可除去液体中大部分热原质。大多数革兰阴性菌都能产生热原质。

3. 细菌素：是某些细菌产生的一类具有抗菌作用的蛋白质，只对有近缘关系的细菌有杀伤作用，如大肠菌素。编码基因位于Col质粒上，无治疗应用价值，用于细菌分型和流行病学追踪调查。

4. 培养基：是人工方法配置的，将细菌所需营养物质合理配制的基质。

三、问答题

1. 细菌生长繁殖条件：①充足的营养物质；②适宜的酸碱度，绝大多数细菌生长最适宜的pH值为中性或弱碱性(pH值7.2～7.6)；③适宜的温度，大多数病原菌生长的最适宜温度与人体的体温相同，即37℃；④一定的气体环境；方式：二分裂。速度：大多数细菌分裂一代需要20～30 min。

2. 将细菌接种于合适的培养基中，在适宜的温度培养时，细菌的生长曲线可人为地分四期：

(1) 迟缓期：细菌代谢活跃，体积增大，储积足够量的酶、辅酶和中间代谢产物。

(2) 对数期：是细菌分裂繁殖较快的时期，进入对数期，细菌的菌数以几何级数增长。此期细菌的形态、染色性及生理活动都比较典型，对外界环境的影响较为敏感。

(3) 稳定期：此期细菌的繁殖数与死亡数几乎相等，故活菌数保持稳定。在这个时期中，细菌形成芽胞和产生大量代谢产物。

(4) 衰退期：此期细菌的繁殖慢，活菌数减少，死菌数超过活菌数。此期细菌形态出现衰退形，细菌的生理活动也趋于停滞。

3. 细菌的生化反应用于鉴别细菌，尤其对形态、染色反应和培养特性相同或相似的细菌更为重要。吲哚(I)、甲基红(M)、VP(Vi)、枸橼酸盐利用(C)四种试验常用于鉴定肠道杆菌，合称为 IMViC 试验。例如，大肠埃希菌对这四种试验的结果是“＋＋－－”，产气肠杆菌则为“－－＋＋”。

4. 细菌的合成代谢产物：热原质、毒素、侵袭性酶、色素、细菌素、抗生素、维生素。热原质，毒素、侵袭性酶主要引起感染，即具有致病作用。色素可以鉴别细菌。细菌素用于细菌的分型和流行病学调查。抗生素可以抑制或杀死某些其他微生物或癌细胞，可以用于治疗。维生素提供营养。

5. 分为四类：

(1) 专性需氧菌：具有完善的呼吸酶系统，需要分子氧作为受氢体以完成需氧呼吸，在无游离氧的环境中不能生长。结核杆菌属专性需氧菌。

(2) 微需氧菌：在低氧压(5%～6%)生长最好，氧压＞10%对其有抑制作用。幽门螺杆菌属于微需氧菌。

(3) 兼性厌氧菌：兼有需氧呼吸和发酵两种功能，不论在有氧或无氧环境中都能生长，大多数病原菌都属兼性厌氧菌。

(4) 专性厌氧菌：缺乏完善的呼吸酶系统，只能在无氧的环境中进行发酵。在有游离氧存在时，不但不能利用分子氧，且还将受其毒害，甚至死亡。破伤风梭菌属专性厌氧菌。

(吕丽艳)

第三章　噬　菌　体

【教学要点】

掌握　噬菌体的概念,噬菌体与宿主菌的关系。
熟悉　噬菌体的生物学性状。
了解　噬菌体在医学上的应用。

【重点难点剖析】

一、噬菌体定义

噬菌体是感染细菌、真菌、放线菌或螺旋体等微生物的病毒。具有非细胞型微生物的一切特性,如只有一种类型的核酸,个体小,可通过细菌滤器,不具有独立的酶系统,严格的宿主细胞特异性。

二、噬菌体的生物学性状

噬菌体大小为 30～200 nm,在电镜下可见 3 种形态：蝌蚪形、微球形和细杆形。由头部和尾部组成。噬菌体的尾部有尾板、尾刺和尾丝,尾板内有裂解宿主菌细胞壁的溶菌酶,尾丝为噬菌体的吸附器官,能识别宿主菌体表面的特殊受体。化学组成是核酸和蛋白质。抵抗性比一般的细菌强。

三、噬菌体与细菌的关系

(1) 毒性噬菌体　在敏感宿主菌中增殖,最终引起宿主菌的裂解和死亡。

(2) 温和噬菌体　感染宿主菌后,将其基因组整合到宿主的染色体中,并随着宿主的染色体复制而复制。前噬菌体即整合在宿主菌染色体中的噬菌体核酸。而带有前噬菌体的细菌称为溶原性细菌。

四、噬菌体的应用

噬菌体具有严格的宿主特异性,即一种噬菌体只能裂解成一种和其相应的细菌,故可用于未知细菌的鉴定和分型,耐药性细菌感染的治疗,作为分子生物学研究工具。

【同步综合练习】

一、选择题

A 型题

1. 前噬菌体是指
   A. 亲代噬菌体
   B. 尚未整合到宿主菌染色体上的噬菌体

C. 整合在宿主菌染色体上的噬菌体基因组
D. 尚未装配好的噬菌体
E. 游离的、未感染宿主菌的噬菌体

2. 下列细胞中，不受噬菌体侵袭的是
A. 淋巴细胞　B. 真菌　C. 细菌细胞　D. 螺旋体　E. 衣原体

3. 下列细菌中，产生毒素与噬菌体有关的是
A. 破伤风梭菌　B. 白喉棒状杆菌　C. 霍乱弧菌　D. 产气荚膜梭菌　E. 大肠埃希菌

4. 下列哪项不是噬菌体的特性
A. 个体微小　B. 具备细胞结构　C. 由衣壳和核酸组成
D. 专性细胞内寄生　E. 以复制方式增殖

5. 有关噬菌体的描述，下列哪一项是错误的
A. 可用噬菌体进行细菌鉴定
B. 可用噬菌体作载体进行分子生物学研究
C. 细菌带有噬菌体后发生的性状改变，均称为溶原性转换
D. 噬菌体溶解细菌后，可形成噬斑
E. 噬菌体基因可与细菌DNA发生整合

6. 噬菌体的遗传物质是
A. RNA　B. DNA　C. RNA或DNA
D. DNA和RNA　E. 以上都不是

7. 噬菌体与一般动物病毒的重要区别是
A. 严格活细胞内寄生　B. 能使宿主细胞裂解　C. 能整合于宿主细胞基因组中
D. 不能使人或动物致病　E. 可作为基因的运载体

8. 噬菌体在分类上属于
A. 细菌　B. 病毒　C. 原虫　D. 支原体　E. 真菌

9. 关于噬菌体生物活性叙述错误的是
A. 能通过细菌滤器　B. 不具有抗原性　C. 主要成分是核酸和蛋白质
D. 形态多呈蝌蚪状　E. 具有严格的宿主特异性

10. 带有前噬菌体的细菌称为
A. 温和噬菌体　B. 毒性噬菌体　C. 前噬菌体　D. 溶原性细菌　E. L型细菌

11. 能产生溶原状态的噬菌体称为
A. 温和噬菌体　B. 毒性噬菌体　C. 前噬菌体　D. 溶原性细菌　E. L型细菌

12. 使相应细菌裂解的噬菌体称为
A. 温和噬菌体　B. 毒性噬菌体　C. 前噬菌体　D. 溶原性细菌　E. L型细菌

B型题

A. 前噬菌体　B. 溶原性细菌　C. 毒性噬菌体　D. 温和噬菌体　E. 噬菌体

1. 整合到宿主染色体上的噬菌体核酸
2. 整合有前噬菌体的细菌
3. 可以形成溶原状态的噬菌体是
4. 使相应细菌裂解的噬菌体是
5. 能侵袭细菌、真菌等的病毒

二、名词解释

1. 噬菌体

2. 毒性噬菌体
3. 温和噬菌体
4. 前噬菌体
5. 溶原性细菌
6. 噬斑

三、问答题

试述噬菌体的分类及与细菌的关系。

【参考答案及解析】

一、选择题

A型题

1. C 2. A 3. B 4. B 5. C 6. C 7. D 8. B 9. B 10. D 11. A 12. B

B型题

1. A 2. B 3. D 4. C 5. E

二、名词解释

1. 噬菌体:是感染细菌、真菌、放线菌和螺旋体等微生物的病毒。
2. 毒性噬菌体:能在敏感的宿主菌内增殖并使其裂解的噬菌体。
3. 温和噬菌体:噬菌体感染细菌后并不增殖,而是噬菌体的核酸整合到细菌染色体上,并随细菌染色体的复制而复制,随细菌的分裂传给子代,形成这种溶原状态的噬菌体称温和噬菌体。
4. 前噬菌体:指整合在细菌染色体上的噬菌体基因组。
5. 溶原性细菌:指染色体上带有前噬菌体的细菌。
6. 噬斑:适量的噬菌体和宿主菌混合后接种培养,培养基表面出现透明的空斑,为噬菌体复制增殖并裂解细菌而形成。病毒裂解宿主细胞在细胞单层上也形成同样的空斑。

三、问答题

根据与宿主菌的相互关系,噬菌体可分成两种类型:①能在宿主菌细胞内复制增殖,产生许多子代噬菌体,并最终裂解细菌,称为毒性噬菌体;②噬菌体基因与宿主菌染色体整合,不产生子代噬菌体,但噬菌体DNA能随细菌DNA复制,并随细菌的分裂而传代,称为温和噬菌体或溶原性噬菌体。毒性噬菌体在敏感菌内以复制方式进行增殖,增殖过程包括吸附、穿入、生物合成、成熟和释放等阶段。从噬菌体吸附至细菌溶解释放出子代噬菌体,称为噬菌体的复制周期或溶菌周期。

(吕丽艳)

第四章　细菌的遗传与变异

【教学要点】

掌握　细菌的基因转移与重组的机制。
熟悉　细菌的遗传物质；细菌染色体的特点。
了解　细菌遗传变异在医学上的应用。

【重点难点剖析】

遗传和变异是所有生物的共同生命特征。微生物的变异分为遗传性与非遗传性变异，前者是指其基因结构发生了改变，变异的性状可遗传给子代；而后者是由于外界环境的影响作用于微生物引起的性状变异，其基因结构未改变，变异不能遗传。

一、细菌的变异现象

1. 形态结构变异

(1) 细菌L型变异　是细菌在某些因素(如青霉素、溶菌酶等)的影响下，使细菌细胞壁肽聚糖结构破坏或合成抑制，从而形成细胞壁缺陷型细菌，又称细菌L型。

(2) 荚膜变异　从患者标本中分离的肺炎球菌有荚膜，致病性强，在体外多次培养传代后，可失去荚膜，致病力也随之减弱。

(3) 芽胞变异　将有芽胞的炭疽杆菌在42℃培养10～20 d后，可失去形成芽胞的能力，同时毒力也相应减弱。

(4) 鞭毛变异　通常将细菌从有鞭毛到无鞭毛的变异称H-O变异，可伴随细菌抗原性的改变。

2. 菌落变异　细菌的菌落可分为光滑型(smooth，S)和粗糙型(rough，R)两种，一般来说，S型菌的致病性强，新从患者中分离的菌株，其菌落呈S型，多次人工培养传代后，变为R型，称S-R变异，此变异常见于肠道杆菌，当细菌发生S-R变异时，常伴随细菌毒力、抗原性及生化反应等特性的改变。

3. 抗原性变异　H-O变异和S-R变异都伴随细菌抗原性的改变。

4. 毒力变异　细菌可以由无菌转变为有毒，例如白喉棒状杆菌只有被β-棒状杆菌噬菌体侵袭后，才能产生白喉毒素，而卡介苗是有毒结核分枝杆菌经13年230次传代后获得的减毒活菌苗。

二、细菌的遗传物质

细菌的遗传物质是指细菌染色体和染色体外遗传物质所携带的基因总称。染色体外遗传物质包括质粒，噬菌体和前噬菌体，转位因子(转座子和插入序列)。

三、细菌变异的基础

1. 基因突变　略。

2. 基因的转移与重组　外源性的遗传物质由供体菌转入受体菌细胞内的过程称为基因转移，转移的基因或在胞质中能自行复制与表达,或与受体菌 DNA 整合在一起,称为基因重组,使受体菌获得供体菌的某些特性,细菌基因转移和重组的方式有转化、接合、转导、溶原性转换和原生质体融合等。

(1) 转化　受体菌直接摄取供体菌游离的 DNA 片段从而获得新的性状。

(2) 接合　供体菌通过性菌毛将其遗传物质(主要是质粒 DNA)转移给受体菌,使受体菌性状发生改变。

(3) 转导　以温和噬菌体为载体,将供体菌的部分遗传物质转移给受体菌,使受体菌获得新的性状。

(4) 溶原性转换　当温和噬菌体感染宿主菌时,噬菌体的基因整合到细菌染色体上,使细菌的基因型发生改变,从而获得新的性状。

(5) 原生质体融合　将两种不同细菌经溶菌酶或青霉素处理,失去细胞壁成为原生质体后进行彼此融合的过程,融合后的双倍体细胞可以短暂生存,染色体之间可以发生基因的交换与重组,获得多种不同表型的重组融合体。

四、微生物遗传变异在医学上的应用

微生物的遗传稳定性保证了物种的稳定和微生物的延续存在;微生物的变异可以使其适应环境的变化,逃逸宿主的免疫作用。

1. *在疾病诊断和防治中的应用*　微生物的变异,造成其生物学性状不典型,给病原学诊断和治疗带来困难。充分了解微生物的变异现象和规律,有助于对疾病做出正确的病原学诊断。充分了解微生物基因结构和变异的情况,设计出针对微生物繁殖、致病过程中的关键部位、关键酶的靶向药物,有效治疗疾病,同时解决微生物耐药性的问题。应用微生物的毒力变异味,制备减毒活疫苗。用于疾病的预防。

2. *微生物的基因组研究*　对微生物基因的测序,了解各种微生物不同的生命活动方式的基础,发现与疾病相关的基因,研究致病机制,设计新型治疗药物,寻找能用于生产疫苗和开发诊断工具的基因产物。

3. *检测致癌物质*　凡能诱导细菌突变的物质也可能诱发人体细胞的基因突变。利用这个原理,检测待检品能否有效诱导细胞的变异,以确定待检品有无致癌的可能性。

4. *流行病学调查*　利用分子生物学技术,追踪微生物基因水平的转移和扩散,以确定某一感染的流行病株或相关基因的来源,也可用于院内感染的病原体或耐药性质粒的追踪调查。

5. *在基因工程中的应用*　利用微生物基因可与宿主基因整合的特性,对其基因组进行遗传学的改造,用于制备基因工程多价疫苗、细胞因子。

【同步综合练习】

一、选择题

A 型题

1. 质粒是细菌的

A. 核质 DNA　　B. 胞质中的 rRNA　　C. 胞质中的 RNA
D. 胞质颗粒　　E. 染色体外的 DNA

2. 以噬菌体为媒介把供体菌的 DNA 片段转移到受体菌使受体菌获得新的遗传性状称为

A. 转化　　B. 转导　　C. 溶原性转换　　D. 接合　　E. 以上都不是

3. “流产转导”是指噬菌体携带的外源 DNA

A. 未能进入受体菌

B. 进入受体菌后未能增殖
C. 进入受体菌后游离存在而未能与染色体 DNA 整合在一起
D. 进入受体菌与染色体重组后未能表达其特性
E. 以上都不是

4. R 质粒是
A. 细菌的异染颗粒
B. 细菌的核质
C. 具有耐药性因子的可传递遗传物质
D. 带有毒性基因的可传递物质
E. 胞质中染色体外的可传递营养物质

5. 产毒白喉杆菌由下列哪一种成分作为基因编码
A. 可传递性产毒素质粒 B. 非传递性产毒素质粒 C. 白喉杆菌染色体
D. β-棒状杆菌噬菌体 DNA E. 噬菌体 DNA

6. 通过性菌毛使供体菌直接接触受体菌而转移和重组 DNA 的变异现象称为
A. 转化 B. 溶原性转换 C. 局限性转导 D. 普遍性转导 E. 接合

7. R 质粒的最常见的转移途径是
A. 细菌融合 B. 接合 C. 转化 D. 转导 E. 溶原性转换

8. 细菌产生耐药性的最常见原因是
A. 耐药基因突变 B. 获得 R 质粒 C. 插入序列的转移
D. 转化 E. 转座子转移

9. β-棒状杆菌噬菌体感染了不产生白喉外毒素的白喉杆菌便可使其产生白喉外毒素，发生这种变异的原因是
A. 基因突变 B. 转化 C. 转导 D. 溶原性转换 E. 接合

10. 受体菌直接摄取供体菌游离 DNA 而获得新的生物学性状的过程称为
A. 转化 B. 转导 C. 接合 D. 溶原性转换 E. 原生质体融合

11. 溶原性转换是指
A. 供菌染色体基因与受菌染色体基因的重组
B. 噬菌体的基因与细菌染色体 DNA 的重组
C. 供体菌质粒 DNA 与受体菌染色体 DNA 的重组
D. 细菌染色体的基因发生突变
E. 两细菌原生质体融合后发生染色体基因的重组

12. 染色体上整合有 F 因子的细菌称为
A. F^-菌 B. F^+菌 C. F'菌
D. Hfr(高频重组株) E. 附加体

13. 与细菌致育性有关的质粒是
A. 代谢质粒 B. R 质粒 C. F 质粒 D. 毒力质粒 E. Col 质粒

14. 质粒在细菌间的转移方式主要是
A. 转化 B. 转导 C. 接合 D. 溶原性转换 E. 基因突变

15. 耐药性质粒是指
A. F 质粒 B. R 质粒 C. Col 质粒 D. 毒力质粒 E. 代谢质粒

16. R 因子中决定接合与自主复制的基因是
A. R 决定因子 B. 插入序列 C. 附加体
D. F 因子 E. 耐药性传递因子

17. 与细菌遗传相关的物质是
A. 染色体、核糖体、质粒、中介体
B. 染色体、转座子、核糖体、质粒
C. 染色体、质粒、噬菌体、转座子
D. 染色体、噬菌体、中介体、核糖体
E. 染色体、噬菌体、中介体、质粒
18. 有关质粒叙述不正确的是
A. 质粒是细菌染色体外的遗传物质
B. 质粒是闭合环状的双链 DNA
C. 具有自主复制的能力
D. 质粒是细菌必不可少的结构
E. 可自行丢失或人工处理消除
19. 有关耐药性质粒的描述错误的是
A. 有耐药性传递因子(RTF)和耐药决定因子组成
B. RTF 编码菌毛,使其以接合方式传递
C. 耐药决定子携带多个耐药基因
D. 细菌耐药性产生是由于耐药性质粒的基因突变
E. 耐药性质粒的转移使细菌耐药性迅速播散
20. 编码大肠菌素的质粒是
A. F 质粒　B. R 质粒　C. Col 质粒　D. Vi 质粒　E. Ent 质粒
21. 关于转座子的错误描述是
A. 不依赖于同源性重组可自行移动的遗传物质
B. 仅存在于细菌质粒上
C. 伴随转座子移动会出现插入突变
D. 转座子包括插入序列和其他转位无关基因
E. 携带耐药性基因的转座子是多重耐药菌形成和播散的重要原因之一
22. H-O变异属于
A. 毒力变异　B. 荚膜变异　C. 细胞壁变异　D. 鞭毛变异　E. 耐药性变异
23. S-R变异属于
A. 毒力变异　B. 菌落变异　C. 鞭毛变异　D. 形态变异　E. 抗原性变异
24. BCG 的获得属于
A. 毒力变异　B. 形态变异　C. 荚膜变异　D. 耐药性变异　E. 抗原性变异
25. 细菌基因的转移和重组方式不包括
A. 转化　B. 接合　C. 突变　D. 转导　E. 溶原性转换
26. 细菌转化是
A. 由前噬菌体参与
B. 受体菌直接摄取游离的外源 DNA
C. 由温和噬菌体参与
D. 由性菌毛参与
E. 染色体突变
27. 毒力质粒是
A. F 质粒　B. R 质粒　C. Vi 质粒　D. Col 质粒　E. R 决定因子
28. 使形成原生质体的细菌发生融合,获得多种类型重组融合体,称为
A. 转化　B. 转导　C. 溶原性转换　D. 接合　E. 原生质体融合

B 型题

A. 转导　B. 接合　C. 溶原性转换　D. 转化　E. 原生质体融合
1. 供体菌与受体菌通过性菌毛直接接触转移 DNA
2. 受体菌直接摄取供体菌的游离 DNA 片段
3. 肺炎球菌荚膜的转移方式是

4. 白喉棒状杆菌由无毒型变成有毒型的方式是

A. F 因子　B. X 因子　C. R 因子　D. Col 因子　E. Vi 因子

5. 细菌的致育性
6. 细菌的耐药性
7. 大肠菌素基因

A. F 质粒　B. Vi 质粒　C. R 质粒　D. ent 质粒　E. Col 质粒

8. 编码耐药性的是
9. 编码大肠埃希菌性菌毛的是
10. 与高频重组菌株形成有关的是
11. 编码肠毒素的是
12. 编码大肠菌素的是

A. 转化　B. 转导　C. 接合　D. 原生质体融合　E. 转染

13. 以噬菌体为媒介的 DNA 转移
14. 通过性菌毛相互连接沟通进行 DNA 转移的是
15. 细菌直接摄取外源 DNA 的是

A. 形态结构变异　B. 抗原性变异　C. 菌落变异　D. 毒力变异　E. 耐药性变异

16. L 型细菌属于
17. S－R 变异属于
18. BCG 属于

二、名词解释

1. 转化
2. 转导
3. 接合
4. 转座子
5. 插入序列
6. BCG

三、问答题

1. 简述基因转移和重组的方式有哪些?
2. 什么是质粒?有何主要特性和应用?

【参考答案及解析】

一、选择题

A 型题

1. E　2. B　3. C　4. C　5. D　6. E　7. B　8. B　9. D　10. A　11. B　12. B　13. C　14. C　15. B　16. E　17. C　18. D　19. D　20. C　21. B　22. D　23. B　24. A　25. C　26. B

27. C　28. E

B型题

1. B　2. D　3. D　4. A　5. A　6. C　7. D　8. C　9. A　10. A　11. E　12. E　13. B　14. C　15. A　16. A　17. C　18. D

二、名词解释

1. 转化：受体菌直接摄取供体菌的游离DNA，获取新的遗传性状的过程。

2. 转导：以温和噬菌体为载体，将供体菌的一段DNA片段转移到受体菌内，使受体菌获得新的遗传性状。

3. 接合：细菌通过性菌毛互相连接沟通，将供体菌的遗传物质(主要是质粒DNA)转移给受体菌的过程。

4. 转座子(Tn)：是一类在细菌的染色体、质粒或噬菌体之间自行移动的遗传成分，包括插入序列和复合转座子两大类。

5. 插入序列(IS)：为最简单的或序列较短的转座子，不携带任何与插入功能无关的基因区域。

6. BCG：即卡介苗，是将强毒的牛型结核分枝杆菌在含有胆汁的甘油、马铃薯培养基上经13年传230代，获得的毒力减弱而保存抗原性的变异株。

三、问答题

1. 转化，转导，溶原性转换，接合，原生质融合。

2. 质粒是细菌染色体外的遗传物质，由双股闭合环状DNA组成。由如下特性：①自我复制能力；②赋予宿主细菌新的表型，如耐药性(R质粒)、致育性(F质粒)和致病性(Vi质粒)等性状；③以接合或转导方式在细菌间转移；④具有相容性或不相容性；⑤并非是细菌生长繁殖不可缺少的遗传物质。

(吕丽艳)

第五章 消毒与灭菌

【教学要点】

掌握 消毒、灭菌、无菌和无菌操作的概念。高压蒸气灭菌法、紫外线杀菌应用范围及注意点。

熟悉 热力灭菌、辐射杀菌法和滤过除菌的种类、应用范围及注意点。常用化学消毒剂的种类、作用原理、使用对象和影响因素。

了解 超声波杀菌法。干燥与低温抑菌法。

【重点难点剖析】

微生物广泛存在于自然界中，可采用多种物理、化学的方法，通过改变外界环境条件来抑制或杀死外环境中的病原微生物，达到没有任何微生物的工作条件或达到切断传播途径、控制或消灭传染病的目的。物理消毒灭菌法主要采用热力、辐射、滤过、超声波、干燥与低温；化学消毒剂的种类繁多，其杀菌机制各不相同，主要分为促进菌体蛋白变性或凝固、干扰细菌的酶系统和代谢、损伤细菌的细胞膜。

一、基本概念

（1）消毒　杀死物体上或环境中的病原微生物，但不一定能杀死细菌芽胞或非病原微生物的方法。

（2）灭菌　杀灭物体上所有微生物的方法，包括杀灭细菌芽胞在内的全部病原微生物和非病原微生物。

（3）抑菌　抑制人体内部或外部细菌生长繁殖的方法。

（4）防腐　体外防止或抑制细菌生长繁殖的方法，细菌一般不死亡。

（5）无菌　不存在任何活菌，多是灭菌的结果，但并不只是单单指没有活的细菌，还包括没有活的病毒、真菌等微生物。

（6）无菌操作　防止细菌进入人体或其他物品的操作技术。

二、常用的热力灭菌法

热力灭菌法分为干热灭菌和湿热灭菌两大类，在同一温度下，后者达到的效力比前者大。

1. 干热灭菌法　干热的杀菌作用是通过脱水干燥和大分子变性。一般细菌繁殖体在干燥状态下，80～100℃ 1 h可被杀死；芽胞则需要160～170℃ 2 h才死亡。

（1）焚烧　直接点燃或在焚烧炉内焚烧。是一种彻底的灭菌方法，但仅适用于废弃物品或动物尸体等。

（2）烧灼　直接用火焰灭菌，适用于微生物学实验室的接种环、试管口等的灭菌。

（3）干烤　利用干烤箱灭菌，一般加热至160～170℃经2 h。适用于玻璃器皿、瓷器等的灭菌。

2. 湿热灭菌法　最常用，比干热灭菌方法效果好。

（1）巴氏消毒法　用较低温度杀灭液体中的病原菌或特定微生物、保持物品中所需不耐热成分不被破坏的消毒方法。加热至61.1～62.8℃ 30 min或71.7℃ 15～30 s,常用于酒类、牛奶的消毒。此法由巴斯德创建,故称巴氏消毒法。

(2) 煮沸法　100℃ 5 min可杀死繁殖体,杀死芽胞需1～2 h。常用于消毒食具、刀剪、注射器等。

(3) 间歇蒸气灭菌法　利用反复多次的流动热蒸气间歇加热以达到灭菌的目的。适用于不耐高热的含糖、牛奶等培养基的灭菌。

(4) 高压蒸气灭菌法　灭菌效果最好。高压蒸气灭菌器内1.05 kg/cm²、121.3℃、15～20 min,可杀灭包括细菌芽胞在内的所有微生物。常用于一般培养基、生理盐水、手术敷料等耐高温、耐湿物品的灭菌。

三、紫外线消毒法和滤过除菌法

1. 紫外线消毒法　波长240～300 nm的紫外线具有杀菌作用,其中以265～266 nm最强,这与DNA的吸收光谱范围一致。紫外线主要作用于DNA,干扰DNA的复制与转录,导致细菌的变异或死亡。紫外线穿透力较弱,故一般用于空气或不耐热物品表面消毒。

2. 滤过除菌法　是用物理阻留的方法除去液体或空气中的细菌,达到无菌目的。主要用于一些不耐高温灭菌的血清、毒素、抗生素以及空气等的除菌。

四、化学消毒灭菌方法

消毒剂的种类和应用。影响化学消毒剂作用效果的因素:①消毒剂的性质、浓度和作用时间;②温度与酸碱度;③微生物种类数量;④有机物。

【同步综合练习】

一、选择题

A型题

1. 灭菌的概念是
   A. 使物体上无活菌存在　　B. 杀死物体上病原微生物
   C. 杀死物体上病原菌　　D. 抑制微生物生长的方法
   E. 杀灭物体上所有的微生物
2. 紫外线杀菌的最佳波长是
   A. 200～300 nm　B. 265～266 nm　C. 300～365 nm　D. 350～400 nm　E. 400～500 nm
3. 最有效杀死芽胞的方法是
   A. 流通蒸气消毒法　　B. 巴氏消毒法　　C. 高压蒸气灭菌法
   D. 间歇灭菌法　　E. 煮沸法
4. 关于消毒灭菌叙述错误的是
   A. 70%乙醇杀菌效果比100%乙醇好
   B. 高压蒸气灭菌杀灭芽胞的温度是121℃
   C. 巴氏消毒法可杀死乳品中的病原菌,但不能杀死所有细菌
   D. 碘液使细菌DNA的胸腺嘧啶(T)形成二聚体而杀菌
   E. 去污剂能破坏细菌细胞膜
5. 乙醇消毒剂常用的浓度是
   A. 100%　B. 95%　C. 75%　D. 50%　E. 30%
6. 下列哪种细菌可经巴氏消毒法灭活

A. 金黄色葡萄球菌　B. 结核杆菌　C. 炭疽杆菌
D. 产气荚膜梭菌　E. 肉毒梭菌

7. 巴氏消毒法的温度和时间是
A. 100% 10 min　B. 121℃ 15 min　C. 80℃ 10 min
D. 61.1～62.3℃ 30 min　E. 71.7℃ 30 min

8. 高压蒸气灭菌法的温度和时间是
A. 100℃ 10～20 min　B. 121.3℃ 15～20 min　C. 80℃ 5～10 min
D. 62℃ 30 min　E. 71.7℃ 15～30 s

9. 用于耐高温、耐湿等物品的最佳灭菌方法是
A. 高压蒸气灭菌法　B. 间歇蒸气灭菌法　C. 流动蒸气消毒法
D. 巴氏消毒法　E. 煮沸法

10. 适用于物体表面和空气灭菌的方法是
A. 干热灭菌法　B. 湿热灭菌法　C. 紫外线灭菌法
D. 电离辐射灭菌法　E. 超声波杀菌法

11. 滤过除菌法能除去下列哪种微生物
A. 结核杆菌L型　B. 肺炎支原体　C. 沙眼衣原体
D. 大肠埃希菌噬菌体　E. 霍乱弧菌

12. 紫外线杀菌的机制是
A. 破坏细菌细胞壁　B. 损害细胞膜　C. 损伤细菌的核酸物质
D. 破坏细菌核糖体　E. 破坏细菌中介体

13. 玻璃器皿、瓷器干烤 2 h 灭菌的最佳温度是
A. 100～150℃　B. 160～170℃　C. 170～250℃　D. 250～300℃　E. 300～400℃

14. 杀灭细菌芽胞最常用和最有效的方法是
A. 煮沸 5 min　B. 紫外线照射　C. 高压蒸气灭菌法
D. 干烤灭菌　E. 化学消毒剂灭菌

15. 保存菌种最好的方法是
A. 4℃冰箱　B. 半固体培养基　C. 甘油盐水保存液
D. −20℃冰箱　E. 冷冻真空干燥法

16. 超声波杀菌主要用于
A. 空气消毒　B. 物理表面消毒　C. 玻璃器皿消毒
D. 提取菌体成分　E. 患者排泄物消毒

17. 去掉液体中的热原质用下列哪种方法
A. 加压蒸气灭菌法　B. 煮沸法　C. 蒸馏法
D. 滤过法　E. 巴氏消毒法

18. 下列消毒灭菌法哪种是错误的
A. 金属器械—漂白粉　B. 排泄物—漂白粉　C. 饮水—氯气
D. 含糖培养基—间歇灭菌法　E. 动物血清—滤过除菌

19. 新生儿预防淋球菌所致脓漏眼的消毒剂是
A. 2%～4%甲紫　B. 0.1%高锰酸钾　C. 2%红汞
D. 1%硝酸银　E. 2%碘伏

20. 作为消毒灭菌是否彻底的指标是
A. 荚膜　B. 芽胞　C. 鞭毛　D. 干扰代谢　E. 异染颗粒

21. 外科手术时防止微生物进入伤口，此方法称为

A. 灭菌　B. 消毒　C. 无菌操作　D. 防腐　E. 感染

22. 动物免疫血清的除菌宜采用

A. 高压蒸气灭菌　B. 干烤　C. 滤过除菌　D. 紫外线　E. 煮沸消毒

23. 不可与红汞同用的消毒剂是

A. 苯扎溴铵　B. 乙醇　C. 度米芬　D. 滤过法　E. 氯已定

24. 饮水消毒用

A. 高压蒸气灭菌　B. 干烤　C. 滤过除菌　D. 紫外线　E. 煮沸消毒

25. 手术用金属器械宜采用

A. 高压蒸气灭菌　B. 干烤　C. 滤过除菌　D. 紫外线　E. 煮沸消毒

B型题

A. 高压蒸气灭菌法　B. 紫外线照射法　C. 巴氏消毒法

D. 滤过除菌法　E. 干烤法

1. 常用于空气或物体表面的消毒是
2. 常用于基础培养基灭菌是
3. 常用于手术器械的灭菌是
4. 常用于牛奶的消毒是
5. 常用于血清的除菌是

A. 体温计消毒　B. 排泄物消毒　C. 空气消毒

D. 饮水消毒　E. 新生儿滴眼预防淋病奈瑟菌感染

6. 75%乙醇常用于
7. 0.2～0.5 mg/L氯常用于
8. 生石灰常用于
9. 1%硝酸银常用于

A. 干烤法　B. 紫外线照射　C. 高压蒸气灭菌法

D. 巴氏消毒法　E. 过滤除菌法

10. 手术器械消毒常用
11. 无菌室空气消毒常用
12. 普通琼脂培养基的除菌常用
13. 血清的除菌常用
14. 玻璃器材除去热原质的灭菌常用

A. 消毒　B. 灭菌　C. 防腐　D. 无菌　E. 传染

15. 利用干烤箱,将玻璃器皿加热160～170℃ 2 h可达到
16. 血清中加入0.1%硫柳汞的方法称为
17. 70%～75%乙醇涂擦局部皮肤称为

A. 2%来苏　B. 0.05%氯已啶　C. 70%乙醇　D. 10%甲醛　E. 生石灰

18. 地面,桌面等的消毒
19. 通常的皮肤消毒
20. 患者排泄物消毒

二、名词解释

1. 灭菌
2. 消毒
3. 防腐
4. 抑菌
5. 无菌

三、简答题

1. 常用的消毒剂有哪些种类？简述化学消毒剂影响消毒效果的因素。
2. 在温度和时间相同的情况下，为什么湿热灭菌法的效果比干热法好？

【参考答案及解析】

一、选择题

A型题

1. E　2. B　3. C　4. D　5. C　6. B　7. D　8. B　9. A　10. C　11. D　12. C　13. B　14. C　15. E　16. C　17. C　18. A　19. D　20. B　21. C　22. C　23. A　24. E　25. A

B型题

1. B　2. A　3. A　4. C　5. D　6. A　7. D　8. B　9. E　10. C　11. B　12. C　13. E　14. A　15. B　16. C　17. A　18. A　19. C　20. E

二、名词解释

1. 灭菌：指杀灭或去除物体上所有微生物的方法，包括抵抗力极强的细菌芽胞。

2. 消毒：指杀死物体上病原微生物的方法，芽胞或非病原微生物可能仍存活。

3. 防腐：防止或抑制体外细菌生长繁殖的方法。细菌一般不死亡。某些消毒剂在高浓度时有消毒作用，低浓度时则是防腐剂。

4. 抑菌：抑制细菌和真菌的生长繁殖的方法。常用的抑菌剂是一些抗生素，能可逆性抑制细菌的繁殖，但不直接杀死细菌。

5. 无菌：指没有活菌的意思。防止细菌进入人体或其他物品的操作技术，称为无菌操作。

三、简答题

1. 消毒剂的种类有：重金属盐类、氧化剂、烷化剂、醇类、酚类、表面活性剂、染料、酸碱类等。影响消毒剂灭菌效果的因素：①消毒剂的性质、浓度与作用时间；②温度与酸碱度；③微生物的种类、数量；④有机物的影响，如细菌常与血液、尿液、痰或脓汁混合。

2. 在相同温度和时间下，湿热灭菌法的效果优于干热法原因：①在湿热条件下，细菌吸收水分，使菌体蛋白质易于凝固变性；②湿热蒸气的穿透力比干热空气强，能较快提高灭菌物品内部的温度；③热蒸气与物品接触，由气态变为液态时可放出大量潜热，能迅速提高灭菌物温度。

（吕丽艳）

第六章　细菌的感染与免疫

【教学要点】

掌握　细菌的致病机制。内、外毒素的区别。
熟悉　毒血症、菌血症、败血症、脓毒血症、内毒素血症、带菌者和带菌状态。
了解　外毒素的作用机制。

【重点难点剖析】

感染是微生物在宿主体内的生活中与宿主相互作用并导致不同程度的病理变化的过程，是微生物与宿主在肌体、细胞和分子的多层面相互作用的生物学现象。引起感染的微生物可来自宿主体外，也可来自宿主体内。来自宿主体外的微生物，通过一定的方式从一个宿主传播到另一个宿主引起的感染则为传染。

微生物在感染过程中会不同程度地引起宿主组织损伤和生理功能紊乱，其机制错综复杂，既有微生物单方面的直接损伤，也有通过宿主免疫机制引起的间接损伤，多数情况下为微生物与机体相互作用的结果。

一、细菌的感染

(一) 细菌致病性、毒力的概念

细菌的致病性(pathogenicity)是指细菌能够引起疾病的性能，是质的概念。毒力(virulence)是病原菌致病力的强弱程度，是量的概念，可用半数致死量(LD_{50})或半数感染量(ID_{50})来表示。不同的病原菌毒力可不同，同一种细菌也有强毒株、弱毒株和无毒株之分。

(二) 构成细菌毒力的物质基础

病原菌毒力的物质基础是侵袭力和毒素，统称为毒力因子。

1. 侵袭力　是病原菌突破宿主皮肤、黏膜生理屏障等免疫防御机制，进入机体定居、繁殖和扩散的能力，是感染的第一步。侵袭力包括侵袭素、荚膜、黏附素、侵袭性酶和生物被膜等。侵袭性酶是某些细菌在代谢过程中产生的胞外酶，可协助细菌抗吞噬和有利于细菌在体内的扩散，如血浆凝固酶、透明质酸酶等。

2. 毒素(toxin)　是细菌在生长繁殖中产生和释放的毒性成分。按其来源、性质和作用不同分为外毒素和内毒素两类。

(1) 外毒素(exotoxin)　主要由革兰阳性菌和部分革兰阴性菌产生并释放到菌体外的毒性蛋白质。毒性作用强且具有选择性，引起特征性的病变；化学成分是蛋白质，对理化因素不稳定，一般不耐热；抗原性强，刺激机体产生抗毒素，经甲醛处理，可失去毒性，保留抗原性，从而制成类毒素。根据外毒素的种类和作用机制不同，可分为神经毒素、细胞毒素和肠毒素三大类。

(2) 内毒素(endotoxin)　是革兰阴性菌细胞壁中的结构组分，在菌细胞裂解后才释放出来的毒性脂多糖(LPS)。内毒素耐热，加热100℃ 1 h不被破坏，160℃ 2～4 h才被破坏；毒性作用相对较弱，且

无选择性，可引起发热、白细胞增多、微循环障碍、休克、弥漫性血管内凝血（DIC）等；抗原性较弱，不能脱毒成为类毒素。

（三）细菌感染的来源

（1）外源性感染　引起感染的细菌来源于宿主体外的称外源性感染，传染源包括：患者及带菌者、患病及带菌动物。

（2）内源性感染　来自宿主自身的细菌感染称内源性感染。

（四）细菌感染的类型

感染包括隐性感染、潜伏感染、显性感染和带菌状态。其中的显性感染在临床上根据起病的急缓和病程的长短不同可分为急性感染和慢性感染；根据感染发生的部位及扩散程度不同可分为局部感染和全身感染。

全身细菌性感染多见于胞外菌的急性感染，病原菌及其毒素或毒性代谢产物出现于血液并向全身扩散引起的全身急性症状，包括毒血症、脓毒血症、内毒素血症、败血症和菌血症。

二、抗感染免疫

抗感染免疫是机体抵抗病原微生物及其有害产物，维持生理稳定的功能。抗感染能力的强弱，除与遗传因素、年龄、机体的营养状况等有关外，还决定于机体的免疫功能。抗感染免疫包括非特异性免疫和特异性免疫两大类。在抗感染免疫过程中，首先是非特异性的天然免疫执行防卫功能并启动特异性免疫。特异性免疫形成后发挥效应的同时，又可显著增强非特异性免疫功能，两者互相配合，共同作用。

1. 非特异性免疫的特点　非特异性免疫由屏障结构、吞噬细胞、正常体液和组织中非特异免疫分子组成，如补体、溶菌酶、防御素、急性期蛋白等。

2. 特异性免疫的特点　特异性免疫又称获得性免疫，是个体出生后，在生活过程中与病原体及其产物等抗原分子接触后产生的一系列免疫防御功能，其特点是：①后天获得；②具有明显个体差异；③针对性强，只对引发免疫的相同抗原有作用，且具有免疫记忆性。特异性免疫包括体液免疫和细胞免疫两大类。

（1）抗胞外菌感染的免疫特点　机体抗胞外菌感染的主要目的是杀灭细菌、中和毒素，主要由黏膜免疫系统、抗体起作用，其中抗体补体的调理作用和抗毒素的中和作用在抗胞外菌感染中起主导作用。

（2）胞内菌感染的免疫特点　机体抗胞内菌感染的主要目的是杀灭细胞内细菌，因特异性抗体不能进入细胞内发挥作用，因此抗胞内菌感染的免疫主要是以T细胞为主的细胞免疫，即 $CD4^+$ T细胞和 $CD8^+$ T细胞的作用。

【同步综合练习】

一、选择题

A型题

1. 外毒素的化学性质是
   A. 脂类　B. 多糖　C. 蛋白质　D. 氨基酸　E. 脂多糖
2. 内毒素的化学性质是
   A. 脂类　B. 多糖　C. 蛋白质　D. 氨基酸　E. 脂多糖
3. 黏附的关键机制是
   A. 菌细胞与特定器官黏附　B. 菌细胞与特定组织黏附
   C. 菌细胞与特定宿主细胞结合　D. 菌细胞与特定宿主细胞通过静电吸引相结合

E. 菌细胞的配体与宿主细胞表面受体相结合

4. 下列对外毒素不正确的描述是

A. 多数外毒素由A、B两个亚单位组成

B. A亚单位是毒性部位,B亚单位是与宿主细胞结合的部位

C. B亚单位是毒性部位,A亚单位是与宿主细胞结合的部位

D. 其作用大多对组织细胞有选择性

E. 可经人工处理制成类毒素

5. 不是细菌侵袭性酶的是

A. 血浆凝固酶　B. 透明质酸酶　C. 链激酶(SK)　D. 链道酶(SD)　E. 溶菌酶

6. 关于病原菌致病性的构成因素,叙述最全面的是

A. 毒力+侵入部位+细菌数量　B. 毒素+侵袭力+侵入部位

C. 侵袭力+侵入部位+细菌数量　D. 侵袭酶类+毒素+细菌数量

E. 侵入部位+毒素+细菌表面结构

7. 关于外毒素的叙述,哪一项是错误的

A. 化学成分是蛋白质　B. 毒性作用有选择性　C. 受甲醛作用变成类毒素

D. 毒性部分是类脂A　E. 不耐热

8. 关于内毒素

A. 性质稳定,耐热　B. 毒性较弱　C. 几乎无抗原性

D. 由革兰阴性菌产生　E. 以上均对

9. 外毒素经过甲醛处理可以得到

A. 外毒素　B. 内毒素　C. 抗毒素　D. 类毒素　E. 抗生素

10. 破伤风杆菌产生

A. 内毒素　B. 肠毒素　C. 神经毒素　D. 细胞毒素　E. 红疹毒素

11. 白喉杆菌产生

A. 内毒素　B. 肠毒素　C. 神经毒素　D. 细胞毒素　E. 红疹毒素

12. 病原菌在局部繁殖,外毒素入血称为

A. 败血症　B. 毒血症　C. 内毒素血症　D. 脓毒血症　E. 菌血症

13. 细菌入血大量繁殖并引起严重症状称为

A. 败血症　B. 毒血症　C. 内毒素血症　D. 脓毒血症　E. 菌血症

14. G^-菌入血引起中毒症状,称为

A. 败血症　B. 毒血症　C. 内毒素血症　D. 脓毒血症　E. 菌血症

15. 病原菌经局部入血,无严重症状称为

A. 败血症　B. 毒血症　C. 内毒素血症　D. 脓毒血症　E. 菌血症

16. 下列哪项不属于非特异性免疫的范畴

A. 皮肤黏膜的屏障作用　B. 血-脑屏障与胎盘屏障　C. 抗体的调理吞噬作用

D. 干扰素的抗病毒作用　E. 补体的溶菌作用

17. 下列哪项不属于机体正常组织和体液中的抗菌物质

A. 补体　B. 溶菌酶　C. 防御素　D. 抗毒素　E. 乙型溶素

18. 抗胞外寄生菌感染的主要免疫因素是

A. 补体　B. 抗体　C. NK细胞　D. T细胞　E. 巨噬细胞

19. 反映细菌毒力强弱的指标是

A. LD_{50}　B. OD_{600}　C. $TCID_{50}$　D. CPE　E. PFU

20. 关于内源性感染,正确的叙述是

A. 病原菌均属正常菌群
B. 常发生于大量使用抗生素后，均为菌群失调症
C. 也可发生于使用激素后，即为医院内感染
D. 是一种自身感染
E. 以上都不是

21. 因长期大量使用抗生素引起的腹泻多属于
A. 内源性感染　B. 外源性感染　C. 交叉感染　D. 医源性感染　E. 潜伏感染

22. 与细菌致病性无关的结构是
A. 荚膜　B. 菌毛　C. 异染颗粒　D. 脂多糖　E. 磷壁酸

23. 与细菌侵袭力无关的物质是
A. 荚膜　B. 菌毛　C. 血浆凝固酶　D. 芽胞　E. 透明质酸酶

24. 带菌者是指
A. 体内带有正常菌群者
B. 病原菌潜伏在体内，不向体外排菌者
C. 体内带有条件致病菌者
D. 感染后，临床症状消失，但体内病原菌未被彻底清除，又不断向体外排菌者
E. 感染后，临床症状明显，并可传染他人者

25. 对机体非特异性免疫的叙述，错误的是
A. 在种系发育和进化过程中形成　B. 与生俱有，人皆有之
C. 对某种细菌感染针对性强　D. 与机体的组织结构和生理功能密切相关
E. 对入侵的病原菌最先发挥作用

26. 不决定感染后果的因素有
A. 机体的免疫力　B. 细菌的毒力　C. 细菌的数目　D. 细菌的种类　E. 细菌的染色性

B型题

A. 带菌者　B. 急性感染者　C. 带菌动物　D. 感染者　E. 慢性感染者

1. 恢复期细菌性传染病患者以及携带有某种病原菌但未出现临床症状的健康人
2. 传染病的急性感染者
3. 人畜共患病病原体来自

A. 吞噬细胞　B. 溶菌酶　C. 抗体和补体　D. 抗毒素　E. T细胞

4. 有调理吞噬作用的免疫因素是
5. 中和细菌外毒素的免疫因素是
6. 抗胞外菌感染的主要免疫因素是
7. 抗胞内菌感染的主要免疫因素是

A. 侵袭性酶　B. 外毒素　C. 内毒素　D. 菌毛　E. 荚膜

8. 细菌产生的胞外酶
9. 化学组成是蛋白质的细菌合成代谢产物
10. 细菌侵袭力的一种，可以抗吞噬
11. 血浆凝固酶是
12. 细菌的黏附因子
13. 经甲醛处理可以成为类毒素
14. 化学成分是脂多糖LPS

15. 细菌死亡后释放,由细菌染色体编码

二、名词解释

1. 半数致死量(LD_{50})
2. 外毒素
3. 内毒素
4. 抗毒素
5. 类毒素
6. 毒血症
7. 脓毒血症
8. 内毒素血症
9. 败血症
10. 菌血症

三、问答题

1. 微生物的毒力有哪些?
2. 细菌黏附的主要机制是什么?试述细菌与宿主细胞黏附后双方可发生哪些变化?
3. 试述外毒素和内毒素性质及其作用的不同点。
4. 简述内毒素的主要生物学作用。

【参考答案及解析】

一、选择题

A型题

1. C 2. E 3. E 4. C 5. E 6. A 7. D 8. E 9. D 10. C 11. D 12. B 13. A 14. C 15. E 16. C 17. D 18. B 19. A 20. D 21. A 22. C 23. D 24. D 25. C 26. E

B型题

1. A 2. B 3. C 4. C 5. D 6. C 7. E 8. A 9. B 10. E 11. A 12. D 13. B 14. C 15. C

二、名词解释

1. 半数致死量(LD_{50}):一种用于测定细菌或病毒毒力的常规动物实验方法。即引起50%动物死亡的细菌数或毒素量。

2. 外毒素:是主要由革兰阳性菌和部分革兰阴性菌产生并释放到菌体外的毒性蛋白质。

3. 内毒素:存在于革兰阴性细菌细胞壁中的脂多糖,为结构成分,在菌细胞壁破解后释放出来才有毒性。具有多种生物学活性。不同细菌的内毒素致病作用基本相似,是革兰阴性细菌的主要毒力因子。

4. 抗毒素:细菌外毒素或类毒素刺激机体产生的抗外毒素免疫球蛋白或抗体。此抗体与相应外毒素结合可中和其毒性作用,因而可人工注射用于免疫预防相应疾病。

5. 类毒素:用化学方法(甲醛)处理细菌外毒素使其脱去毒性但保留抗原性的一种生物制品,作为免疫原用于人体主动免疫,预防相应产生外毒素的细菌感染或疾病,如破伤风类毒素。

6. 毒血症:产生外毒素的细菌在局部生长繁殖释放的外毒素进入血循环损害特定的靶组织或器

官使机体出现特定的毒性症状。

7. 脓毒血症：化脓性细菌侵入血流后，在其中大量繁殖，并通过血流扩散到机体其他组织或器官，产生新的化脓性病灶。例如，金黄色葡萄球菌脓毒血症，可引起多发性肝脓肿、皮下脓肿、肾脓肿、肺脓肿等。

8. 内毒素血症：革兰阴性细菌在宿主体内感染使血液中出现内毒素引起的不同程度的症状。依血液中出现内毒素的浓度和持续的时间不同，所表现症状也不同，轻则仅发热或伴轻微不适，重则出现严重症状如DIC、休克，甚至死亡。

9. 败血症：病原菌侵入血液并在其中大量生长繁殖、产生的毒性代谢产物包括外毒素或内毒素等毒力因子所引起的全身性严重中毒的症状。革兰阳性和革兰阴菌群均可引起。症状主要有高热、皮肤和黏膜淤血、肝脾肿大，甚至肾衰竭等。

10. 菌血症：病原菌由局部侵入血流，未在其中生长繁殖或极少量繁殖，引起的症状轻微。此种情况见于某些细菌在体内的一过性播散过程，细菌只短暂出现于血流中，如脑膜炎球菌、伤寒杆菌第一次进入血流。

三、问答题

1. 微生物的毒力指微生物致病的能力，是微生物致病性量的概念，包括侵袭力和是否产生毒素。侵袭力包括黏附素、荚膜等，毒素一般分为外毒素和内毒素，不同种类或型别的细菌或病毒其毒力可不同，引起宿主病理损伤的程度亦可不同。例如，具有荚膜的肺炎链球菌毒力强，能使动物致死，否则不能。在侵袭力和毒素两个方面大多同时兼有，但也有不同的侧重，如破伤风梭菌没有侵袭力却可产生强烈的外毒素，而结核分枝杆菌不产毒素，却具有较强的侵袭力。毒力具有相对性，主要相对宿主免疫力而言。在免疫力低下，病原体数量多的情况下，无毒的正常微生物群或弱毒的致病菌也可表现较强的毒力。

2. 细菌黏附的主要机制是菌细胞表面的配体与宿主细胞表面受体相结合。配体与受体结合后，菌细胞和宿主细胞双方都会发生生理生化的变化。细菌启动载铁蛋白基因表达，上调铁蛋白的合成；产生和分泌入侵蛋白；诱导黏附分子表达。宿主细胞：形态改变；细胞凋亡；合成细胞因子；上调细胞间黏附分子的表达。

3. 外毒素和内毒素性质和作用的不同点：

(1) 来源：外毒素多见于革兰阳性菌，少部分革兰阴性菌也可以产生外毒素活菌即可释放，可以来源于染色体基因、噬菌体基因或质粒基因，内毒素只产生于革兰阴性菌，是细菌的细胞壁成分，细菌死亡后崩解释放，来源于染色体基因。

(2) 性质：外毒素是蛋白质，内毒素是脂多糖。蛋白质性质不稳定，不耐热，抗原性强，可人工用化学方法处理脱毒成为类毒素。内毒素耐热，不易被破坏，不能用化学方法处理脱毒成为类毒素。

(3) 致病特点：外毒素毒性作用强烈，许多对组织有选择性，引起特殊症状的临床疾病。内毒素毒性作用相对较弱，对组织无选择性，不同种的革兰阴性细菌内毒素的致病作用基本相似。

(4) 免疫性：外毒素抗原性强，可刺激机体产生抗毒素，抗毒素有免疫保护作用。内毒素抗原性弱，其相应抗体无免疫保护作用。

4. (1) 发热反应：内毒素作为外源性致热源，激活单核吞噬细胞，使其释放内源性致热源，作用于体温调节中枢引起发热。

(2) 白细胞反应：主要为中性粒细胞升高。

(3) 内毒素血症与DIC。当血液循环系统出现内毒素时，机体可很快表现症状，如发热和白细胞变化。但如内毒素量大时，可急剧引起凝血系统和血管舒缩功能紊乱，导致DIC，或血压急剧降低，引起休克。

(4) 免疫调节作用。

（吕丽艳）

第七章　细菌感染的检测方法与防治原则

【教学要点】

掌握　标本采集和送检的原则。
熟悉　病原菌的检验程序。
了解　免疫学诊断方法。人工主动免疫和人工被动免疫的原理与主要生物制品。

【重点难点剖析】

由于病原微生物能引起多种感染和传染病，其诊断除可根据临床症状、体征和一般检查外，采取合适的临床标本进行病原学和血清学检验，确诊病因极为重要。对感染性疾病的防治有特异性防治即接种疫苗、类毒素、注射抗体、细胞免疫制剂和非特异性防治即抗生素、抗病毒和抗真菌药物等。

细菌学诊断主要包括以检测病原菌及其抗原、产物或核酸为目的的细菌学诊断及以检测患者血清中特异性抗体为目的的血清学诊断。

一、细菌感染的检测方法

1. 病原菌检测标本的采集与送检

1）根据不同疾病以及疾病的不同时期采集不同标本。

2）严格无菌操作，避免标本被污染。

3）尽可能在疾病早期以及抗菌药物使用前采集标本，对已使用抗菌药物患者的标本应注明药物种类，以便实验室采取适当措施处理。

4）采集的标本必须尽快送检，大多数细菌标本可以冷藏送检，但对某些细菌，如脑膜炎奈瑟菌送检中要注意保温。

5）标本做好标记，详细填写化验单，以保证各环节准确无误。

2. 致病菌的检验程序

（1）检查致病菌　涂片镜检、分离培养、生化检测、动物实验、药物敏感性实验。

（2）检查致病菌成分　检查抗原、检测核酸（核酸杂交、PCR、DNA 指纹图谱、DNA 芯片等）。

3. 血清学诊断

1）抗体效价及其判定。

2）常用血清学方法。

二、特异性预防和治疗

特异性防治是应用适应性免疫的原理，给机体注射或服用病原微生物抗原、特异性抗体等，以达到预防和治疗感染性疾病的目的。

1. 人工主动免疫　是将疫苗或类毒素接种于人体，使机体主动产生获得免疫力的一种方法，其特点是所用免疫物质是抗原，接种次数一般 1～3 次，免疫出现时间慢（注射后 2～4 周），免疫维持时间长

(数月至数年)，主要用于疾病的预防。常用的生物制剂是疫苗和类毒素。

(1) 疫苗(vaccine)　包括：①死疫苗；②活疫苗；③基因工程疫苗；④重组载体疫苗；⑤合成疫苗；⑥亚单位疫苗；⑦DNA 疫苗；⑧转基因植物疫苗；⑨治疗疫苗。

(2) 类毒素(toxoid)　是外毒素经 0.3%～0.4%甲醛处理后，失去毒性而保持免疫性的生物制品。精制的类毒素在体内能存留较长时间，有效刺激机体生产免疫应答。

2. 人工被动免疫　是将含有特异性抗体的免疫血清或细胞因子等免疫制剂直接输入机体，使机体立即获得特异性免疫力的过程，其特点是所用免疫物质是抗体或细胞因子等，只接种一次，免疫出现时间快(注射后立即出现)，免疫维持时间短(2～3 周)，主要用于某些传染病的紧急预防和特异治疗。常用的生物制剂有抗毒素、抗菌血清、人免疫球蛋白及细胞因子等。

(1) 抗毒素　主要用于外毒素所之疾病的治疗和紧急预防。使用时注意避免Ⅰ型超敏反应的发生。

(2) 血清丙种球蛋白和胎盘丙种球蛋白　主要用于某些疾病的紧急预防。

(3) 其他　细胞因子制剂，如干扰素、白介素、集落刺激因子等。

3. 细胞感染的治疗　细菌感染的治疗主要采用抗菌药物，其作用机制包括：

(1) 影响细菌细胞壁的合成　如青霉素能破坏革兰阳性菌肽聚糖交联桥的形成，导致细胞壁的合成障碍。

(2) 影响细菌细胞膜的功能　如多黏菌素类抗生素能使菌细胞胞膜分层裂开，胞质成分外溢，使菌细胞死亡。

(3) 影响细菌蛋白质的合成　如红霉素、链霉素等作用细菌核糖体，使细菌蛋白质合成障碍。

(4) 影响细菌核酸的代谢　如喹诺酮类药物可抑制细菌 DNA 的合成。

【同步综合练习】

一、选择题

A 型题

1. 不符合脑膜炎球菌送检标本要求的一项是
   A. 采集标本注意无菌操作
   B. 根据该病原菌主要存在部位取材
   C. 采集标本一般应在使用抗菌药物之前
   D. 采集的标本要立即送检
   E. 标本送检过程中要保持低温和干燥
2. 不能用于细菌检测的方法是
   A. 蚀斑测定　B. 噬菌体分型　C. 细菌素分型　D. 聚合酶链反应　E. 气液相色谱法
3. 动物试验常用于检测细菌的
   A. 质粒　B. 基因变异　C. 型别　D. 产毒性　E. 能量代谢
4. 不是细菌感染血清学诊断的试验方法
   A. 冷凝集试验　B. 反向间接血凝试验　C. 中和试验
   D. 异嗜性凝集试验　E. 补体结合试验
5. 从有正常菌群存在的部位所采取的标本应接种在哪种培养基中分离培养病原菌
   A. 增菌培养基　B. 营养培养基　C. 选择鉴别培养基
   D. 基础培养基　E. 特殊培养基
6. 关于直接涂片镜检的叙述，下列哪项是正确的

A. 适用于所有细菌感染疾病的初步诊断
B. 方法简便易行,但均不能快速鉴定细菌
C. 只适用于形态和染色性上具有特征的病原菌
D. 其结果必须结合临床表现方有诊断价值
E. 以上都不是

7. 利用细菌生化反应鉴定细菌是根据
A. 细菌酶活性差异　B. 细菌毒素活性差异　C. 细菌酶含量的差异
D. 细菌毒素种类的差异　E. 细菌分解代谢产物的差异

8. 用马血清制备的抗毒素的缺点是
A. 制备较困难　B. 纯度不高　C. 产量低
D. 可产生变态反应　E. 不易保存

9. 丙种球蛋白的优点是
A. 来源广　B. 易制备　C. 易保存
D. 含多种微生物的抗体　E. 免疫效果好

B型题

A. 革兰染色法　B. 抗酸染色法　C. PCR　D. ELISA　E. 墨汁负染色

1. 结核分枝杆菌一般在临床上的染色方法
2. 可以指导临床用药的染色法,并且将细菌简单分为两大类的染色法
3. 检查病原体的抗原或抗体
4. 检测核酸
5. 新型隐球菌荚膜很厚,遮光性强,选用的染色法

二、名词解释

疫苗

三、问答题

1. 抗菌药物的临床应用要注意哪些基本原则?
2. 列表比较活疫苗与死疫苗的区别。

【参考答案及解析】

一、选择题

A型题

1. E　2. A　3. D　4. B　5. C　6. D　7. E　8. D　9. D

B型题

1. B　2. A　3. D　4. C　5. E

二、名词解释

疫苗是用细菌、病毒、肿瘤细胞等制成的可使机体产生特异性免疫的生物制剂,通过疫苗接种使接受方获得免疫力。

三、问答题

1. (1) 选择适宜药物,每种药物都有一定的抗菌谱和适应证,因此原则上选药应以临床诊断、细菌

学诊断和体外药敏试验为依据。病原菌确定后，应尽量采用相应窄谱抗菌药，以避免使用广谱抗菌药后引起二重感染。

(2) 使用适当剂量，疗程要足够。剂量过小，不仅无治疗作用，且易使细菌产生耐药性；剂量过大，会带来严重的毒副作用。疗程过短易使疾病复发或转为慢性。

(3) 必要时交替使用，治疗病程较长的感染，应交替使用不同的抗菌药，以避免细菌产生耐药性或发生继发感染。

(4) 联合用药，需有明确指征，主要用于病因未明的严重细菌性感染或单一抗菌药物不能有效控制的严重混合感染等。

2. 活疫苗与死疫苗的比较见表 2。

表 2　活疫苗与死疫苗的比较

区别要点	活疫苗	死疫苗
制剂特点	减毒或已无毒力的活病原体	理化方法灭活的死病原体
接种方式	可模拟自然感染途径	多为皮下注射
接种剂量与次数	较小，多为 1 次	较大，2 次或多次
免疫效果	较好，维持 3～5 年或更长	较差，维持数月至数年
局部免疫	能形成	不能形成
副作用	较大	较小
疫苗保存	不易	较易

（吕丽艳）

第八章 球 菌

【教学要点】

掌握 葡萄球菌、链球菌、肺炎球菌、脑膜炎奈瑟菌、淋病奈瑟菌的致病性。
熟悉 致病性球菌的抗原构造、分类,各菌的生物学性状,各菌的微生物学检查法。
了解 各菌的防治原则。

【重点难点剖析】

一、概述

球菌是细菌中的一大类。对人有致病性的病原性球菌要引起化脓性炎症,故又称为化脓性球菌。根据革兰染色性的不同,化脓性球菌有革兰染色阳性和革兰染色阴性两类。前者有葡萄球菌、链球菌、肺炎链球菌等;后者有脑膜炎奈瑟菌、淋病奈瑟菌等。

二、葡萄球菌属

1. 生物学特性 葡萄球菌属(staphylococcus)呈球形或卵形,典型者排列呈葡萄串状,革兰染色阳性。营养要求不高,兼性厌氧,在血琼脂平板上,有的菌株菌落周围可有完全透明的溶血环(β溶血),溶血菌株大多有致病性。

葡萄球菌A蛋白(SPA)是葡萄球菌细胞壁上的一种表面抗原,SPA是一种单链多肽,经共价键与胞壁肽聚糖结合,90%以上的金黄色葡萄球菌菌株有SPA;SPA能与人和多种哺乳动物IgG1、IgG2、IgG4的Fc段非特异性结合,抗体与SPA结合后仍能与相应抗原发生特异性结合。用含SPA的葡萄球菌作为载体而建立的SPA协同凝集试验可用于多种微生物抗原的检测。SPA具有抗吞噬、促细胞分裂、损伤血小板和引起超敏反应等多种生物学活性。

2. 致病物质

(1) 凝固酶 由致病性葡萄球菌产生,能使含有枸橼酸钠或肝素的人和家兔血浆发生凝固的酶类样物质。致病菌株大多能产生凝固酶,是鉴别葡萄球菌有无致病性的重要指标。

(2) 葡萄球菌溶素 为外毒素,对人有致病作用的主要是α溶素,可脱毒成类毒素。

(3) 杀白细胞素 能破坏中性粒细胞和巨噬细胞。

(4) 肠毒素 约50%临床分离的金黄色葡萄球菌菌株可产生肠毒素,加热100℃ 30 min不被破坏,并能抵抗胃肠液中蛋白酶的水解作用,是葡萄球菌性食物中毒的致病物质。

(5) 表皮剥脱毒素 又称表皮溶解毒素,可使表皮组织的棘状颗粒层裂解,致表皮与真皮脱离,引起剥脱性皮炎。

(6) 毒性休克综合征毒素-1(TSST-1) 可致机体发热、休克及脱屑性皮疹,增加机体对内毒素的敏感性;产生TSST-1的葡萄球菌感染机体后可引起多个器官系统的功能紊乱或毒性休克综合征。

3. 所致疾病

(1) 侵袭性疾病　如毛囊炎、痈、疖、蜂窝组织炎、伤口化脓；气管炎、肺炎、中耳炎、脓胸；败血症或脓毒血症等。

(2) 毒素性疾病　如食物中毒、假膜性肠炎、烫伤样皮肤综合征、毒性休克综合征(由 TSST-1 引起)。

三、链球菌属

1. 生物学特征　链球菌属(streptococcus)呈球形或椭圆形，链状排列，革兰染色阳性。兼性厌氧，营养要求较高，在血琼脂平板上形成细小菌落。根据溶血情况不同分为三类，即甲型溶血性链球菌(亦称 α-溶血性链球菌或草绿色链球菌，多为条件致病菌)、乙型溶血性链球菌(亦称 β-溶血性链球菌，属致病性链球菌，其致病力强，常引起人或动物多种疾病)、丙型链球菌(亦称 γ-型链球菌，一般不致病，常存在于乳类和粪便中)。

2. A 群链球菌的致病物质

(1) 脂磷壁酸　能增强细菌对细胞的粘附性。

(2) M 蛋白　具有抗吞噬、抗吞噬体内的杀菌作用。

(3) 肽聚糖　具有致热、溶解血小板、增加血管通透性等作用。

(4) F 蛋白　有利于细菌在宿主体内的定植和繁殖。

(5) 致热外毒素　又称红疹毒素。具有致热作用，引起猩红热患者出现皮疹。

(6) 链球菌溶素　据其对氧的敏感性不同分为两种：①链球菌溶素 O(SLO)，能溶解红细胞，破坏白细胞和血小板，并对心肌有急性毒性作用；②链球菌溶素 S(SLS)，其溶解红细胞慢于 SLO。

(7) 透明质酸酶　能分解细胞间质中的透明质酸，使细菌易在组织中扩散，故又称扩散因子。

(8) 链激酶　又称链球菌纤维蛋白酶，能使血液中的纤维蛋白酶原转化为溶纤维蛋白酶，故可溶解血块或阻止血浆凝固，有利于细菌在组织中的扩散。

(9) 链道酶　又称链球菌 DNA 酶。能降解脓汁中具有高度黏稠度的 DNA，使脓汁稀薄，有利于细菌的扩散。

3. A 群链球菌所致疾病

(1) 化脓性感染　如淋巴管炎、淋巴结炎、蜂窝组织炎、痈、扁桃体炎、气管炎、肺炎等。

(2) 中毒性疾病　如猩红热、链球菌毒素休克综合征。

(3) 超敏反应性疾病　如风湿热、链球菌感染后肾小球肾炎。

4. 甲型溶血性链球菌　甲型溶血性链球菌常引起感染性心内膜炎，亦可引起亚急性细菌性心内膜炎。变异链球菌则与龋齿的发病密切有关。

四、肺炎链球菌

肺炎链球菌(streptococcus pneumoniae)俗称肺炎球菌，菌体呈矛头状，常成双排列，有荚膜，革兰染色阳性。营养要求较高。在血琼脂平板上形成与甲型溶血性链球菌(不分解菊糖，不被胆汁溶解)相似的菌落，能产生自溶酶，故培养时间稍长可形成脐状菌落。胆汁或胆盐能激活其自溶酶。能分解菊糖产酸。根据荚膜多糖抗原不同，可将肺炎链球菌分为 90 个血清型。肺炎链球菌的致病物质主要是荚膜。主要引起大叶性肺炎。此外还可引起中耳炎、脑膜炎和败血症等。

五、奈瑟菌属

(1) 脑膜炎奈瑟菌(neisseria meningitidis)　俗称脑膜炎球菌，菌体呈肾形或豆形，常以凹面相对成双排列，在患者脑脊液涂片中细菌常位于中性粒细胞内，革兰染色阴性。新分离菌株大多有荚膜、菌毛。专性需氧。营养要求较高，常用巧克力色血琼脂平板培养。脑膜炎奈瑟菌的致病物质有荚膜、菌毛、内毒素。人类是脑膜炎奈瑟菌的唯一宿主，流脑患者和带菌者是其传染源。引起急性化脓性脑脊髓膜炎

(流脑),流脑的特异性预防是接种流脑疫苗。

(2) 淋病奈瑟菌(neisseria gonorrhoeae) 俗称淋球菌,其形态、染色性与脑膜炎奈瑟菌相似,脓汁标本涂片中可见大多数淋病奈瑟菌常位于中性粒细胞内。抵抗力弱,对硝酸银敏感。人是淋病奈瑟菌的唯一宿主。主要通过性接触传播,引起淋病。女性淋病患者可经产道感染胎儿引起新生儿淋球菌性结膜炎。

【同步综合练习】

一、选择题

A型题

1. 致病性葡萄球菌的特点是

A. 一般不发酵乳糖 B. 能分解甘露醇 C. 血平皿上形成双溶血环
D. 细菌能产生自溶酶 E. 串珠试验阳性

2. 金黄色葡萄球菌的致病物质中有

A. 紫癜形成因子 B. 肠毒素 C. 内毒素 D. M蛋白 E. K抗原

3. 对金葡菌的致病性具有鉴定意义的重要指标是

A. 测定血浆凝固酶 B. 革兰染色镜检 C. 菌落特点
D. 检测 SPA E. 发酵葡萄糖

4. 葡萄球菌A蛋白(SPA)存在于

A. 所有的葡萄球菌表面 B. 90%以上的金葡球菌表面
C. 致病性球菌表面 D. 产生肠毒素的葡萄球菌表面
E. 表皮葡萄球菌表面

5. 葡萄球菌产生的毒素是

A. 杀白细胞素 B. 凝固酶 C. 透明质酸酶 D. 荚膜 E. 耐热核酸酶

6. 葡萄球菌肠毒素的作用是

A. 直接破坏胃黏膜细胞,导致腹泻、腹痛
B. 直接毒害肠黏膜细胞,导致腹泻、腹痛
C. 直接毒害中枢神经,引起食物中毒
D. 通过刺激呕吐中枢而导致呕吐
E. 直接破坏肠壁血管,导致出血性肠炎

7. 化脓性炎症,其病灶局限,这是由于病原菌产生

A. 透明质酸酶 B. 血浆凝固酶 C. 核酸酶 D. 链道酶 E. 葡激酶

8. 对青霉素产生耐药性的最常见细菌是

A. 金黄色葡萄球菌 B. 乙型溶血性链球菌 C. 脑膜炎奈瑟菌
D. 淋病奈瑟菌 E. 肺炎链球菌

9. 能产生脂溶性色素的细菌是

A. 淋病奈瑟菌 B. 乙型溶血性链球菌 C. 假铜绿单胞菌(绿脓杆菌)
D. 金黄色葡萄球菌 E. 肺炎链球菌

10. 能产生SPA的细菌是

A. 肺炎链球菌 B. 霍乱弧菌 C. 金黄色葡萄球菌
D. 肉毒梭菌 E. 白喉杆菌

11. SPA的生物学特性中,下列哪一项是不正确的

A. 能与人类所有类型 IgG 的 Fc 段发生非特异结合
B. SPA 与 IgG 结合后具有抗吞噬作用
C. SPA 与 IgG 结合后具 PHA 样促淋巴细胞分裂作用
D. 金黄色葡萄球菌细胞壁的一种表面蛋白
E. 含 SPA 的葡萄球菌可作为载体，结合特异性抗体后，进行协同凝集试验

12. 判断葡萄球菌致病性的常用依据是
A. 能否产生血浆凝固酶　　B. 在血平皿上菌落的溶血现象
C. 根据菌体表面 K 抗原的不同　　D. 根据细菌能够发酵乳糖
E. 奥普托欣试验是否阳性

13. 以下疾病中由甲型溶血性链球菌引起的是
A. 大叶性肺炎　　B. 烫伤样皮肤综合征　　C. 感染性心内膜炎
D. 化脓性扁桃体炎　　E. 流行性脑脊髓膜炎

14. 能够产生透明质酸酶的细菌是
A. A 族链球菌　B. 霍乱弧菌　C. 鼠伤寒沙门菌 D. 淋病奈瑟菌　E. 鼠疫耶氏菌

15. 风湿热的辅助诊断方法是
A. 胆汁溶菌试验 B. OT 试验　C. 外斐反应　D. 抗 O 试验　E. 肥达反应

16. 胆汁溶菌试验常用于鉴别
A. 破伤风梭菌与肉毒梭菌　　B. 肺炎链球菌与甲型溶血性链球菌
C. 金黄色葡萄球菌与表皮葡萄球菌 D. 淋病奈瑟菌与脑膜炎奈瑟菌
E. 霍乱弧菌与肠炎沙门菌

17. 风湿热与下列哪种细菌有关
A. 链球菌　　B. 金黄色葡萄球菌　　C. 脑膜炎球菌
D. 淋球菌　　E. 白喉杆菌

18. 链球菌分类的根据是
A. 菌落特征　　B. 形态、染色性　　C. 化学反应
D. 有无溶血及其特性　　E. 致病性强弱

19. 各型链球菌中，致病力最强的是
A. 甲型溶血性链球菌　　B. 乙型溶血性链球菌　　C. D 群链球菌
D. 丙型链球菌　　E. B 群链球菌

20. 引起心内膜炎常见的细菌是
A. 甲型溶血性链球菌　　B. 粪链球菌　　C. 肺炎链球菌
D. B 群链球菌　　E. A 群链球菌

21. 关于肺炎链球菌的叙述正确的是
A. 产生芽胞和自溶酶　　B. 菌体呈矛头状，成对排列
C. 革兰染色阴性　　D. 有鞭毛而有动力
E. 不形成荚膜也有致病性

22. 肺炎链球菌致病主要依赖于
A. 内毒素　B. 外毒素　C. 侵袭性酶　D. 荚膜　E. M 蛋白

23. 治疗链球菌感染的首选药物为
A. 青霉素　B. 链霉素　C. 红霉素　D. 氯霉素　E. 磺胺类药

24. 金黄色葡萄球菌一般不引起
A. 败血症　B. 皮肤感染　C. 食物中毒　D. 假膜性肠炎 E. 风湿热

25. 脑脊液离心涂片染色，镜检发现白细胞内外均有革兰阴性双球菌，该患者可诊断为

A. 结核性脑膜炎　B. 流行性乙型脑炎　C. 流行性脑脊髓膜炎
D. 新型隐球菌性脑膜炎　E. 脱髓鞘脑脊髓膜炎

26. 脑膜炎球菌的主要致病物质是
A. 外毒素　B. 内毒素　C. 自溶酶　D. 溶血毒素　E. 微荚膜

27. 脑膜炎球菌是
A. 乙脑的病原体　B. 流脑的病原体　C. SSPE 的病原体
D. 结核性脑膜炎的病原体　E. 隐脑的病原体

28. 不是由 A 群溶血性链球菌引起的疾病是
A. 亚急性细菌性心内膜炎　B. 猩红热　C. 风湿热
D. 急性肾小球肾炎　E. 败血症

29. 不是金黄色葡萄球菌引起的疾病是
A. 烫伤样皮肤综合征　B. 假膜性肠炎　C. 食物中毒
D. 毒性休克综合征　E. 肉毒中毒

30. 分离培养淋球菌,常用的培养基是
A. 精制琼脂肉汤培养基　B. 5%葡萄糖肉汤　C. 巧克力血琼脂平板
D. 半固体培养基　E. 麦芽糖肉汤

31. 病原菌与其传播途径组合错误的是
A. 淋球菌—性传播　B. 伤寒杆菌—消化道传播
C. 引起猩红热的乙型链球菌—血行传播
D. 脑膜炎球菌—呼吸道传播　E. 肺炎球菌—呼吸道传播

32. 某新生儿出生 3 日被确诊为细菌性脑膜炎,下述哪种是常见的致病菌
A. 脑膜炎球菌　B. 流感杆菌　C. 肺炎球菌
D. 金黄色葡萄球菌　E. B 群链球菌

33. 某单位发生了症状以呕吐为主,腹泻为次的食物中毒,防疫站检查食品等处未培养出肠道致病菌,而在炊事员手上查出了化脓感染灶,试问致病菌可能是
A. 鼠伤寒沙门菌　B. 产气荚膜杆菌　C. 金黄色葡萄球菌
D. 肠炎杆菌　E. 副溶血弧菌

34. 患者,11 岁,因发热水肿、血尿入院,自幼时常咽喉痛,发热,曾因心脏杂音,卧床 1 个月。入院前 3 周又因咽痛发热而注射青霉素数日,症状消失,入院前 3 日又突发高热,血尿,眼睑水肿。查体温 39℃,血压稍高。化验结果:尿 RBc +++,颗粒管型 3～5/HP;ASO 抗体 85 U,可疑疾病是
A. 急性肾小球肾炎　B. 急性肾盂肾炎　C. 急性尿路感染
D. 亚急性细菌性心内膜炎　E. 风湿热

35. 20 岁青年摘除扁桃体后,发热,出现心力衰竭。采血培养细菌,血平板有草绿色溶血环小菌落形成。涂片染色为革兰阳性链状排列球菌,诊断为甲型溶血性链球菌心内膜炎。试问下列中还有哪种菌能形成草绿色溶血环菌落
A. 金黄色葡萄球菌　B. 表皮葡萄球菌　C. 乙型溶血链球菌
D. 丙型链球菌　E. 肺炎球菌

36. 一男青年发热休克。3 日前开始头痛入院,当日意识不清,昏迷,体温 41℃,血压70/30 mmHg,躯干皮肤出现红色斑点。用药后血压仍继续下降,第 3 天死亡。血培养发现革兰阴性双球菌生长。请问导致感染的病原菌可能是
A. 溶血性链球菌　B. 脑膜炎球菌　C. 肠侵袭性大肠埃希菌
D. 肺炎球菌　E. 金黄色葡萄球菌

37. 一新生儿室暴发脓毒血症，脓汁标本经涂片革兰染色镜检发现葡萄球菌。试问为确定该菌是否有致病力，应检查哪一种酶

A. 血浆凝固酶　B. 触酶　C. DNA 酶　D. 尿素酶　E. 卵磷脂酶

38. 患者，男性，24 岁，有不洁性接触史，因近 2 日尿急、尿频、排尿刺痛而来院就诊。查体尿道口有白色脓性分泌物。分泌物涂片染色，镜下见到革兰阴性成双排列的球菌，试问该患感染可能是由下述哪种细菌引起

A. 肺炎球菌　B. 淋球菌　C. 葡萄球菌　D. 链球菌　E. 脑膜炎球菌

B 型题

A. 金黄色葡萄球菌　B. 表皮葡萄球菌　C. 八叠球菌

D. 腐生葡萄球菌　E. 四联球菌

1. 致病力最强的是
2. 能引起食物中毒的是
3. 能产生 SPA 的是

A. 葡萄球菌　B. 乙型溶血性链球菌　C. 肺炎球菌

D. 脑膜炎球菌　E. 甲型溶血性链球菌

4. 镜检为革兰阳性球菌，呈葡萄串状排列的是
5. 镜检为革兰阳性球菌，呈双排列的是
6. 镜检为革兰阴性双球菌，白细胞内外均可见是

A. 血浆凝固酶　B. 链激酶　C. 自溶酶　D. DNA 多聚酶　E. 神经氨酸酶

7. 致病性葡萄球菌能产生
8. 化脓性链球菌能产生
9. 脑膜炎球菌能产生

A. 血浆凝固酶　B. 透明质酸酶　C. 肠毒素　D. 自溶酶　E. 耐热核酸酶

10. 使化脓性病灶局限的是
11. 使化脓性病灶易扩散的是
12. 导致细菌在短时期内死亡的是
13. 使金葡菌引起食物中毒的是

A. 血浆凝固酶　B. SPA　C. 菌落色素　D. 噬菌体分型　E. 肠毒素

14. 与鉴别葡萄球菌有无致病性有关的是
15. 与结合 IgG Fc 段有关是
16. 与食物中毒有关的是

二、名词解释

1. 葡萄球菌 A 蛋白(SPA)
2. 抗链球菌溶血素 O 试验(antistreptolysin O test，ASO test)
3. 奥普托欣试验(Optochin test)

三、问答题

1. 简述金黄色葡萄球菌的致病物质有哪些?

2. 简述链球菌的分类依据。
3. 简述乙型溶血性链球菌所致的疾病。
4. 简述淋球菌的致病性。
5. 论述金黄色葡萄球菌所致疾病的类型。
6. 论述乙型溶血性链球菌的致病物质。
7. 假膜性肠炎发生的原因是什么？治疗原则是什么？
8. 葡萄球菌和链球菌的化脓病灶有何不同，为什么？

【参考答案及解析】

一、选择题

A型题

1. B 2. B 3. A 4. B 5. A 6. D 7. B 8. A 9. D 10. C 11. A 12. A 13. C 14. A 15. D 16. B 17. A 18. D 19. B 20. A 21. B 22. D 23. A 24. E 25. C 26. B 27. B 28. A 29. E 30. C 31. C 32. A 33. C 34. A 35. E 36. B 37. A 38. B

B型题

1. A 2. A 3. A 4. A 5. C 6. D 7. A 8. B 9. C 10. A 11. B 12. D 13. C 14. A 15. B 16. E

二、名词解释

1. 葡萄球菌A蛋白：90%以上的金黄色葡萄球菌菌株有此抗原。SPA可与人类IgG1、IgG2及IgG4抗体的Fc段非特异性结合，竞争性阻断IgG抗体Fc段与吞噬细胞表面Fc受体结合，从而抑制了抗体介导的细胞调理吞噬作用。SPA与IgG结合后的复合物具有抗吞噬、促细胞分裂、引起超敏反应、损伤血小板等多种生物学活性。Fc段结合SPA的IgG抗体后，其Fab段依然可以和相应抗原结合。用含SPA的葡萄球菌作为载体，结合特异性抗体后与相应抗原产生协同凝集试验，广泛应用于多种抗原的检出。

2. 抗链球菌溶素O试验：简称抗O试验，用于风湿热的辅助诊断。主要检测患者体内血清中的抗O抗体，若比正常人显著增高有诊断意义。测定SLO抗体含量，可作为链球菌新近感染指标之一或风湿热及其活动性的辅助诊断。

3. 奥普托欣试验：方法类似于药敏试验。将待试菌涂布于血琼脂平板上，将浸泡在1∶2 000奥普托欣溶液中的圆形滤纸片置于平板涂菌处。37℃孵育48 h后观察抑菌圈的大小，肺炎链球菌的抑制圈直径常在20 mm以上，甲型溶血性链球菌(约98%)的抑制圈直径常小于12 mm。此法常用于肺炎链球菌及甲型溶血性链球菌的鉴别诊断。

三、问答题

1. 金黄色葡萄球菌能产生多种毒素和侵袭性酶，其中主要与致病性相关的有：凝固酶，葡萄球菌溶血素，杀白细胞素，肠毒素，表皮剥脱毒素，毒性休克综合征毒素-1(TSST-1)。

2. 链球菌的分类依据：①根据溶血现象分为三类，即甲型溶血性链球菌、乙型溶血性链球菌和丙型链球菌。②根据抗原结构分为A-H及K-V等20个族。对人有致病作用的链球菌90%属于A族，A族链球菌常引起各种类型的化脓性感染，故又称为化脓性链球菌。③根据对氧的需要分为需氧性、兼性厌氧性和厌氧性链球菌三类。

3. 人类约90%的链球菌感染是由A族乙型溶血性链球菌引起的。常见的传播方式为通过呼吸道传播。感染类型可归为三种主要类型：

(1) 急性化脓性炎症：可以引起丹毒、蜂窝组织炎、扁桃体炎、气管炎、肺炎等。

(2) 中毒性疾病：猩红热。主要症状为发热、咽炎、全身弥漫性鲜红色斑疹和斑疹消退后的明显脱屑。

(3) 链球菌感染后引起的超敏反应性疾病：主要包括风湿热和急性肾小球肾炎。

4. 在自然情况下，人类是淋球菌唯一的易感者。致病物质有菌毛、荚膜、内毒素、外膜蛋白、IgA1蛋白酶。主要通过性接触传播，引起淋病。在男性表现为尿道炎、前列腺炎及附睾炎；在女性表现为阴道炎、子宫颈炎、子宫内膜炎、输卵管炎、盆腔炎等。淋病患者可经产道感染新生儿，致使患儿感染上淋球菌性结膜炎。

5. 金黄色葡萄球菌引起的疾病主要分为三大类：

(1) 化脓性感染：包括局部化脓性感染(如皮肤软组织化脓性感染、气管炎、肺炎、中耳炎等内脏器官感染)和全身感染(如败血症、脓毒血症等)。

(2) 毒素性疾病：包括食物中毒、烫伤样皮肤综合征和毒性休克综合征等。

(3) 葡萄球菌性肠炎(假膜性肠炎)，常由于长期使用抗生素导致肠道中大肠埃希菌等优势菌被抑制或杀灭，肠道中耐药的葡萄球菌大量繁殖产生肠毒素，引起以腹泻为主的临床症状。其本质是一种菌群失调性肠炎。

6. A族乙型溶血性链球菌致病物质：

(1) 链球菌溶素：有溶解红细胞、破坏白细胞和血小板的作用。根据对氧的稳定性分为：链球菌溶素O(SLO)和链球菌溶素S(SLS)。SLO：含-SH蛋白质，对氧敏感，易被氧化成-ss-基，失去溶血活性；加入还原剂，溶血作用可逆转；测定SLO抗体含量，可作为链球菌新近感染指标之一或风湿热及其活动性的辅助诊断。SLS对氧稳定，导致血琼脂平板上菌落周围的β溶血环。

(2) 致热外毒素(SPE)：又称红疹毒素或猩红热毒素，是人类猩红热的主要毒性物质。

(3) 透明质酸酶：又名扩散因子，能分解细胞间的透明质酸，使病菌易在组织中扩散。

(4) M蛋白：含M蛋白的链球菌有抗吞噬和抵抗吞噬细胞内的杀菌作用；与心肌、肾小球基底膜有共同抗原，与某些超敏反应疾病有关。

(5) 链激酶(SK)：亦称链球菌纤维蛋白酶，能使血液中纤维蛋白酶原变成纤维蛋白酶，故可溶解血块或阻止血浆凝固，有利于病菌在组织中扩散。

(6) 链道酶(SD)：亦称链球菌DNA酶，能降解脓液中的具有高度黏稠性的DNA，使脓液变的稀薄，促使病菌扩散。

7. 由于广泛应用广谱抗生素，肠道内正常菌群生长受到抑制，耐药葡萄球菌在肠道内大量繁殖，导致肠内正常菌群失调，耐药性金黄色葡萄球菌产生肠毒素而引起假膜性肠炎。其特点是肠黏膜被一层假膜覆盖。患者表现为呕吐、腹泻，排出“肠黏膜”样物(由炎性分泌物、肠黏膜坏死物和细菌组成)从患者粪便中可检出纯培养状态的耐抗生素的金黄色葡萄球菌。患者应立即停止使用抗生素，并辅助肠道内正常菌群生长，选择有效敏感药物，抑制耐药葡萄球菌生长。

8. 由于葡萄球菌产生凝固酶，凝固酶可使菌体周围的纤维蛋白等沉积于菌体表面，阻碍体内吞噬细胞的吞噬，即使被吞噬，也不易被杀死；同时凝固酶集聚在细菌四周，可保护病菌不受血清中杀菌物质的破坏，因此葡萄球菌引起的感染易于局限化和形成血栓，脓汁黏稠。由于链球菌产生透明质酸酶，可分解细胞间质的透明质酸，使病菌易于在组织中扩散；产生的链激酶能使血液中的纤维蛋白酶原变成纤维蛋白酶，故可溶解血块或阻止血浆凝固，有利于病菌在组织中的扩散；此外还可产生链道酶能降解脓汁中具有高度黏稠性的DNA，使得脓汁稀薄，促进病菌在组织中的扩散，由于以上的原因链球菌引起的化脓病灶易扩散，脓汁稀薄。

(孙　艳　许礼发)

第九章 肠杆菌科

【教学要点】

掌握 致病性大肠埃希菌及其所致疾病，志贺菌属的致病性，沙门菌属的致病性。

熟悉 肠杆菌科的共同特性，埃希菌属、志贺菌属和沙门菌属的病原生物学检查，肥达试验。

了解 大肠埃希菌的微生物学检查及防治原则；志贺菌和沙门菌的防治原则；其他肠道细菌。

【重点难点剖析】

一、概述

肠杆菌科细菌是指一大群生物学性状相似的革兰阴性杆菌。目前已有 44 个属，170 多个种，与医学有关 10 个菌属，包括 25 个菌种。

二、埃希菌属

1. 生物学特性　埃希菌属(Escherichia)代表菌种为大肠埃希菌，简称大肠杆菌，是人肠道中的重要正常菌群，但在一定条件下可成条件致病菌，大肠埃希菌的某些血清型具有致病性。大肠埃希菌为中等大小的革兰阴性杆菌，有周身鞭毛，有菌毛，兼性厌氧，营养要求不高。能发酵乳糖、葡萄糖等多种糖类产酸产气，IMViC 试验为＋＋－－。

2. 致病物质　主要有内毒素、Ⅲ型分泌系统、黏附素及外毒素等。

3. 所致疾病

(1) 肠道外感染　多数大肠埃希菌是肠道内的正常菌群，故在肠道内不致病，但移居至肠道外即可引起肠道外化脓性感染(如腹膜炎、阑尾炎、手术创口感染、败血症、新生儿大肠埃希菌性脑膜炎)或泌尿道感染(尿道炎、膀胱炎、肾盂肾炎等)。

(2) 胃肠炎　大肠埃希菌的某些血清型为致病菌，可引起外源性感染。据其致病机制不同可分为以下五种类型：

1) 肠产毒素性大肠埃希菌(ETEC)：是 5 岁以下婴幼儿和旅游者腹泻的主要病原菌。

2) 肠侵袭性大肠埃希菌(EIEC)：主要引起较大儿童和成年人菌痢样腹泻。

3) 肠致病性大肠埃希菌(EPEC)：是婴幼儿腹泻的主要致病菌。

4) 肠出血性大肠埃希菌(EHEC)：是出血性结肠炎和溶血性尿毒综合征的病原菌。其血清型为 0157：H7。EHEC 能产生志贺毒素。

5) 肠集聚性大肠埃希菌(EAEC)：是引起婴儿持续性腹泻的病原菌。

4. 微生物学鉴定　初步鉴定根据IMViC(＋＋－－)试验，最后鉴定靠系列生化反应。

5. 卫生细菌学检查　卫生细菌学用“大肠菌群数”作为判断饮水、食品等是否被粪便污染和被粪便污染程度的指标。我国卫生标准规定：每1 000 ml饮水中的大肠菌群数不得超过3个；每100 ml瓶装汽水、果汁中的大肠菌群数不得超过5个。

三、志贺菌属

(1) 生物学特性　志贺菌属(Shigella)的细菌即通常所称的痢疾杆菌。无鞭毛、有菌毛，分解葡萄糖产酸，不分解乳糖，在SS琼脂平板上形成无色半透明菌落。

(2) 致病性　志贺菌的致病物质有侵袭力、内毒素、外毒素。菌痢患者和带菌者是传染源，通过粪-口途径传播。病菌主要侵犯结肠、直肠黏膜上皮细胞及黏膜固有层，致局部炎症及溃疡形成，导致细菌性痢疾(菌痢)。

(3) 微生物学检查　常规方法是将标本接种于肠道杆菌鉴别或选择培养基上培养后，取可疑菌落作生化反应和血清学试验，以确定其菌群(种)和菌型。分离菌株的侵袭力可用sereny试验测定。免疫荧光菌球法则有助于菌痢的快速诊断。

四、沙门菌属

沙门菌属(Salmonella)是指一大群寄生在人类和动物肠道中，生化反应和抗原结构相似的革兰阴性杆菌。对人类有致病性的主要有伤寒沙门菌、甲型副伤寒沙门菌、肖氏沙门菌、希氏沙门菌，鼠伤寒沙门菌、猪霍乱沙门菌等。

1. 生物学性状　有周身鞭毛、菌毛，不发酵乳糖，在SS琼脂平板上形成无色半透明菌落。除伤寒沙门菌外均能分解葡萄糖产酸产气。伤寒沙门菌分解葡萄糖产酸不产气。

2. 致病性

(1) 致病物质　沙门菌致病物质有侵袭力(包括菌毛、Vi抗原)、内毒素、肠毒素(某些沙门菌如鼠伤寒沙门菌还能产生肠毒素，其性质类似于ETEC产生的肠毒素)。

(2) 所致疾病

1) 伤寒、副伤寒(肠热症)，前者的致病菌为伤寒沙门菌，后者的致病菌为甲型副伤寒沙门菌、肖氏沙门菌、希氏沙门菌。传染源为肠热症患者和带菌者。经粪-口途径传播。

2) 胃肠炎(食物中毒)：由摄入含大量鼠伤寒沙门菌、肠炎沙门菌、猪霍乱沙门菌污染的食品引起。

3) 败血症：致病菌多为猪霍乱沙门菌、希氏沙门菌、鼠伤寒沙门菌、肠炎沙门菌。

4) 无症状带菌者。

3. 分离培养和鉴定　在进行病原学检查时，于发病第1周采集血液标本，2周采集粪便和尿液，1～3周采骨髓液。将标本接种于肠道杆菌鉴别或选择培养基培养后，取可疑菌落接种双糖或三糖铁培养基。对疑为沙门菌者需继续作系列生化反应，并用沙门菌多价抗血清作玻片凝集试验予以确定。

4. 肥达试验　指用已知伤寒沙门菌的O抗原、H抗原及甲型副伤寒沙门菌、肖氏沙门菌、希氏沙门菌的H抗原的诊断菌液检测受检血清中有无特异性抗体及其抗体含量的试管凝集试验或微孔板凝集试验。肥达试验的正常效价：伤寒沙门菌O凝集效价大于1∶80，H凝集效价大于1∶160，甲型副伤寒沙门菌、肖氏沙门菌、希氏沙门菌的H凝集效价大于1∶80。动态观察：一般随病程延长第二次检测抗体效价比第一次高4倍或4倍以上时方有诊断意义。H、O抗体效价增高的意义：H、O凝集效价均超过正常值时肠热症的可能性大；H、O凝集效价均低于正常水平时肠热症的可能性小；O凝集效价升高而H凝集效价不高，可能是感染的早期或其他沙门菌感染引起的交叉反应；H凝集效价升高而O凝集效价在正常范围内，则可能是以往接种过疫苗或非特异性回忆反应。

【同步综合练习】

一、选择题

A型题

1. 疑为肠热症的患者常需抽血做细菌学检查，最好的采血样时期是
   A. 发病第1周　B. 发病第2周　C. 发病第4周　D. 疾病全程　E. 恢复期
2. 志贺菌引起中毒性菌痢的主要致病物质是
   A. 痉挛毒素　B. 肠毒素　C. 溶血毒素　D. 内毒素　E. 侵袭性酶
3. 关于志贺菌的叙述错误的是
   A. 无荚膜　B. 不形成芽胞　C. 有鞭毛
   D. 有菌毛　E. 易出现耐药变异株
4. 决定志贺菌分类的抗原是
   A. H抗原　B. O抗原　C. K抗原　D. 荚膜抗原　E. Vi抗原
5. 无动力的肠道杆菌是
   A. 伤寒沙门菌　B. 志贺菌　C. 大肠埃希菌　D. 变形杆菌　E. 肠炎沙门菌
6. 患肠热症第1周进行细菌分离培养应取的标本是
   A. 血液　B. 粪便　C. 尿液　D. 胆汁　E. 呕吐物
7. 既能产生内毒素，又能产生外毒素的细菌是
   A. 结核杆菌　B. 白喉杆菌　C. 霍乱弧菌　D. 脑膜炎球菌　E. 痢疾志贺菌
8. 伤寒病的恢复主要依赖的免疫机制是
   A. 体液免疫　B. 细胞免疫　C. 补体杀伤作用
   D. 中性粒细胞的吞噬作用　E. 抗体中和作用
9. 肠热症第2～3周肠壁淋巴结坏死，形成溃疡的原因是
   A. 外毒素的作用　B. 内毒素的作用　C. 细菌的侵袭力
   D. 肠毒素的作用　E. 超敏反应
10. 肥达试验可协助诊断的疾病是
   A. 风湿热　B. 猩红热　C. 肠热症
   D. 感染性心内膜炎　E. 立克次体病
11. 与立克次体有交叉抗原的细菌是
   A. 变形杆菌　B. 大肠埃希菌　C. 伤寒沙门菌　D. 志贺菌　E. 布氏杆菌
12. 辅助诊断伤寒病的试验是
   A. Widal试验　B. 汹涌发酵试验　C. 抗溶血素O试验
   D. Weil-Felix试验　E. 锡克试验
13. 在固体培养基上呈迁徙生长的细菌是
   A. 大肠埃希菌　B. 志贺菌　C. 伤寒沙门菌　D. 霍乱弧菌　E. 变形杆菌
14. 下列哪项是卫生部规定的卫生标准
   A. 每1 ml饮用水细菌总数不得超过1 000个
   B. 每100 ml汽水大肠菌群不得超过50个
   C. 每1 000 ml饮用水大肠菌群不得超过3个
   D. 每1 ml饮料细菌总数不得超过1 000个
   E. 每100 ml果汁大肠菌群不得超过1 000个

15. 伤寒发病两周微生物学检查分离培养时常采用的标本是
A. 骨髓　B. 血液　C. 脓汁　D. 便　E. 十二指肠液
16. 患者因发热入院，疑诊为肠热症，两次取血做肥达反应的结果如下：入院后第4天TH 1∶80，TO 1∶80，PA 1∶40，PB 1∶40；入院后12天TH 1∶320，TO 1∶320，PA 1∶40，PB 1∶20根据此结果可诊断何病
A. 伤寒　B. 甲型副伤寒　C. 乙型副伤寒　D. 丙型副伤寒　E. 回忆反应
17. 某患者因近3日腹泻腹痛前来就诊。自述有里急后重感，便内有脓血。试问如进一步确诊进行微生物学检查时，应如何取材
A. 血液　B. 尿　C. 脓血便　D. 血清　E. 胃液
18. 在初步鉴别肠道致病菌和非致病菌上具有重要意义的试验是
A. 葡萄糖发酵试验　B. 乳糖发酵试验　C. 菊糖发酵试验
D. 甘露醇发酵试验　E. 吲哚试验
19. 引起婴儿和旅游者腹泻的大肠埃希菌是
A. 肠产毒型大肠埃希菌　B. 肠致病型大肠埃希菌　C. 肠侵袭型大肠埃希菌
D. 肠出血型大肠埃希菌　E. 肠集聚型大肠埃希菌
20. 感染后临床表现很像细菌性痢疾的致病性大肠埃希菌是
A. ETEC　B. EIEC　C. EPEC　D. EHEC　E. EaggEC
21. 引起出血性结肠炎的细菌是
A. 伤寒沙门菌　B. 金黄色葡萄球菌　C. 霍乱弧菌
D. O157：H7大肠埃希菌　E. 副溶血性弧菌
22. 能产生志贺样毒素的大肠埃希菌是
A. ETEC　B. EIEC　C. EPEC　D. EHEC　E. EaggEC

B型题

A. IMViC试验结果为－＋＋＋　B. IMViC试验结果为＋＋＋－
C. IMViC试验结果为＋－＋－　D. IMViC试验结果为＋＋－－
E. IMViC试验结果为－－＋＋
1. 大肠埃希菌
2. 产气杆菌

A. 肠产毒型大肠埃希菌　B. 肠致病型大肠埃希菌　C. 肠侵袭型大肠埃希菌
D. 肠出血型大肠埃希菌　E. 肠集聚型大肠埃希菌
3. 引起出血性结肠炎的细菌是
4. 不产生毒素，主要引起婴幼儿腹泻的细菌是
5. 能产生志贺样毒素的大肠埃希菌是
6. 引起婴儿和旅游者腹泻的大肠埃希菌

A. 伤寒　B. 尿路感染　C. 食物中毒　D. 霍乱　E. 菌痢
7. 鼠伤寒沙门菌可引起的疾病是
8. 志贺菌可引起的疾病是
9. 伤寒沙门菌可引起的疾病是

A. 尿培养　B. 血培养　C. 粪便培养　D. 脓汁培养　E. 骨髓培养
10. 伤寒发病第1周检查病原体应进行

11. 伤寒第1～3周检查病原体均可进行

A. 伤寒或副伤寒早期或其他沙门菌感染
B. 伤寒带菌者
C. 患肠热症的可能性大
D. 患肠热症的可能性小
E. 曾接受过伤寒或副伤寒菌苗接种或非特异回忆反应

12. 肥达试验中O、H凝集效价均超过正常值
13. 肥达试验中H高而O不高
14. 肥达试验中O高而H不高

二、名词解释

1. 肥达试验(Widal test)
2. IMViC试验

三、问答题

1. 急性菌痢的典型症状有哪些？解释其形成机制。
2. 伤寒沙门菌的主要致病物质有哪些？
3. 抗伤寒沙门菌的主要免疫机制是什么？
4. 大肠埃希菌最常见的肠道外感染有哪些？
5. 在肥达试验中，O与H抗体的诊断意义是什么？

【参考答案及解析】

一、选择题

A型题

1. A 2. D 3. C 4. B 5. B 6. A 7. E 8. B 9. E 10. C 11. A 12. A 13. E 14. C 15. D 16. A 17. C 18. B 19. A 20. B 21. D 22. D

B型题

1. D 2. E 3. D 4. B 5. D 6. A 7. C 8. E 9. A 10. B 11. E 12. C 13. E 14. A

二、名词解释

1. 肥达试验是用已知伤寒沙门菌菌体(O)抗原和鞭毛(H)抗原，以及引起副伤寒的甲型副伤寒沙门菌、肖氏沙门菌和希氏沙门菌H抗原的诊断菌液与受检血清作试管或微孔板凝集试验，测定受检血清中有无相应抗体及其效价，以辅助诊断肠热症。

2. IMViC是细菌的4种生化试验的组合，包括吲哚试验、甲基红试验、VP试验和枸橼酸盐利用试验(IMViC)，典型的大肠埃希菌试验结果为“＋＋－－”。

三、问答题

1. 急性细菌性痢疾常有发热、腹痛和腹泻，为脓血黏液便，伴有里急后重。

志贺菌所有菌株都有强烈的内毒素，内毒素的吸收，引起发热、神志障碍，甚至中毒性休克等一系

列症状；内毒素破坏肠黏膜，可形成炎症、溃疡，呈现典型的脓血黏液便；内毒素尚能作用于肠壁自主神经系统，使肠功能发生紊乱、肠蠕动失调和痉挛。尤其是直肠括约肌痉挛最明显，因而出现腹痛、里急后重等症状。

2. 有内毒素和侵袭力。侵袭力，沙门菌有毒株能侵袭小肠黏膜。细菌先侵入小肠末端位于派伊尔淋巴结的M(microfold，微皱褶)细胞并在其中生长繁殖。导致宿主细胞死亡，细菌扩散并进入毗邻细胞淋巴组织。伤寒沙门菌在宿主体内可以形成Vi抗原。具有微荚膜功能，能抗御吞噬细胞的吞噬和杀伤，并阻挡抗体、补体等破坏菌体作用。沙门菌死亡后释放出的内毒素，可引起宿主体温升高、白细胞数下降，大剂量时导致中毒症状和休克。

3. 伤寒沙门菌侵入宿主之后，主要在细胞内生长繁殖，因而要彻底杀灭这类胞内寄生菌，特异性细胞免疫是主要防御机制。表现为巨噬细胞活化，吞噬杀菌功能加强。在致病过程中，沙门菌亦可有存在于血流和细胞外的阶段，故特异性体液抗体也有辅助杀菌作用。

4. 肠道外感染以化脓性感染和泌尿道感染最为常见。

化脓性感染如腹膜炎、阑尾炎、手术创口感染；婴儿、老人或免疫力低下者的大肠埃希菌败血症，其常由大肠埃希菌性尿道和胃肠道感染引起，具有很高的死亡率；新生儿大肠埃希菌性脑膜炎，大肠埃希菌是小于1岁婴儿中枢神经系统感染的主要致病因子。在泌尿道感染中，尿道炎、膀胱炎、肾盂肾炎常见，引起泌尿道感染的大肠埃希菌大多来源于结肠，为上行性感染。

5. 患伤寒或副伤寒后，O与H在体内的消长情况不同。IgM类O抗体出现较早，持续约半年，消退后不易受非伤寒沙门菌等病原体的非特异刺激而重现。IgG类H抗体则出现较晚，持续时间长达数年，消失后易受非特异性病原刺激而能短暂地重新出现。因此，O、H凝集效价均超过正常值，则肠热症的可能性大；如两者均低，则肠热症的可能性小；若O不高H高，有可能是预防接种或非特异性回忆反应；如O高H不高，则可能是感染早期或与伤寒沙门菌O抗原有交叉反应的其他沙门菌(如肠炎沙门菌)感染。

（孙 艳）

第十章 弧 菌 属

【教学要点】

掌握 霍乱弧菌的致病性。
熟悉 霍乱弧菌的生物学性状、免疫性和防治原则，副溶血弧菌所致疾病。
了解 霍乱弧菌的病原生物学检查法和副溶血性弧菌的诊断、防治。

【重点难点剖析】

一、霍乱弧菌

霍乱弧菌(vibrio cholerae)是霍乱的病原菌，包括古典生物型和埃尔托(EITor)生物型两个型。霍乱弧菌菌体弯曲呈弧形或豆点状，一端有单根鞭毛，革兰染色阴性。有菌毛，有些菌株(包括O139)有荚膜。以患者米泔水样粪便或培养物作悬滴观察，可见细菌运动活泼，呈穿梭样或流星状运动。兼性厌氧，营养要求不高，耐碱不耐酸，在碱性蛋白胨水或碱性琼脂平板上生长良好，最适生长pH为8.8～9.0。据O抗原不同可将霍乱弧菌分为155个血清群，其中O1血清群、O139血清群为霍乱的病原菌。

霍乱弧菌的致病物质有鞭毛、菌毛和霍乱肠毒素。霍乱肠毒素为典型的外毒素。可产生腹泻(米泔水样)与呕吐。

人是霍乱弧菌的唯一易感者。主要通过污染的水源或食物经口感染，病后可获得牢固的免疫力，为体液免疫，微生物学检查采集“米泔样”呕吐物，直接镜检或分离培养与鉴定。

二、副溶血性弧菌

副溶血性弧菌(vibrio parahemolyticus)是一种革兰阴性弧菌。细菌一端有单根鞭毛。营养要求不高，嗜盐，在含3.5%的氯化钠培养基中生长良好。对酸敏感。该菌存在于近海岸的海水、海底沉积物和海鱼、海贝、海蜇、海虾等海产品中，主要引起食物中毒。

【同步综合练习】

一、选择题

A型题

1. 关于霍乱弧菌的生物学性状，错误的是
   A. 碱性蛋白胨水可作为选择增菌培养基
   B. 霍乱弧菌耐碱不耐酸
   C. 在霍乱患者粪便悬滴标本中可见“穿梭运动”现象
   D. EITor生物型霍乱弧菌抵抗力强，是因为有芽胞形成

E. 革兰染色阴性

2. 霍乱肠毒素

A. 为耐热外毒素

B. 为不耐热内毒素

C. B亚单位与肠上皮细胞受体结合后，协助A亚单位进入细胞

D. A2肽链活化后，使肠上皮细胞ATP转化为cAMP，促进肠黏膜细胞的分泌功能

E. A1肽链与B亚单位结合，协助A亚单位进入细胞

3. 引起人类霍乱流行或散发的病原体是

A. 霍乱弧菌非O1和非O139血清群

B. 非O1群霍乱弧菌

C. 霍乱弧菌O139血清群

D. 霍乱弧菌O1血清群

E. 霍乱弧菌O1和O139血清群

4. 霍乱弧菌的致病性，下述哪一项是错误的

A. 致病因素有霍乱肠毒素　　B. 有菌毛使细菌吸附到小肠黏膜表面

C. 细菌可侵入到细胞内繁殖　　D. 主要症状为腹泻

E. 通过污染水源或食物经口摄入

5. 下列细菌中有菌毛和鞭毛的细菌是

A. 葡萄球菌　B. 脑膜炎球菌　C. 肺炎球菌　D. 痢疾杆菌　E. 霍乱弧菌

6. 霍乱弧菌生长繁殖的最适宜pH值范围是

A. 4.0～6.0　B. 8.8～9.0　C. 7.2～7.6　D. 6.0～7.0　E. 2.0～5.0

7. 能致人类食物中毒的病原菌是

A. 霍乱弧菌　B. 副溶血性弧菌　C. 溶血性链球菌　D. 志贺痢疾菌　E. 肺炎双球菌

8. 机体感染下列哪种病原菌后能获得牢固持久免疫力

A. 流感杆菌　B. 大肠埃希菌　C. 痢疾杆菌　D. 肺炎链球菌　E. 霍乱弧菌

9. 霍乱弧菌的主要致病物质是

A. 肠毒素　B. 内毒素　C. 鞭毛　D. 菌毛　E. 荚膜

10. 霍乱弧菌的主要致病物质不包括

A. 鞭毛　B. 菌毛　C. 毒力因子　D. 肠毒素　E. 内毒素

11. 霍乱弧菌的感染途径是

A. 呼吸道感染　B. 消化道感染　C. 创伤感染　D. 接触感染　E. 多途径感染

12. 弧菌具有下列哪种结构

A. 鞭毛　B. 芽胞　C. Vi抗原　D. M蛋白　E. A蛋白

13. 我国沿海地区最常见的一种食物中毒由何菌所致

A. 沙门菌　B. 金黄色葡萄球菌　C. 肉毒梭菌

D. 副溶血性弧菌　E. 产气荚膜梭菌

14. 霍乱弧菌在下列哪种培养基上生长良好

A. 血清肉汤　B. 肉浸液　C. 碱性蛋白胨水

D. 庖肉培养基　E. 葡萄糖蛋白胨水

15. 取患者米泔水样粪便作悬滴观察，可见到“穿梭”运动的细菌是

A. 肠侵袭性大肠杆菌　B. 伤寒杆菌　C. 变形杆菌

D. 猪霍乱沙门菌　E. 霍乱弧菌

16. 霍乱弧菌有哪些抗原

A. 耐热O抗原与不耐热的H抗原　B. 不耐热O抗原与耐热的H抗原
C. 耐热O抗原与耐热的H抗原　D. 不耐热O抗原与不耐热的H抗原
E. 以上都不是

17. 关于霍乱,错误的是
A. 属于烈性传染病　B. 人类是霍乱弧菌的唯一易感者
C. 病愈后,少数患者可长期带菌　D. 病后的免疫力短暂
E. 接种霍乱死菌苗可增强人群的特异性免疫力

18. 霍乱肠毒素作用于小肠黏膜上皮细胞,使胞内腺苷环化酶活性增加,促进胞内
A. cAMP含量升高　B. ATP含量升高　C. cAMP含量降低
D. cGMP含量升高　E. cGMP含量降低

19. 下列试验中哪种是鉴定副溶血性弧菌致病性与非致病性的重要指标
A. 神奈川现象(Kanagawa phenomenon)
B. 血凝试验　C. 50%溶血试验
D. 血浆凝固酶试验　E. 乳糖发酵试验

20. 霍乱肠毒素相应的受体是
A. 糖蛋白　B. 黏蛋白　C. 岩藻糖
D. D-甘露糖　E. GM1神经节苷脂

21. 霍乱弧菌现有多少个血清群
A. 2　B. 3　C. 4　D. 155　E. 139

22. 02～0138群霍乱弧菌常引起何病
A. 霍乱　B. 副霍乱　C. 胃肠炎
D. 胃十二指肠溃疡　E. 浅部创伤感染

23. 霍乱首例患者的确诊应快速、准确,并及时作疫情报告是因该病
A. 为烈性传染病　B. 病死率极高　C. 无理想治疗方法
D. 无有效预防措施　E. 以上都不是

24. 副溶血性弧菌引起食物中毒常由于食海产品或盐腌渍品所致,是因该菌有何种特性
A. 耐碱　B. 耐酸　C. 嗜盐　D. 耐高渗　E. 嗜温

25. 在正常胃酸条件下,需大量霍乱弧菌才能引起感染的原因是
A. 该菌不耐酸　B. 胃内有乳酸杆菌等拮抗该菌
C. 人体对其有较强的天然免疫力　D. 该菌致病力弱
E. 以上都不是

26. 副溶血性弧菌的致病因素是
A. 侵袭性酶　B. 内毒素　C. 霍乱样肠毒素　D. 溶血素　E. 嗜神经毒素

B型题

A. 肥达试验　B. 神奈川试验　C. 锡克试验　D. 外斐试验　E. 抗“O”试验

1. 可用于伤寒症辅助诊断的是
2. 用于鉴定致病性副溶血弧菌的是

A. 巧克力(色)血琼脂平板　B. 碱性琼脂平板　C. 亚碲酸钾琼脂平板
D. SS琼脂平板　E. B-G(bordet—gengou)琼脂平板

3. 培养淋病奈瑟菌选用
4. 培养霍乱弧菌选用

A. 致病物质主要是肠毒素　　B. 致病物质主要是内毒素
C. 致病物质可能是溶血素　　D. 致病物质主要是荚膜
E. 致病物质主要是侵袭酶类

5. 副溶血性弧菌
6. 霍乱弧菌
7. 伤寒沙门菌

A. 琼脂平板　　B. 吕氏血清斜面
C. 碱性蛋白胨水　　D. 高盐(含 3.5%NaCl)蛋白胨水
E. 巧克力色血平板

8. 霍乱弧菌培养用
9. 培养副溶血弧菌选用

二、名词解释

神奈川现象(Kanagawa phenomenon)

三、问答题

1. 霍乱是如何传播的?其临床表现和预后如何?
2. 霍乱弧菌的主要致病物质是什么?简述其作用机制。

【参考答案及解析】

一、选择题

A 型题

1. D　2. C　3. E　4. D　5. E　6. B　7. B　8. E　9. A　10. E　11. B　12. A　13. D　14. C　15. E　16. A　17. D　18. A　19. A　20. E　21. D　22. C　23. A　24. C　25. A　26. D

B 型题

1. A　2. B　3. A　4. B　5. C　6. A　7. B　8. C　9. D

二、名词解释

神奈川现象是指副溶血性弧菌在普通血平板(含羊、兔或马等血液)上不溶血或只产生 α 溶血。但在特定条件下,某些菌株在含高盐(7%)的人 O 型血或兔血及以 D-甘露醇作为碳源的琼脂平板上可产生 β 溶血。

三、问答题

1. 人类是霍乱弧菌的唯一易感者。在地方性流行区,除患者外,无症状感染者也是重要传染源。传播主要是通过污染的水源或未煮熟的食物经口摄入。霍乱弧菌古典生物型所致疾病较 EITor 生物型严重。典型病例一般在吞食细菌后 2～3 d 突然出现剧烈腹泻和呕吐,多无腹痛,每天大便数次或数十次。在疾病最严重时,每小时失水量可高达 1 L,排出由黏膜、上皮细胞和大量弧菌构成的如米泔水样的腹泻物。如未经治疗处理,患者可在 12～24 h 内死亡,死亡率高达 25%～60%,但若及时给患者补充液体及电解质,死亡率可小于 1%。O139 群霍乱弧菌感染比 O1 群严重。病愈后一些患者可短期带菌。病菌主要存在于胆囊中。

2. 霍乱弧菌的主要致病物质是霍乱肠毒素。霍乱肠毒素由一个A亚单位和5个相同的B亚单构成的多聚体蛋白。B亚单位可与小肠黏膜上皮细胞GM1神经节苷脂受体结合,然后插入宿主细胞膜,形成一亲水性穿膜孔道。使A亚单位通过孔道进入细胞质,A亚单位在发挥毒性作用前需经蛋白酶作用裂解为A1和A2两条多肽。A1作为腺苷二磷酸核糖基转移酶可使NAD(辅酶Ⅰ)上的腺苷二磷酸核糖转移到G蛋白上,称Gs,此为腺苷环化酶的一部。Gs的活化可使细胞内ATP转变为cAMP,使cAMP水平升高,使钠依赖的氯的分泌增加,内皮细胞对Na^{+}和CL^{-}的吸收被抑制,主动地大量分泌CL^{-}、HCO_3^{-},使水被动地通过黏膜细胞向外流出,导致严重的水和电解质的丧失,产生腹泻与呕吐。

(孙　艳)

第十一章　厌氧性细菌

【教学要点】

掌握　破伤风梭菌的致病性和防治原则，产气荚膜梭菌、肉毒梭菌的致病性。

熟悉　破伤风梭菌、产气荚膜梭菌、肉毒梭菌的生物学特性，无芽胞厌氧菌感染的特点和标本采集。

了解　厌氧菌的种类与分类，所致疾病，病原生物学检查和防治原则。

【重点难点剖析】

一、概述

厌氧性细菌是指一大类必须在无氧环境下才能生长繁殖的细菌。包括厌氧芽胞梭菌属和无芽胞厌氧菌两大类。

二、厌氧芽胞梭菌属

厌氧芽胞梭菌属(clostridium)是一群能形成芽胞的革兰阳性大杆菌。对人类有致病性的主要有破伤风梭菌、产气荚膜梭菌、肉毒梭菌等。

1. 破伤风梭菌(C. tetani)　菌体细长呈杆状，有周鞭毛；芽胞呈球形，直径比菌体横径大，位于菌体一端，使菌体呈鼓槌状。革兰染色阳性。专性厌氧，营养要求不高。破伤风梭菌的感染途径是伤口，感染条件是伤口局部需形成厌氧环境：①伤口深而窄、有泥土或异物污染；②大面积创伤、坏死组织多、局部组织缺血；③有需氧菌或兼性厌氧菌混合感染的伤口均易形成厌氧环境。破伤风梭菌无侵袭力，经伤口感染后只在局部生长繁殖产生破伤风痉挛毒素。破伤风痉挛毒素属神经毒素，对脊髓前角细胞和脑干神经细胞具有高度亲和力。毒素分子由一条轻链(A 链)和一条重链(B 链)组成，轻链和重链必须联结在一起才有毒性功能。其中轻链为毒性部分，属一种锌内肽酶，可裂解储存有抑制性神经介质(γ-氨基丁酸、甘氨酸)小泡上膜蛋白特异性肽键，使小泡膜蛋白发生改变，从而阻止抑制性神经介质的释放；重链具有结合神经细胞和转运毒素分子的作用。当破伤风痉挛毒素被局部神经细胞吸收或经淋巴、血液到达脊髓前角运动神经元、脑干神经细胞。干扰抑制性神经元的协调作用，使肌肉活动的兴奋与抑制失调，屈肌与伸肌同时强烈收缩，兴奋性异常增高，骨骼肌强直性痉挛，形成破伤风特有的临床表现，如牙关紧闭、苦笑面容、角弓反张等。

机体对破伤风的免疫为抗毒素免疫。对易感者或易感人群可接种破伤风类毒素进行人工自动免疫；也可注射破伤风抗毒素进行人工被动免疫，后者用于紧急预防或特异性治疗。使用 TAT 时要注意防止发生变态反应。

2. 产气荚膜梭菌(C. perfringens)　为革兰阳性粗大杆菌，芽胞呈卵形，位于菌体次极端，直径小于菌体横径。有荚膜，厌氧。在牛奶培养基产生"汹涌发酵"现象。

产气荚膜梭菌所致疾病主要是气性坏疽。产气荚膜梭菌的感染途径及致病条件与破伤风梭菌相同。能产生10余种外毒素,其中以α毒素(卵磷脂酶)的毒性最强,能破坏红细胞、白细胞、血小板和内皮细胞,增加血管通透性,引起组织坏死,损伤肝脏、心脏功能等此外,还能引起食物中毒(能产生肠毒素,由食入本菌污染的食物所致)。如食入C型菌株污染的食物则可引起坏死性肠炎。

3. 肉毒梭菌(C. botulinum) 为革兰阳性粗短杆菌,有鞭毛、芽胞,芽胞呈椭圆形,位于菌体次极端,大于菌体宽度,使细菌呈网球拍状。专性厌氧。致病物质为肉毒毒素,为外毒素,是已知的最剧烈的毒素。

所致疾病:①食物中毒;②婴儿肉毒中毒。

三、无芽胞厌氧菌

无芽胞厌氧菌感染的特征:①为内源性感染;无特定病型;②分泌物或脓液黏稠、有恶臭、有时有气体;③氨基糖苷类抗生素(如链霉素、卡那霉素、庆大霉素等)治疗无效;④脓液、血液标本用普通培养法无厌氧菌生长。

【同步综合练习】

一、选择题

A型题

1. 可引起气性坏疽的厌氧菌是
   A. 艰难梭菌 B. 破伤风梭菌 C. 产气荚膜梭菌 D. 脆弱类杆菌 E. 肉毒梭菌
2. 不是肉毒梭菌特点的是
   A. 芽胞位于菌体次极端,菌体呈网球拍状
   B. 严格厌氧
   C. 致病物质主要是肉毒毒素
   D. 引起疾病主要是细菌性食物中毒
   E. 肉毒毒素作用机制是阻止神经组织释放乙酰胆碱
3. 关于无芽胞厌氧菌感染的特征,下列哪项是错误的
   A. 感染类型属潜伏感染
   B. 常引起口腔、鼻窦、胸腔、腹腔和盆腔等炎症,脓肿及其他深部脓肿
   C. 炎症分泌物直接涂片可见细菌,但常规培养无菌生长
   D. 可引起败血症,感染性心内膜炎等,但常规细菌培养阴性
   E. 炎性分泌物为血性,黑色或乳白混浊,有恶臭,有时有气泡
4. 患者,48岁,建筑工人,因牙关紧闭、四肢痉挛而入院。8天前,右脚被铁钉扎伤,伤口深,但几日后自愈。5 d后,右腿有些麻木和疼痛,咀嚼不便,吞咽困难,最后全身抽搐,四肢痉挛。入院诊断为破伤风,请问下述哪项是最佳治疗原则
   A. 注射青霉素 B. 注射破伤风抗毒素和青霉素
   C. 注射破伤风抗毒素和白百破疫苗 D. 注射破伤风抗毒素
   E. 注射白百破疫苗和青霉素
5. 不是产气荚膜梭菌致病物质的是
   A. 卵磷脂酶 B. 胶原酶 C. 透明质酸酶 D. 肠毒素 E. 内毒素
6. 目前已知的生物毒素中毒性最强的是
   A. 霍乱肠毒素 B. 白喉外毒素 C. 破伤风痉挛毒素
   D. 肉毒毒素 E. 猩红热毒素

7. 紧急预防破伤风应选择
   A. 注射破伤风类毒素　B. 注射破伤风抗毒素　C. 注射破伤风杆菌疫苗
   D. 注射抗生素　E. 注射破伤风类毒素＋抗生素
8. 能引起食物中毒的厌氧菌是
   A. 艰难梭菌　B. 破伤风梭菌　C. 肉毒梭菌　D. 脆弱类杆菌　E. 双歧杆菌
9. 厌氧性细菌不包括
   A. 厌氧芽孢梭菌　B. 厌氧弧菌　C. 无芽胞革兰阳性球菌
   D. 无芽胞革兰阴性球菌　E. 无芽胞革兰阳性及阴性杆菌
10. 关于破伤风溶素的特点，下列叙述哪项不正确
   A. 对氧敏感
   B. 能溶解血细胞
   C. 功能和抗原性与链球菌溶素O相似
   D. 注入家兔等动物可致肺水肿或心肌中毒
   E. 有致破伤风的作用
11. 破伤风梭菌除致破伤风病外，还能引起何种疾病
   A. 菌血症　B. 食物中毒　C. 组织坏死　D. 坏死性肠炎　E. 以上都不是
12. 破伤风梭菌菌落特点是
   A. 血平皿上菌落周围双溶血环　B. 血平皿上无溶血　C. 形成菜花样菌落
   D. 形成脐状菌落　E. 形成羽毛样菌落
13. 破伤风痉挛毒素作用于
   A. 神经细胞　B. 红细胞　C. 白细胞　D. 淋巴细胞　E. 成纤维细胞
14. 破伤风梭菌感染的重要条件为
   A. 该菌芽胞污染伤口　B. 菌群失调　C. 伤口的厌氧微环境
   D. 该菌繁殖体污染伤口　E. 机体无免疫力
15. 当一民工因铁钉深刺足底造成外伤送医院急诊时，医生应首先考虑给予注射
   A. 破伤风类毒素　B. 破伤风抗毒素
   C. 白喉、百日咳、破伤风、三联疫苗　D. 丙种球蛋白
   E. 破伤风菌苗
16. 产气荚膜梭菌可分为多个毒素型，对人致病的主要为
   A. E型　B. D型　C. C型　D. B型　E. A型
17. 气性坏疽的典型症状之一是组织气肿，其主要原因是由于
   A. 细菌产生多种毒素和侵袭性酶类　B. 细菌产生多种鞭毛
   C. 细菌分解多种毒素　D. 细菌形成"汹涌发酵"现象
   E. 以上都不是
18. 产气荚膜梭菌最重要的致病物质是
   A. 胶原酶　B. 肠毒素　C. 透明质酸酶　D. 卵磷脂酶　E. θ毒素
19. 对气性坏疽早期诊断较有价值的微生物学检查方法是
   A. 从伤口深部取材直接涂片镜检　B. 取坏死组织分离培养
   C. 取坏死组织做"汹涌发酵"试验　D. 取坏死组织做动物试验
   E. 以上都不是
20. Nagler反应原理是产气荚膜梭菌
   A. 分解葡萄糖产酸产气　B. 分解乳糖产酸产气　C. 分解蛋黄中卵磷脂
   D. 液化明胶　E. 分解含硫氨基酸产生硫化氢

21. 破伤风梭菌最主要形态学特点为

A. 革兰氏染色阳性杆菌
B. 有芽胞,位于菌体顶端,正圆形,使菌呈鼓槌状
C. 没有荚膜
D. 芽胞位于菌体内
E. 菌体周围有鞭毛,能运动

22. 破伤风梭菌的芽胞在土壤中最长可存活

A. 数十年　B. 十余年　C. 数年　D. 数月　E. 数日

23. 下列哪种细菌在培养时能产生“汹涌发酵”现象

A. 脆弱类杆菌
B. 产黑色素类杆菌
C. 破伤风梭菌
D. 产气荚膜梭菌
E. 肉毒梭菌

24. 以下外毒素中毒性最强的是

A. 破伤风痉挛毒素
B. 破伤风溶血毒素
C. 肉毒毒素
D. 艰难梭菌毒素
E. 炭疽毒素

25. 能引起食物中毒,但很少有胃肠炎症状的细菌是

A. 金黄色葡萄球菌
B. 副溶血性弧菌
C. 肠炎沙门菌
D. 肉毒梭菌
E. 产气荚膜梭菌

26. 关于肉毒毒素的作用机制,下列哪项是正确的

A. 使胞神经和外周神经兴奋性增加
B. 使自主神经兴奋性增加
C. 使自主神经麻痹
D. 阻碍乙酰胆碱的释放
E. 释放抑制性神经介质

27. 肉毒梭菌污染的食物,目前在我国多见于

A. 腊肉　B. 香肠　C. 罐头　D. 发酵豆制品　E. 蔬菜

28. 肉毒梭菌的芽胞特点是

A. 椭圆形,位于菌体顶端
B. 椭圆形,大于菌体呈网球拍状
C. 正圆形,位于菌体顶端
D. 正圆形,位于菌体次极端
E. 椭圆形,小于菌体

B型题

A. 猩红热毒素
B. 白喉外毒素
C. 霍乱肠毒素
D. 破伤风痉挛毒素
E. 肉毒毒素

1. 可引起食物中毒
2. 能阻止抑制性突触释放神经介质
3. 可引起猩红热

A. 霍乱弧菌
B. 产气荚膜梭菌
C. 结核分枝杆菌
D. 肺炎链球菌
E. 破伤风梭菌

4. 可引起气性坏疽
5. 可引起大叶性肺炎
6. 可产生霍乱肠毒素

A. 破伤风梭菌　B. 产气荚膜梭菌　C. 肉毒梭菌　D. 艰难梭菌　E. 脆弱类杆菌

7. 导致全身肌肉强烈收缩以致痉挛的致病菌是
8. 导致肌肉麻痹的致病菌是

A. 破伤风梭菌　B. 产气荚膜梭菌　C. 肉毒梭菌　D. 艰难梭菌　E. 韦荣菌

9. 引起抗生素相关性腹泻的病原菌是

10. 释放的毒素是目前已知最毒的毒素的致病菌是

二、名词解释

1. 厌氧性细菌(anaerobic bacteria)
2. 汹涌发酵(stormy fermentation)

三、问答题

1. 简述破伤风梭菌的感染条件。
2. 简述无芽胞厌氧菌的致病条件。
3. 试述破伤风梭菌的防治原则。
4. 论述产气荚膜梭菌的致病物质及其所致疾病。

【参考答案及解析】

一、选择题

A型题

1. C　2. D　3. A　4. B　5. E　6. D　7. B　8. C　9. B　10. E　11. E　12. E　13. A　14. C　15. B　16. E　17. A　18. D　19. A　20. C　21. B　22. A　23. D　24. C　25. D　26. D　27. D　28. B

B型题

1. E　2. D　3. A　4. B　5. D　6. A　7. A　8. C　9. D　10. C

二、名词解释

1. 厌氧性细菌(anaerobic bacteria)：是一群必须在无氧环境下，才能生长繁殖的细菌。

2. 汹涌发酵(stormy fermentation)：产气荚膜梭菌在牛乳培养基中生长繁殖时，分解乳糖，产酸产气，使牛奶中的酪蛋白凝固，同时产生的大量气体冲碎凝固的酪蛋白，并使液面上的凡士林凝固层上移，甚至冲开管口棉塞，此现象称为汹涌发酵，为产气荚膜梭菌的特点之一。

三、问答题

1. 破伤风梭菌的感染条件是伤口局部需形成厌氧环境：①伤口深而窄、有泥土或异物污染；②大面积创伤、坏死组织多、局部组织缺血；③有需氧菌或兼性厌氧菌混合感染的伤口均易形成厌氧环境。

2. 无芽胞厌氧菌感染条件为寄居部位改变，宿主免疫力下降和菌群失调等基本条件外，局部还应易于形成厌氧微环境，如有坏死或损伤的组织，局部血供障碍，有异物存在使局部 Eh 和氧分压下降等。

3. (1) 正确处理创口及清创扩创，防止厌氧微环境的形成，是重要的非特异性防治措施。

(2) 特异性预防一般以注射类毒素主动免疫为主。目前我国采用的是一种含有百日咳疫苗、白喉类毒素和破伤风类毒素的百白破三联制剂，对 3～6 个月的儿童进行免疫，可同时获得对这 3 种常见病的免疫力，免疫程序为婴儿出生后第 3、4、5 月连续免疫 3 次，2 岁、7 岁时各加强一次，以建立基础免疫。今后如有可能引发破伤风的外伤，立即再接种一针类毒素，血清中抗毒素滴度在几天内即可迅速升高。国外亦建议初免疫后，每 10 年加强一次。可高效地预防破伤风的发生。

(3) 对伤口污染严重而又未经过基础免疫者，可立即注射破伤风抗毒素(TAT)以获得被动免疫作紧急预防。剂量为 1 500～3 000 U 的纯化制品。注射 TAT 被动预防的同时，可获给予类毒素同时作主动免疫。

(4) 特异性治疗包括使用抗毒素和抗生素两方面。对已发病者应早期、足量使用TAT。剂量为10万～20万U,包括静脉滴注、肌内注射和伤口局部注射。TAT目前应用的是用破伤风类毒素多次免疫马匹所获得的马血清纯化制剂,注射前,无论用紧急预防还是治疗,都必须先作皮肤试验,测试有无超敏反应,必要时可采用脱敏注射法或用人抗破伤风免疫球蛋白。抗菌治疗可采用四环素、红霉素。

4. 产气荚膜梭菌能产生十几种毒素和酶。如:①α毒素为卵磷脂酶,破坏细胞的细胞膜,引起溶血、组织坏死、血管内皮损伤;②θ毒素是一种溶血素,并对心肌有毒性;③肠毒素,可引起食物中毒;④κ毒素为胶原酶,分解肌肉胶原组织;⑤μ毒素是透明质酸酶,分解结缔组织的透明质酸,利于细菌扩散;⑥γ毒素是DNA酶,利于细菌扩散。这些酶与毒素协同作用,使组织溶血、坏死、水肿、气肿,病变蔓延并出现全身中毒症状。

所致疾病主要有:

(1) 气性坏疽:多见于战伤。患者表现为局部组织严重水肿、气肿,触摸时有捻发感,并产生恶臭,局部有剧烈胀痛感,病变发展迅速,大块组织坏死。细菌产生的毒素及坏死组织的毒性产物被吸收入血,引起毒血症、休克。如不及时治疗,将导致死亡。

(2) 食物中毒:A型的某些菌株产生肠毒素,如果食入大量被该菌污染的食物(主要是肉类)后,可发生食物中毒。患者主要表现为腹痛、腹泻,通常1～2 d自愈。

(孙　艳)

第十二章　分枝杆菌属

【教学要点】

掌握　结核分枝杆菌的生物学性状，免疫特点、结核菌素试验。
熟悉　结核分枝杆菌的致病和免疫机制、病原生物学检查法、防治。
了解　非结核分枝杆菌，麻风分枝杆菌的生物学特性及致病性。

【重点难点剖析】

一、概念

分枝杆菌属(mycobacterium)是一类细长或稍弯的杆菌，因有分枝生长的趋势而得名。

二、结核分枝杆菌

(1) 生物学特性　结核分枝杆菌(mycobacterium tuberculosis)简称结核杆菌，菌体细长略有弯曲，有时呈分枝状。为抗酸杆菌。结核杆菌常用罗氏固体培养基培养。

(2) 致病性　结核杆菌无内毒素、亦不产生外毒素和侵袭性酶类，其致病主要与其菌体成分有关。其中索状因子具有破坏线粒体膜、影响细胞呼吸、抑制白细胞游走、引起慢性肉芽肿等作用；磷脂能刺激单核细胞增生，并能使病灶形成结核结节及干酪样坏死；蜡质 D 能引起迟发型超敏反应并具有佐剂作用；硫酸脑苷脂能抑制吞噬溶酶体的形成；菌体蛋白能与蜡质 D 结合刺激机体产生迟发型超敏反应，导致组织坏死和全身中毒症状，并参与结核结节的形成。结核杆菌可通过呼吸道、消化道及破损皮肤感染机体，可侵犯损伤机体多种组织、器官，引起结核病，其中以肺结核最多见。

(3) 结核菌素试验　结核菌素制剂有两种：①旧结核菌素(OT)，为含有结核杆菌的甘油肉汤培养物经加热后的过滤液，其中含结核杆菌蛋白；②纯蛋白衍生物(PPD)，是 OT 经三氯醋酸沉淀后的纯化物。试验方法是取 PPD-C 和 BCG-PPD 各 0.1 ml(5 U)分别注入两前臂皮内，48～72 h 后，注射局部红肿硬结直径大于 0.5 cm 者为阳性，表明受试者对结核有免疫力(受试者感染过结核杆菌或接种卡介苗成功)；红肿硬结直径大于 1.5 cm 者为强阳性，表明受试者可能有活动性结核病；红肿硬结直径小于 0.5 cm 者为阴性，表明受试者未感染过结核杆菌或未接种过卡介苗，对结核无免疫力。但应注意在某些情况下可能出现阴性反应。例如，艾滋病患者或免疫抑制剂使用者等亦可出现阴性反应。

(4) 微生物学检查　根据感染部位不同采集不同的标本，如痰、尿、脑脊液、腹水等。将标本直接涂片或集菌后涂片抗酸染色后镜检，如有抗酸菌即可做出初步诊断。此外，视情况作分离培养，根据菌落、形态染色特点及动物试验等做出最后鉴定。用 PCR 检测结核分枝杆菌 DNA 可用于结核病的早期和快速诊断。

(5) 特异性预防　接种卡介苗。接种对象主要是新生儿和结核菌素试验阴性者。

三、麻风分枝杆菌

麻风分枝杆菌(mycobacterium leprae)的形态、染色性与结核杆菌相似。麻风分枝杆菌所致疾病为麻风病,传染源为患者,主要通过呼吸道、破损皮肤、黏膜和密切接触等方式传播。多数麻风患者可据其临床表现、免疫状态及病理变化分为瘤型和结核样型。治疗麻风的药物主要有砜类、利福平、丙硫异烟胺等。

【同步综合练习】

一、选择题

A型题

1. 患者,男性,1个月前感到疲劳、食欲减少、发热咳嗽、咳痰带血丝,取咳痰行抗酸染色,镜下见到红色细长弯曲、分枝的杆菌,试问该细菌是何种细菌
   A. 白喉杆菌　B. 克雷伯肺炎杆菌　C. 炭疽杆菌
   D. 结核杆菌　E. 流感杆菌
2. 人体对结核分枝杆菌的免疫特点是
   A. 以体液和细胞免疫并重　B. 以体液免疫为主　C. 为有菌免疫
   D. 不能通过人工主动免疫获得　E. 可引起Ⅰ型超敏反应
3. 某女青年因咳嗽发热就诊。拍胸片发现右肺有片状阴影,结核菌素试验红肿直径大于2 cm,试问该患者可能是
   A. 机体对结核无免疫能力　B. 结核病恢复期　C. 结核病活动期
   D. 注射过卡介苗　E. 结核病早期
4. 目前麻风病微生物学诊断的主要方法是
   A. 抗酸染色直接镜检　B. 分离培养　C. 麻风菌素试验
   D. 动物试验　E. 血清学试验
5. 患者,男性,20岁,咳嗽数周。1个月前开始感到疲劳,食欲减少,发热2周后咳痰中带血丝,体重减轻。体温38℃,非急性面容,右上肺有音,WBC 11×10^9/L,多形核63%,临床怀疑患肺结核,下列处置中,哪项是错误的
   A. 做结核菌素试验　B. 痰浓缩集菌涂片进行抗酸染色
   C. 胸部X线拍片　D. 痰结核杆菌培养
   E. 痰培养物接种豚鼠进行动物实验
6. 与结核分枝杆菌抗酸性有关的成分是
   A. 分枝菌酸　B. 蜡质D　C. 硫酸脑苷脂　D. 索状因子　E. 磷脂
7. 与结核分枝杆菌毒力密切相关的成分是
   A. 分枝菌酸　B. 索状因子　C. 蜡质D　D. 硫酸脑苷脂　E. PPD
8. 繁殖速度最慢的细菌是
   A. 大肠埃希菌　B. 结核分枝杆菌　C. 肺炎链球菌
   D. 白喉棒状杆菌　E. 脑膜炎奈瑟菌
9. 有关结核分枝杆菌叙述错误的是
   A. 抗酸染色阳性　B. 专性需氧,生长缓慢　C. 易形成耐药菌株
   D. 胞内寄生菌　E. 含大量蛋白质,故对外抵抗力弱
10. 结核分枝杆菌常用的培养基是
    A. 血培养基　B. 罗氏(Lowenstein)培养基
    C. 沙保(sabouraud)培养基　D. 巧克力色培养基
    E. 亚碲酸钾培养基

11. 患者，18岁，女学生，主诉：咳嗽、痰中有血丝，疲乏无力，盗汗，对该患者的痰标本应选用的染色法是
A. 革兰染色法　B. 墨汁染色法　C. 鞭毛染色法
D. 抗酸染色法　E. 镀银染色法
12. 致病性与内、外毒素无关的细菌是
A. 金黄色葡萄球菌　B. 炭疽芽胞杆菌　C. 结核分枝杆菌
D. 志贺菌　E. 破伤风梭菌
13. 卡介苗接种对象主要是
A. 结核菌素试验阳性者　B. HIV感染者
C. 新生儿和结核菌素试验阴性的儿童
D. 肿瘤患者　E. 免疫功能低下者
14. 卡介苗的制备是利用细菌的
A. 毒力变异　B. 结构变异　C. 形态变异　D. 菌落变异　E. 耐药性变异
15. 结核菌素试验阴性表明
A. 机体已感染过结核分枝杆菌
B. 机体接种卡介苗成功
C. 机体对结核分枝杆菌有一定免疫力
D. 机体对结核分枝杆菌有迟发超敏反应
E. 表明机体对结核分枝杆菌无免疫力
16. 结核引起机体的免疫是
A. 局部免疫　B. 传染免疫　C. 体液免疫　D. 抗毒素免疫　E. 抗菌免疫
17. 关于麻风杆菌的致病性和免疫性不正确的叙述是
A. 主要经破损皮肤或黏膜进入机体
B. 抗麻风免疫主要是细胞免疫
C. 抗酸阳性、细长略带弯曲的细菌
D. 可在体外用人工培养基培养
E. 根据临床表现多分为瘤型和结核样型
18. 一名未接种过卡介苗的健康中年人，做结核菌素试验是阳性，下列哪项解释不正确
A. 需要接种卡介苗　B. 不需要接种卡介苗　C. 对结核病有免疫力
D. 细胞免疫功能正常　E. 感染过结核杆菌
19. 结核分枝杆菌所致疾病最常见的是
A. 结核性关节炎　B. 肺结核　C. 肠结核　D. 结核性胸膜炎　E. 结核性脑膜炎

B型题

A. 磷脂　B. 分枝菌酸　C. 索状因子　D. 蜡质D　E. 硫酸脑苷脂
1. 与结核分枝杆菌抗酸染色性有关的是
2. 能引起皮肤迟发型超敏反应的物质是
3. 与结核分枝杆菌毒力密切相关的是
4. 可抑制吞噬细胞中的吞噬体与溶酶体融合的是

A. 结核分枝杆菌　B. 淋病奈瑟菌　C. 霍乱弧菌
D. 麻风分枝杆菌　E. 白喉棒状杆菌
5. 不能在人工培养基中生长的细菌是
6. 可引起甲类烈性传染疾病的细菌是

7. 引起性传播疾病的细菌是
8. 用BCG预防的细菌是

A. 罗氏(Lowenstein)培养基　　B. 鲍-金(Border-Gengon)培养基
C. 蛋黄培养基　　D. 疱肉培养基
E. 巧克力色血琼脂平板

9. 培养结核分枝杆菌应选
10. 培养淋病奈瑟菌应选
11. 培养破伤风梭菌应选
12. 培养产气荚膜梭菌应选

A. 结核菌素试验　　B. widal test　　C. 神奈川试验
D. Schick test　　E. 平板毒力试验

13. 检测副溶血性弧菌是否有致病性
14. 诊断肠热症的方法是
15. 测定机体对结核分枝杆菌有无免疫力的方法是

二、名词解释

1. 结核菌素试验(tuberculin test)
2. 卡介苗(BCG)

三、问答题

1. 简述结核分枝杆菌的致病物质。
2. 试述结核菌素试验原理、方法、结果判断及意义。

【参考答案及解析】

一、选择题

A型题

1. D　2. C　3. C　4. A　5. E　6. A　7. B　8. B　9. E　10. B　11. D　12. C　13. C　14. A　15. E　16. B　17. D　18. A　19. B

B型题

1. B　2. D　3. C　4. E　5. D　6. C　7. B　8. A　9. A　10. E　11. D　12. C　13. C　14. B　15. A

二、名词解释

1. 结核菌素试验：是用结核菌素来测定对结核分枝杆菌能否引起皮肤迟发型超敏反应的一种皮肤试验。

2. 卡介苗：是将牛型结核分枝杆菌接种在含胆汁、甘油和马铃薯的培养基中，经过230次传代，历时13年所获得的抗原性仍保留的减毒活疫苗。预防接种后可使人获得对结核分枝杆菌的免疫力，目前用于结核病的预防。

三、问答题

1. 不含内毒素，也不产生外毒素和侵袭性酶类。主要致病物质为其菌体成分。包括脂质、蛋白质和分枝杆菌生长素，其中脂质与毒力有关。脂质主要成分有索状因子具有破坏线粒体膜、影响细胞呼吸、抑制白细胞游走、引起慢性肉芽肿等作用；磷脂能刺激单核细胞增生，并能使病灶形成结核结节及干酪样坏死；蜡质D能引起迟发型超敏反应并具有佐剂作用；硫酸脑苷脂能抑制吞噬溶酶体的形成；菌体蛋白能与蜡质D结合刺激机体产生迟发型超敏反应，导致组织坏死和全身中毒症状，并参与结核结节的形成。分枝杆菌生长素是一种脂溶性的铁螯合物，对铁有亲和力可将环境中的铁转运到菌体内。铁是结核分枝杆菌生长必需的微量元素，因其能与宿主机体竞争铁，故是一种毒力因子。

2. 原理：用结核菌素测定机体对结核分枝杆菌能否引起迟发超敏反应的一种皮肤试验。结核菌素试剂有两种，旧结核菌素(OT)和纯蛋白衍生物(PPD)。其中PPD包括人结核分枝杆菌来源的PPD-C和卡介苗来源的BCG-PPD。目前用PPD做试验，取两种PPD 5个单位分别注射两前臂皮内，48～72 h后观察。注射局部红肿硬结直径大于0.5 cm者为阳性，表明受试者对结核有免疫力(受试者感染过结核杆菌或接种卡介苗成功)；红肿硬结直径大于1.5 cm者为强阳性，表明受试者可能有活动性结核病；红肿硬结直径小于0.5 cm者为阴性，表明受试者未感染过结核杆菌或未接种过卡介苗，对结核无免疫力。但应注意在某些情况下可能出现阴性反应，如艾滋病患者或免疫抑制剂使用者等亦可出现阴性反应。

(孙　艳)

第十三章　放线菌属与诺卡菌属及支原体

【教学要点】

掌握　支原体的定义，肺炎支原体、解脲脲原体、放线菌、诺卡菌与人类疾病的关系。

熟悉　支原体的形态结构、培养特性、致病性、与细菌L型的区别，硫黄样颗粒。

了解　支原体的种类、生化反应、抗原结构、抵抗力、免疫性及检查方法，放线菌与诺卡菌的检查方法。

【重点难点剖析】

一、放线菌属

放线菌属(actinomyces)正常寄居在人和动物口腔、上呼吸道、胃肠道和泌尿生殖道。其中对人致病性较强的主要为衣氏放线菌。牛放线菌主要引起牛(或猪)的放线菌病。放线菌主要引起内源性感染，一般不在人间及人与动物间传播。

放线菌为革兰阳性、非抗酸性丝状菌。在患者病灶组织和瘘管流出的脓样物质中，可找到肉眼可见的黄色硫黄状小颗粒，称为硫黄样颗粒(sulfur granule)。它是放线菌在组织中形成的菌落。将硫黄样颗粒制成压片或组织切片，在显微镜下可见颗粒呈菊花状，核心部分由分枝的菌丝交织组成；周围部分长丝排列成放线状，菌丝末端有胶质样物质组成鞘包围，且膨大成棒状体。部分呈革兰阴性。病理标本经苏木精伊红染色，中央部为紫色，末端膨大部红色。

放线菌大多存在于正常人口腔等与外界相通的腔道，属正常菌群。在机体抵抗力减弱、口腔卫生不良、拔牙或外伤时引起内源性感染，导致软组织的化脓性炎症。若无继发感染大多呈慢性无痛性过程，并常伴有多发性瘘管形成，排出硫黄样颗粒是为其特征，称为放线菌病。

根据放线菌的感染途径和涉及的器官临床分为面颈部、胸部、腹部、盆腔和中枢神经系统等感染。最常见的为面颈部感染，约占患者的60%。放线菌还对食物中糖类的分解产酸腐蚀釉质，形成龋齿，并能进一步引起齿龈炎和牙周炎。放线菌病患者血清中可找到多种抗体，但抗体无诊断价值。机体对放线菌的免疫主要靠细胞免疫。

最主要的检查方法是从脓或痰中寻找硫黄样颗粒。将可疑颗粒制成压片，在显微镜下检查是否有放线状排列菌丝。必要时作厌氧培养于不含抗生素的沙保培养基及血平板上，亦可取活组织切片染色检查。

注意口腔卫生、牙病早日修补是预防的主要方法。患者的脓肿和瘘管应进行外科清创处理，同时应用大剂量青霉素较长时间治疗。甲氧苄啶-磺胺甲基异恶唑(TMP-SMZ)有高效，亦可用克林霉素、红霉素或林可霉素等治疗。

二、诺卡菌属

诺卡菌属(nocardia)细胞壁含分枝菌酸，广泛分布于土壤，不属于人体正常菌群，故不呈内源性感染。对人致病的主要有星形诺卡菌、豚鼠诺卡菌和巴西诺卡菌3种，在我国最常见的为星形诺卡菌。

诺卡菌属形态与放线菌属相似，但菌丝末端不膨大。可因吸入肺部或侵入创口引起化脓感染，主要引起化脓性炎症与坏死，症状与结核相似。在皮肤创伤，特别在刺伤后可引起感染，感染也是以化脓和坏死为特征，可形成结节、脓肿、慢性瘘管。从瘘管中可流出许多小颗粒，即诺卡菌的菌落。好发于脚和腿部，称为足菌肿。

诺卡菌可根据脓、痰涂片和压片检查，局部治疗主要为手术清创，切除坏死组织。可应用磺胺药治疗，有时还可加用环丝氨酸，一般治疗时间不少于6周。

三、支原体

支原体(mycoplasma)是一类缺乏细胞壁，呈多形性，可通过细菌滤器，能在无生命培养基中生长繁殖的最小原核细胞型微生物。支原体的大小为0.1～0.3 μm，菌落小(直径0.1～1.0 mm)，在固体培养基表面呈特有的"油煎蛋"状。繁殖方式多样，主要为二分裂繁殖，还有断裂、分枝、出芽等方式。革兰氏染色不易着色，故常用Giemsa染色法将其染成淡紫色。细胞膜中胆固醇含量较多，约占36%，对保持细胞膜的完整性具有一定作用。凡能作用于胆固醇的物质(如二性霉素B皂素等)均可引起支原体膜的破坏而使支原体死亡。

支原体在广泛分布于自然界，有80余种。支原体科又分为支原体属与脲原体属，支原体属与人类有关的支原体有肺炎支原体、人型支原体和生殖器支原体等。脲原体属有7种，对人致病的仅解脲脲原体一种。

肺炎支原体是人类支原体肺炎的病原体。支原体肺炎的病理改变以间质性肺炎为主，有时并发支气管肺炎，称为原发性非典型性肺炎。主要经飞沫传染，潜伏期2～3周，发病率以青少年最高。

解脲脲原体可侵犯尿道、宫颈及前庭大腺，引起尿道炎、宫颈炎与前庭大腺炎；上行感染时，可引起子宫内膜炎、盆腔炎、输卵管炎，尤其输卵管炎多见。解脲脲原体感染造成的女性生殖器官病理性改变，是不孕不育的重要原因。

支原体实验室检测方法有：形态学检查、支原体培养、抗原检测、血清学方法和分子生物学方法。支原体无有效疫苗，对大环内酯类抗生素敏感，红霉素是治疗的首选药物。

【同步综合练习】

一、选择题

A型题

1. 能在无生命培养基中生长繁殖的最小的微生物是
   A. 细菌　B. 立克次体　C. 支原体　D. 衣原体　E. 螺旋体
2. 培养支原体最必需的成分是
   A. 磷脂　B. 维生素B　C. 葡萄糖　D. 胆固醇　E. 蛋白质
3. 肺炎支原体与致病有关的主要结构是
   A. 荚膜　B. 胞膜　C. 顶端结构　D. 微丝　E. 脂质
4. 有些支原体能运动，其与运动有关的结构是
   A. 鞭毛　B. 荚膜　C. 顶端结构　D. 微丝　E. 内鞭毛
5. 可利用分解尿素的支原体
   A. 解脲脲原体　B. 人型支原体　C. 肺炎支原体　D. 生殖器支原体　E. 口腔支原体
6. 能利用分解精氨酸的支原体是
   A. 溶脲脲原体　B. 人型支原体　C. 肺炎支原体　D. 生殖器支原体　E. 发酵型支原体

7. 支原体对以下哪种抗生素有抵抗力
A. 多西环素 B. 青霉素 C. 红霉素 D. 链霉素 E. 氯霉素
8. 能通过胎盘感染胎儿的支原体是
A. 解脲脲原体 B. 原体 C. 始体 D. 肺炎支原体 E. 发酵支原体
9. 鉴定支原体最特异敏感的试验是
A. 生长抑制试验(GIT) B. ELISA试验 C. 补体结合试验
D. 免疫荧光试验 E. 血凝试验
10. 原称为"T株"的微生物是
A. 肺炎支原体 B. 解脲脲原体 C. 短小棒状杆菌 D. 鼠疫杆菌 E. 细菌L型
11. 以下哪种微生物是污染细胞培养的重要因素
A. 支原体 B. 衣原体 C. 立克次体 D. 螺旋体 E. 放线菌
12. 下列哪种微生物能通过滤菌器
A. 肺炎杆菌 B. 大肠埃希菌 C. 肺炎链球菌 D. 肺炎支原体 E. 白色念珠菌
13. 下列哪种微生物属于性传播的病原体
A. 解脲脲原体 B. 肺炎支原体 C. 结核杆菌 D. 伤寒杆菌 E. 脑膜炎球菌
14. 在原核细胞型微生物中除哪种外均具有细胞壁
A. 细菌 B. 放线菌 C. 支原体 D. 衣原体 E. 立克次体
15. 治疗原发性非典型性肺炎使用哪种抗生素是错误的
A. 红霉素 B. 氯霉素 C. 多西环素 D. 链霉素 E. 青霉素
16. 下列对支原体的性状描述哪一个不正确
A. 能在无生命的培养基上生长 B. 形态上呈现多形性
C. 具有坚韧的细胞壁 D. 耐青霉素 E. 胞膜由3层结构组成
17. 下列哪种微生物无细胞壁
A. 肺炎支原体 B. 结核杆菌 C. 白喉杆菌 D. 肺炎链球菌 E. 螺旋体
18. 诺卡菌常引起何种感染
A. 内源性感染 B. 外源性感染 C. 垂直传播 D. 虫媒传播 E. 血行感染
19. 衣氏放线菌引起的感染
A. 内源性感染 B. 外源性感染 C. 呼吸道吸入 D. 外伤侵入 E. 粪-口途径
20. 放线菌在病灶脓液中形成的菌落是
A. L型菌 B. 硫黄样颗粒 C. M型菌落 D. R型菌落 E. S型菌落
21. 放线菌生长时,对气体的要求是
A. 专性厌氧 B. 专性需氧 C. 微需氧或厌氧 D. 需30% CO_2 E. 兼性厌氧

B型题

A. 解脲脲原体 B. 人型支原体 C. 肺炎支原体 D. 生殖器支原体 E. 原体
1. 可利用分解尿素的支原体
2. 能利用分解精氨酸的支原体是
3. 能引起呼吸道感染的支原体是

二、名词解释

1. 支原体
2. 解脲脲原体
3. 冷凝集试验
4. 硫黄样颗粒

三、问答题

1. 简述支原体与L型细菌的主要区别。
2. 简述肺炎支原体与解脲脲原体的致病性。

【参考答案及解析】

一、选择题

A型题

1. C　2. D　3. C　4. C　5. A　6. B　7. B　8. A　9. A　10. B　11. A　12. D　13. A　14. C　15. E　16. C　17. A　18. B　19. A　20. B　21. C

B型题

1. A　2. B　3. C

二、名词解释

1. 支原体是一类没有细胞壁,能在无生命培养基上生长繁殖的最小的原核细胞型微生物。

2. 解脲脲原体又称T株支原体,可产生尿素酶,分解尿素。通常寄居在人的泌尿生殖道,可引起非淋球菌性尿道炎,还可通过胎盘感染胎儿。

3. 支原体感染后,机体产生一类IgM型自身抗体。将患者血清与人O型红细胞混合,4℃过夜,观察红细胞凝集,放37℃后其凝集现象消失,故称冷凝集试验。用于辅助诊断支原体肺炎。

4. 在放线菌病患者病灶组织和瘘管流出的脓样物质中,可找到肉眼可见的黄色硫黄状小颗粒,称为硫黄样颗粒,它是放线菌在组织中形成的菌落。

三、问答题

1. 支原体与L型的主要区别见表3。

表3　支原体与L型的主要区别

项目＼种类	支原体	细菌L型
遗传	在遗传上与细菌无关	与原菌相关,常可以回复
成分	细胞膜含高浓度固醇	细胞膜不含固醇
稳定性	在一般培养基中稳定	大多需高渗培养
菌落	生长慢,菌落直径小	菌落稍大
混浊度	液体培养混浊度极低	液体培养有一定混浊度

2. 肺炎支原体主要经呼吸道传播,能引起原发性非典型性肺炎与上呼吸道感染。肺炎支原体的致病作用是通过其特殊的顶端结构吸附在宿主细胞的表面,并有微管插入细胞内,进而释放核酸酶、过氧化氢等物质,导致红细胞溶解、上皮细胞肿胀与坏死。解脲脲原体常寄居在人的泌尿生殖道,可引起非淋球菌性尿道炎。还可通过胎盘感染胎儿,出现早产或死胎。新生儿经产道分娩时感染,可出现呼吸或中枢神经系统的症状。

(刘伯阳)

第十四章　立 克 次 体

【教学要点】

掌握　立克次体的定义普氏立克次体，莫氏立克次体的致病性。
熟悉　立克次体的共同特点，外斐反应。
了解　立克次体的生物学地位、种类，微生物学检查，防治原则。

【重点难点剖析】

一、立克次体概述

立克次体(Rickettsia)是以节肢动物为传播媒介、严格细胞内寄生的原核细胞型微生物，可引起斑疹伤寒、恙虫病、Q热等疾病。立克次氏体多数引起自然疫源性疾病，以节肢动物作为传播媒介或储存宿主，大小介于细菌和病毒之间，有与革兰阴性菌相似的细胞壁，但形态多样，多数专性细胞内寄生，以二分裂方式繁殖。对氯霉素、四环素类等多数抗生素敏感，但磺胺类药物可刺激其生长繁殖。

二、主要病原性立克次体

普氏立克次氏是流行性斑疹伤寒和斑疹伤寒的病原体，借人虱在人群中传染；莫氏立克次氏体是地方性斑疹伤寒(也称鼠型斑疹伤寒)的病原体，由鼠虱传播；恙虫病立克次氏体，是恙虫病(丛林斑疹伤寒)的病原体，由恙螨叮咬侵入人体，随血液扩散至血管内皮细胞中生长、发病。

【同步综合练习】

一、选择题

A型题

1. 以下哪种为严格胞内寄生病原体
   A. 普氏立克次体　B. 结核杆菌　C. 肺炎支原体　D. 念珠菌　E. 大肠埃希菌
2. 下列哪种病原体是以人名命名的
   A. 钩端螺旋体　B. 立克次体　C. 支原体　D. 解脲脲原体　E. 病毒体
3. 立克次体与革兰阴性菌相似其中最重要的是
   A. 都具有细胞壁和细胞膜　B. 细胞壁中有肽聚糖和脂多糖
   C. 可在人工培养基上生长　D. 均为二分裂方式繁殖
   E. 均具有DNA和RNA
4. 不同立克次体在细胞内的位置不同，在胞质内分散存在的是
   A. Q热柯克斯体　B. 恙虫病立克次体　C. 普氏立克次体

D. 斑点热立克次体　　E. 五日巴通体

5. 立克次体与病毒的共同特点是
A. 专性细胞内寄生　　B. 以二分裂方式繁殖　　C. 无细胞壁
D. 对抗生素不敏感　　E. 必须以节肢动物为媒介进行传播

6. 以人虱为传播媒介的立克次体是
A. 小蛛立克次体　　B. 斑疹伤寒立克次体　　C. 恙虫病立克次体
D. 普氏立克次体　　E. 康氏立克次体

7. 以鼠类为储存宿主的立克次体是
A. 钩端螺旋体　　B. 斑疹伤寒立克次体　　C. 五日巴通体
D. 康氏立克次体　　E. 普氏立克次体

8. 下列哪种病原体最宜选用革兰染色法
A. 钩端螺旋体　B. 肺炎球菌　C. 肺炎支原体　D. 沙眼衣原体　E. 立克次体

9. 下列哪种病原体其致病因素是以内毒素为主
A. 破伤风梭菌　　B. 白喉杆菌　　C. 链球菌
D. 脊髓灰质炎病毒　　E. 斑疹伤寒立克次体

10. 立克次体与细菌的主要区别是
A. 有细胞壁和核糖体　　B. 含有DNA和RNA两种核酸
C. 以二分裂方式繁殖　　D. 严格的细胞内寄生
E. 对抗生素敏感

11. 地方性斑疹伤寒的传播媒介是
A. 蜱　B. 蚊　C. 鼠蚤　D. 恙螨　E. 鼠虱

12. 普氏立克次体主要的传播途径是
A. 呼吸道　B. 消化道　C. 虱叮咬后入血　D. 蚤叮咬后入血　E. 性接触

13. 由立克次体引起的疾病是
A. 梅毒　　B. 沙眼　　C. 莱姆病
D. 性病淋巴肉芽肿　　E. 恙虫病

14. 与立克次体有共同抗原成分的细菌是
A. 痢疾志贺菌　　B. 大肠埃希菌　　C. 假铜绿单胞菌(绿脓杆菌)
D. 变形杆菌　　E. 产气杆菌

15. 关于普氏立克次体下列叙述错误的是
A. 是流行性斑疹伤寒的病原体　　B. 患者是唯一的传染源
C. 以蜱为主要的传播媒介　　D. 引起虱传斑疹伤寒
E. 以体虱为主要传播媒介

16. 关于立克次体的叙述不正确的是
A. 与细菌一样均为二分裂繁殖　　B. 与革兰阴性菌相似
C. 其致病物质主要是内毒素　　D. 对广谱抗生素和磺胺类药敏感
E. 立克次体病多为自然疫源性疾病

17. 立克次体的特性不包括
A. 属原核细胞型微生物　　B. 光学显微镜下不可见　　C. 具有核蛋白体
D. 二分裂繁殖　　E. 专性活细胞内寄生

18. 下列哪项不符合外斐反应特点
A. 检测患者血清中有无立克次体的抗体
B. 为非特异性反应

C. 抗原为变形杆菌的某些OX菌株
D. 仅为临床辅助诊断
E. 协助诊断伤寒和斑疹伤寒

19. 协助诊断立克次体病的交叉凝集试验是
A. 反向间接血凝试验　B. 正向间接血凝试验　C. 肥达试验
D. 外斐反应　E. 冷凝集试验

20. 猫抓病的病原体是
A. 埃立克体　B. 汉赛巴通体　C. 五日热巴通体　D. 恙虫病东方体　E. 贝纳柯克斯体

21. 治疗立克次体病应选用
A. 广谱抗生素　B. 青霉素　C. 磺胺类药　D. 干扰素　E. 制霉菌素

22. Q热的传播媒介是
A. 人虱　B. 鼠蚤　C. 螨　D. 蜱　E. 蚊

23. 地方性斑疹伤寒的储存宿主是
A. 患者　B. 鼠类　C. 狗　D. 牛　E. 羊

B型题

A. 体虱　B. 鼠蚤　C. 恙螨　D. 蜱　E. 革螨

1. 地方性斑疹伤寒的传播媒介
2. 流行性斑疹伤寒的传播媒介
3. Q热的传播媒介
4. 恙虫病的传播媒介

二、名词解释

1. Q热
2. 立克次体

三、问答题

简述外斐反应的概念、原理和意义。

【参考答案及解析】

一、选择题

A型题

1. A　2. B　3. A　4. C　5. A　6. D　7. B　8. B　9. E　10. D　11. C　12. C　13. E　14. D　15. C　16. D　17. B　18. E　19. D　20. C　21. A　22. D　23. B

B型题

1. B　2. A　3. D　4. C

二、名词解释

1. Q热是由贝纳柯可斯体引起的一种疾病，最早于1937年在澳大利亚的昆士兰被发现，因当时原因不明，故称该病为Q热。

2. 立克次体是以节肢动物为传播媒介、严格细胞内寄生的原核细胞型微生物，可引起斑疹伤寒、恙虫病、Q热等疾病。

三、问答题

外斐反应是用变形杆菌 OX_{19}、OX_2、OX_k株抗原代替立克次体抗原，与患者血清做凝集反应，检查抗体水平和变化，辅助诊断斑疹伤寒等疾病的一项试验。

外斐反应是一项非特异性凝集反应。因某些立克次体与变形杆菌某些 OX 菌株有共同抗原成分，故用变形杆菌 OX_{19}、OX_2、OX_k 株抗原代替立克次体抗原，检查患者血清中立克次体抗体的水平和变化。如抗体效价≥160 或双份血清效价增长 4 倍，为阳性反应。流行性和地方性斑疹伤寒、恙虫病患者可出现阳性反应。由于该试验为非特异性，故必须结合流行病学和临床症状才能做出正确诊断。

（刘伯阳）

第十五章　衣　原　体

【教学要点】

掌握　衣原体的定义，发育周期与形态染色，沙眼衣原体沙眼亚种致病性。
熟悉　衣原体的共同特性，衣原体的致病性与免疫性。
了解　沙眼衣原体沙眼亚种生物学特性及病原生物学检查法，肺炎衣原体致病性。

【重点难点剖析】

一、衣原体概述

衣原体(chlamydia)是一类严格真核细胞内寄生，具有独特发育周期，并能通过细菌滤器的原核细胞型微生物。衣原体有类似于G^-菌的细胞壁，呈圆形或椭圆形，二分裂繁殖，有 DNA 和 RNA 两种核酸，对多种抗生素敏感。

衣原体在体内有原体和始体两种存在形式，原体呈球形，椭圆形或梨形，直径 0.2～0.4 μm，是发育成熟的衣原体，具有强感染性，在细胞外较稳定，无繁殖能力，Giemsa 染色呈紫色，Macchiavello 染色呈红色。网状体，亦称始体，呈圆形或椭圆形，直径 0.5～1.0 μm，无胞壁，代谢活跃，二分裂繁殖，是衣原体的繁殖型，不具感染性，Macchivello 染色呈蓝色，每个发育周期 48～72 h。

衣原体对热、消毒剂敏感，耐低温，对四环素、氯霉素、多西环素和红霉素等抗生素敏感。感染后免疫力不强，易造成持续感染和反复感染。

二、主要病原性衣原体

沙眼衣原体有 19 个血清型，可引起沙眼、包涵体结膜炎、泌尿生殖道感染、性病淋巴肉芽肿等疾病，其中沙眼居致盲病因的首位。肺炎衣原体可引起肺炎、支气管炎、咽炎和鼻窦炎等，起病缓慢，症状与肺炎支原体相似，表现为咽痛、咳嗽、咳痰、发热等，一般症状较轻。鹦鹉热衣原体引起鸟类的感染称为鸟疫或鸟瘟，人感染轻者为上呼吸道感染，重者为肺炎。

【同步综合练习】

一、选择题

A 型题

1. 以下哪种微生物具有特殊的发育周期
   A. 支原体　　B. 立克次体　　C. 螺旋体　　D. 衣原体　　E. 放线菌
2. 以下哪种颗粒是衣原体的感染体
   A. 网状体　　B. Dane 颗粒　　C. 内基小体　　D. 包涵体　　E. 原体

3. 以下哪种颗粒是衣原体的繁殖体
A. 包涵体　B. 内基小体　C. 网状体　D. 原体　E. Dane 颗粒
4. 首先成功分离培养出沙眼衣原体的学者是
A. 汤飞凡　B. 弗莱明　C. 郭霍　D. 巴斯德　E. 琴纳
5. 关于衣原体的特性，下列叙述哪项不正确
A. 与细菌一样具有细菌壁，二分裂方式繁殖　B. 有特殊的发育周期
C. 在无生命培养基上也能生长　D. 属原核细胞型微生物
E. 具有核糖体，可合成蛋白质
6. 与细菌相比，衣原体胞壁无下列哪种成分
A. 脂多糖　B. 脂蛋白　C. 外膜蛋白　D. 肽聚糖　E. 胞壁酸
7. 大多数衣原体的种特异抗原位于主要外膜蛋白上，唯有哪种例外
A. 沙眼衣原体　B. 鹦鹉热衣原体　C. 肺炎衣原体　D. 沙眼亚种　E. LGV 亚种
8. 下列除哪种为人畜共患的病原体外，其余仅使人致病
A. 霍乱弧菌　B. 鹦鹉热衣原体　C. 麻疹病毒　D. 肺炎衣原体　E. 普氏立克次体
9. 能引起沙眼的病原体是
A. 沙眼衣原体沙眼亚种　B. 沙眼衣原体 LGV 亚种　C. 沙眼衣原体鼠亚种
D. 肺炎衣原体　E. 鹦鹉热衣原体
10. 1988 年 SaiBBu 等发现肺炎衣原体感染与何种病相关
A. 糖尿病　B. 冠心病　C. 肺脓肿
D. 甲状腺功能亢进　E. 肝炎
11. 可通过眼-眼及眼-手-眼方式传播，又可通过性接触传播的病原体是
A. 沙眼衣原体鼠亚种　B. 沙眼衣原体性病淋巴肉芽肿亚种
C. 肺炎衣原体　D. 沙眼衣原体沙眼亚种
E. 鹦鹉热衣原体
12. 下列哪种病原体经性接触传播
A. 沙眼衣原体沙眼亚种　B. 肺炎衣原体　C. 鹦鹉热衣原体
D. 钩端螺旋体　E. 普氏立克次体
13. 以下哪项不能用于衣原体的培养
A. 鸡胚卵黄囊　B. 鸭胚卵黄囊　C. Hela 细胞
D. 血琼脂平板培养　E. McCoy 细胞
14. 关于沙眼衣原体沙眼亚种的致病性和免疫性，下列叙述哪项不正确
A. 主要寄生于人类，无动物储存宿主　B. 人与人间传播只有一种方式
C. 其传播方式是眼-眼及眼-手-眼　D. 是沙眼的病原体
E. 病后免疫力不强，可反复感染
15. 沙眼衣原体沙眼亚种经接触传播不会引起的疾病是
A. 沙眼　B. 包涵体结膜炎　C. 滤泡性结膜炎　D. 婴幼儿肺炎　E. 尿道炎
16. 下列哪项不属 TWAR 株的特性
A. 为人畜共患病的病原体　B. 平均直径约 0.38 μm，呈梨形、多形性
C. 与鹦鹉热衣原体的 DNA 同源性＜10%　D. 在 Hep-2 细胞系易生长
E. 在 McCoy 细胞上较难生长
17. 为检测肺炎衣原体，以下哪种做法不正确
A. 取急性期患者的痰标本　B. 标本用膜式滤菌器除去杂菌，不加抗生素
C. 将标本接种在 McCoy 细胞中培养　D. 痰液和咽拭子均可涂片

E. 用直接免疫荧光法检测衣原体

18. 治疗衣原体病不应选用以下哪种抗生素

A. 青霉素 B. 红霉素 C. 四环素 D. 磺胺 E. 螺旋霉素

19. 有关衣原体发育周期的描述不正确的是

A. 原体具有感染性 B. 始体在发育周期中无感染性

C. 始体较原体大,有致密的核质 D. 始体在空泡内以二分裂形式繁殖形成子代原体

E. 衣原体每个发育周期需要 20～40 h

20. 有关沙眼衣原体致病性的描述正确的是

A. 沙眼生物变种的14个血清型均可引起沙眼

B. 沙眼生物变种A、B、Ba、C四个血清型可引起包涵体结膜炎

C. 沙眼生物变种A、B、Ba、C四个血清型可引起泌尿生殖道感染

D. 性病淋巴肉芽肿生物变种(LGV)可引起性病淋巴肉芽肿

E. 沙眼生物变种D-K血清型可引起沙眼

21. 关于衣原体的描述正确的是

A. 原体是繁殖型 B. 原体以吞饮方式进入细胞

C. 细胞质包围原体形成空泡 D. 在空泡内始体增大而发育成原体

E. 始体具高度感染性

22. 衣原体与病毒的相同点是

A. 含有RNA和DNA B. 有核蛋白体 C. 严格细胞内寄生

D. 二分裂方式繁殖 E. 对抗生素敏感

23. 衣原体的感染体是

A. 原体 B. 巴兴体 C. 内基小体 D. Dane颗粒 E. 网状体

24. 性病淋巴肉芽肿的病原体是

A. 梅毒螺旋体 B. 莱姆螺旋体 C. 沙眼衣原体 D. 支原体 E. LGV亚种

25. 以下哪种病原体的胞壁缺乏肽聚糖

A. 链球菌 B. 肺炎球菌 C. 脑膜炎球菌 D. 肺炎衣原体 E. 伤寒杆菌

26. 关于衣原体的网状体特性,下列叙述哪项不正确

A. 圆形或椭圆形,直径5 μm B. 无胞壁 C. 无感染性

D. 有繁殖力 E. 代谢活泼

27. 下列除哪种外均能以自我复制的方式繁殖

A. 痢疾杆菌噬菌体 B. 麻疹病毒 C. 肺炎衣原体

D. 风疹病毒 E. 乙脑病毒

B型题

A. 沙眼生物型D-K型 B. 鹦鹉热衣原体 C. 肺炎衣原体

D. 鼠生物型 E. LGV亚种

1. 引起鸟疫的衣原体是
2. 引起包涵体结膜炎的衣原体是
3. 引起肺炎的衣原体是
4. 引起性病淋巴肉芽肿的衣原体是

二、名词解释

1. 衣原体
2. 原体

3. 网状体

三、问答题

沙眼衣原体可引起哪些疾病及致病特点？

【参考答案及解析】

一、选择题

A型题

1. D　2. E　3. C　4. A　5. C　6. D　7. C　8. B　9. A　10. B　11. D　12. A　13. D　14. B　15. D　16. A　17. A　18. A　19. C　20. D　21. B　22. C　23. A　24. E　25. D　26. A　27. C

B型题

1. B　2. A　3. C　4. E

二、名词解释

1. 衣原体是一类严格真核细胞内寄生，具有独特发育周期，并能通过细菌滤器的原核细胞型微生物。

2. 原体是发育成熟的衣原体，具有强感染性，细胞外较稳定，无繁殖能力。

3. 网状体亦称始体，圆形或椭圆形，无胞壁，代谢活跃，是衣原体的繁殖型，不具感染性。

三、问答题

沙眼衣原体可引起下列疾病：

(1) 沙眼：是慢性传染性角结膜炎。由沙眼亚种A、B、Ba和C血清型引起。主要通过眼-眼或眼-手-眼的途径进行直接或间接接触传播。沙眼衣原体感染眼结膜上皮细胞后，在其中增殖并在细胞质内形成包涵体，引起局部炎症。沙眼的早期症状是流泪、有黏液脓性分泌物、膜充血及滤泡增生。后期出现结膜瘢痕、眼睑内翻、倒睫以及角膜血管翳引起的角膜损害，影响视力或致盲，是目前世界上致盲的第一位病因。

(2) 包涵体结膜炎：由沙眼亚种B、Ba、D、Da、E、F、G、H、I、Ia、J及K血清型引起。包括婴儿及成人两类。前者系婴儿通过产道时感染，引起滤泡性结膜炎，其分泌物内含大量衣原体。病变类似沙眼，但不出现角膜血管臀，不形成结膜瘢痕，一般经数周或数月痊愈。

(3) 泌尿生殖道感染：经性接触传播引起的非淋菌性泌尿生殖道感染，其中有50%～60%系沙眼衣原体所致，涉及的血清型与包涵体结膜炎的相同。衣原体感染是男性尿道炎最常见的病因，未经治疗者多数转变成慢性，周期性加重，或可合并附睾炎、前列腺炎等。在女性可引起尿道炎、宫颈炎、输卵管炎、盆腔炎等。衣原体常与淋病奈瑟菌混合感染。淋病奈瑟菌对衣原体繁殖起着激活和促进作用。

(4) 性病淋巴肉芽肿亚种的致病性：由L_1、L_2、L_{2a}和L_3四个血清型引起，人是性病淋巴肉芽肿衣原体的自然宿主，无动物储存宿主。主要通过两性触在人类传播。主要侵犯淋巴组织，在男性侵犯腹股沟淋巴结，引起化脓性淋巴炎和慢性淋巴肉芽肿，常形成瘘管。在女性侵犯会阴、肛门和直肠，可形成肠皮肤瘘管；也可引起会阴-肛门-直肠狭窄和梗阻。LVG也能引起伴有耳前、颌下颈部淋巴结肿大的结膜炎。

（刘伯阳）

第十六章 螺 旋 体

【教学要点】

掌握 螺旋体分类，钩端螺旋体、梅毒螺旋体的致病性。
熟悉 螺旋体的感染特点，钩端螺旋体分型，疏螺旋体的致病性。
了解 螺旋体的病原生物学检查，防治原则。

【重点难点剖析】

一、螺旋体概述

螺旋体(spirochete)是一类细长、柔软、螺旋状、运动活泼的原核细胞型微生物。长度 6～20 μm，镀银染色法染成棕褐色，对人和动物致病的主要有钩端螺旋体属、密螺旋体属和疏螺旋体属。

二、主要病原性螺旋体

钩端螺旋体引起钩体病，由鼠和猪传播，起病急，高热、乏力、全身酸痛、结膜充血，腓肠肌压痛、表浅淋巴结肿大。密螺旋体属中致病性较强的主要为梅毒密螺旋体，先天梅毒表现为流产、早产或死胎；出生后婴儿常有锯齿形牙、间质性角膜炎、神经性耳聋等畸形。后天性梅毒分三期，Ⅰ期梅毒表现为外生殖器无痛性硬性下疳，含有大量梅毒螺旋体，传染性极强。Ⅱ期梅毒感染性强，破坏性小，全身皮肤黏膜出现梅毒疹。Ⅲ期梅毒感染性小，破坏性大，内脏器官或组织呈现慢性肉芽肿，可出现心血管及中枢神经系统病变。

【同步综合练习】

一、选择题

A 型题

1. 产生传染性免疫的螺旋体是
A. 伯氏疏螺旋体　B. 钩端螺旋体　C. 梅毒螺旋体
D. 回归热螺旋体　E. 奋森螺旋体
2. 梅毒在哪一病程中传染性最强
A. 潜伏期　B. 第Ⅰ期　C. 第Ⅱ期　D. 第Ⅲ期　E. 恢复期
3. 血库 4℃冰箱储存几天以上的血液无传染梅毒的危险
A. 1 d　B. 2 d　C. 3 d　D. 4 d　E. 5 d
4. 目前常用 Korthof 培养基培养的病原性螺旋体是
A. 伯氏疏螺旋体　B. 钩端螺旋体　C. 雅司螺旋体

D. 奋森螺旋体　　E. 梅毒螺旋体

5. 关于钩体的染色性，下列哪项是正确的

A. 革兰阳性　B. 抗酸阳性　C. 镀银棕褐色　D. 墨汁不着色　E. Giemsa 红色

6. 引起潜伏感染的病原体是

A. 钩端螺旋体　B. 伤寒杆菌　C. 回归热螺旋体　D. 梅毒螺旋体　E. 奋森螺旋体

7. 莱姆病的传播媒介主要是

A. 硬蜱　B. 革螨　C. 血蜱　D. 革蜱　E. 软蜱

8. 人畜共患的螺旋体病是

A. 钩端螺旋体病　B. 梅毒　C. 回归热　D. 雅司病　E. 奋森咽喉炎

9. 关于钩端螺旋体病的描述，错误的是

A. 人主要是通过接触钩端螺旋体污染的水或土壤而被感染

B. 钩端螺旋体致病与其产生的内毒素样物质有关

C. 钩端螺旋体可进入血液引起钩端螺旋体血症

D. 钩端螺旋体病可累及全身多个脏器

E. 钩端螺旋体病患者病后可获得以细胞免疫为主的特异性免疫力

10. 下列观察螺旋体最好的方法是

A. 革兰染色法　B. 抗酸染色法　C. Giemsa 染色法

D. 暗视野显微镜法　E. 悬滴法

11. 与梅毒螺旋体特征不符合的一项叙述是

A. 菌体有致密而规律的螺旋，两端尖直

B. 用普通染料不易着色

C. 菌体的鞭毛样结构与动力有关

D. 用人工培养基不能生长

E. 抵抗力弱，加热 50℃ 5 min 即死亡

12. 关于梅毒螺旋体致病性与免疫性的描述，错误的是

A. 人是梅毒的唯一传染源

B. 梅毒螺旋体是通过内毒素和外毒素致病

C. Ⅰ、Ⅱ期梅毒传染性强，而对机体的破坏性小

D. Ⅲ期梅毒传染性小，而对机体的破坏性大

E. 梅毒的免疫力为感染性免疫

13. 梅毒患者出现一期临床症状，检查梅毒螺旋体的最适标本是

A. 局部淋巴结抽出液　B. 梅毒疹渗出液　C. 下疳渗出液

D. 动脉瘤组织　E. 脊髓痨组织

14. 以下病原体抵抗力最弱的是

A. 钩端螺旋体　B. 梅毒螺旋体　C. 普氏立克次体

D. 恙虫病立克次体　E. 真菌

15. 关于梅毒，下列哪项是错误的

A. 病原体是螺旋体　B. 病后可获得终身免疫

C. 可通过性接触或通过垂直传播　D. 人是唯一传染源

E. 治疗不及时易成慢性

16. 关于钩端螺旋体，下列哪项是错误的

A. 鼠类和猪是主要传染源

B. 病后可获得对同型钩体较牢固的免疫力

C. 血中钩体消失后,肾内可存留较长时间

D. 钩体有较强的侵袭力,可通过正常或破损的皮肤黏膜侵入机体

E. 发病1周内可取尿作为实验室检测的标本

17. 钩端螺旋体用镀银染色呈

A. 红色　B. 蓝色　C. 棕褐色　D. 紫色　E. 黄色

18. 能够人工培养的病原性螺旋体是

A. 梅毒螺旋体　B. 奋森螺旋体　C. 雅司螺旋体　D. 回归热螺旋体　E. 钩端螺旋体

19. 关于钩端螺旋体的叙述,错误的是

A. 暗视野显微镜观察形似细小珍珠排列的细链,一端或两端呈钩状

B. 电镜观察见最外层由细胞壁构成

C. 用Fontana镀银染色成棕褐色

D. 制备疫苗时,可用无蛋白的培养基培养

E. 抵抗力强,在湿土或水中可存活数月

20. 螺旋体的繁殖方式为

A. 二分裂　B. 复制　C. 出芽　D. 萌管　E. 隔殖

21. 引起莱姆病的是以下哪种螺旋体

A. 钩端螺旋体　B. 梅毒螺旋体　C. 伯氏疏螺旋体

D. 回归热疏螺旋体　E. 赫姆斯疏螺旋体

22. 钩端螺旋体常用以下哪种培养基进行培养

A. 普通培养基　B. 沙保培养基　C. 血琼脂培养基　D. SS培养基　E. Korthof培养基

23. 钩端螺旋体的运动器官是

A. 鞭毛　B. 菌毛　C. 芽胞　D. 轴丝　E. 荚膜

24. 以下哪种病原体感染后可引起传染免疫

A. 葡萄球菌　B. 大肠埃希菌　C. 梅毒螺旋体　D. 肝炎病毒　E. 支原体

25. 下列哪项属于原核细胞型微生物

A. 肝炎病毒　B. 狂犬病病毒　C. 白色念珠菌　D. 螺旋体　E. 新型隐球菌

26. 下列哪种微生物不能用人工培养基进行培养

A. 葡萄球菌　B. 大肠埃希菌　C. 梅毒螺旋体　D. 破伤风梭菌　E. 支原体

B型题

A. 梅毒螺旋体　B. 奋森螺旋体　C. 雅司螺旋体　D. 回归热螺旋体　E. 钩端螺旋体

1. 引起口腔坏疽和牙龈炎的螺旋体是
2. 可以血液传播和垂直传播的螺旋体是
3. 鼠和猪为传染源的螺旋体是
4. 以虱和蜱作为传播媒介的螺旋体是

A. 潜伏期　B. 第Ⅰ期　C. 第Ⅱ期　D. 第Ⅲ期　E. 恢复期

5. 梅毒在哪一病程中破坏性最大
6. 梅毒在哪一病程中出现无痛性硬下疳
7. 梅毒在哪一病程中出现梅毒疹
8. 梅毒在哪一病程中出现树胶肿

二、名词解释

1. 螺旋体

2. 显微镜凝集试验
3. 非螺旋体抗原试验

三、问答题

1. 钩端螺旋体的传播途径及致病性。
2. 试述梅毒螺旋体的致病性。

【参考答案及解析】

一、选择题

A型题

1. C　2. B　3. C　4. B　5. C　6. D　7. A　8. A　9. E　10. D　11. C　12. B　13. C　14. B　15. B　16. E　17. C　18. E　19. B　20. A　21. C　22. E　23. D　24. C　25. D　26. C

B型题

1. B　2. A　3. E　4. D　5. D　6. B　7. C　8. D

二、名词解释

1. 螺旋体是一类细长、柔软、螺旋状、运动活泼的原核细胞型微生物。

2. 用活钩端螺旋体作为抗原，与不同稀释度患者血清在37℃作用2 h，然后用暗视野显微镜检查。如待检血清中有同种抗体存在，可见钩端螺旋体被凝集成团，辅助诊断钩体病。

3. 非螺旋体抗原试验是用牛心肌类脂作为抗原，测定患者血清中的反应素，辅助诊断梅毒的一种试验。

三、问答题

1. 钩端螺旋体病是人畜共患传染病。传染源与储存宿主主要是鼠类和家畜。动物感染后一般呈隐性或慢性感染，钩端螺旋体在其肾脏长期繁殖，并随尿不断排出，污染水源和土壤，钩端螺旋体可通过破损的皮肤或正常黏膜进入机体而感染。

钩端螺旋体侵入人体后，即在局部迅速繁殖，并进入血循环引起钩端螺旋体血症，继而扩散至肝、肾、脑及肌肉等组织器官，出现全身中毒症状，如高热、乏力、头痛、肌痛不良结膜充血、淋巴结肿大等。由于个体免疫状态不同及感染的钩端螺旋体型别、毒力和数量的不同，因此临床症状的差异很大。

2. 梅毒的致病物质有内毒素样物质、梅毒黏多糖、透明质酸酶。人是梅毒的唯一传染源。梅毒分为先天性梅毒和后天性梅毒。先天性梅毒是母体通过胎盘传给胎儿的，能引起流产早产或死胎。后天性梅毒是通过性接触传染。后天性梅毒分为3期。第Ⅰ期：感染后约3周局部出现无痛性硬性下疳，多见于外生殖器，此期传染性极强。经2～3个月无症状的潜伏期，后进入第Ⅱ期。第Ⅱ期：全身皮肤黏膜出现梅毒疹、周身淋巴结肿大，有时累及骨、关节炎等及其他器官。此期传染性强，但破坏性较小。第Ⅲ期梅毒也称晚期梅毒。此期不仅出现皮肤，黏膜溃疡性坏死病灶，并侵犯内脏器官，重者经10～15年后，出现心血管及中枢神经系统病变，导致动脉瘤、脊髓炎等。此期传染性小，但破坏性大。

（刘伯阳）

第二篇　病　毒　学

第十七章　病毒学概论

【教学要点】

掌握　病毒的概念；病毒的结构、组成与增殖。

熟悉　病毒的形态；理化因素对病毒的影响；病毒的致病作用；病毒感染的检查与防治。

了解　病毒的遗传与变异；病毒的分类与命名。

【重点难点剖析】

一、病毒的大小与形态

完整成熟的病毒颗粒称为病毒体(virion)。病毒体的测量单位为纳米(nanometer，nm)。病毒的形态有多种类型，大多数病毒呈球形或近似球形，少数呈杆状(植物病毒多见)、丝状体(如初分离时的流感病毒)、弹状(如狂犬病毒)、砖形(如痘类病毒)和蝌蚪状(如噬菌体)。

二、病毒的结构及功能

病毒的基本结构包括核心与衣壳。核心(core)位于病毒体的中心，其内含有一种核酸，DNA 或 RNA，构成病毒的基因组，为病毒的复制、遗传和变异提供遗传信息。病毒的衣壳(capsid)是包围在病毒核酸外的蛋白质，由一定数量的形态学亚单位壳粒聚合而成。衣壳蛋白包绕着核酸，具有保护核酸的作用。有些病毒在衣壳外尚有包膜或刺突等结构，统称为辅助结构。包膜是包绕在病毒核衣壳外面的脂质双层膜，主要功能是维持病毒体结构的完整性。有些病毒包膜表面有糖蛋白组成的突起，称为包膜子粒或刺突。

三、病毒的增殖

病毒的正常增殖又称为病毒的自我复制，是病毒在宿主细胞中繁殖的过程。这一过程称为一个复制周期。一般可分为吸附、穿入、脱壳、生物合成、装配与释放五个阶段。病毒的异常增殖包括顿挫感染与缺损病毒，前者是细胞缺乏病毒复制所需的酶、能量和原料等，则不能复制出有感染性的病毒颗粒；后者是病毒的基因组不完整或基因位点改变，因而其在宿主细胞内不能单独复制出完整的有感染性的病毒颗粒。两种病毒同时或先后感染同一宿主细胞时，可发生一种病毒抑制另一种病毒增殖的现象，称为病毒的干扰现象(interference)。干扰现象可发生在不同病毒之间，也可在同种、同型、甚至同株病毒间发生。

四、病毒的遗传与变异

病毒遗传型变异的机制主要包括基因突变和基因重组。病毒非遗传型变异包括互补、表型混合与表型交换等，产生子代病毒的表型变异。

五、理化因素对病毒的影响

病毒受理化因素作用而失去感染性，称为病毒的灭活。灭活的病毒仍能保留其他特性，如抗原性、血凝和细胞融合等。物理因素包括温度、pH 和辐射，化学因素包括脂溶剂和消毒剂。

六、病毒的感染与免疫

病毒的传播方式有水平传播和垂直传播两种。病毒侵入机体后，因病毒种类、毒力和机体免疫力的不同，可表现出不同的感染类型。根据有无临床症状分为显性感染和隐性感染；按病毒在机体内滞留的时间长短，可分为急性感染和持续性感染。持续感染又可分为慢性感染、潜伏感染、慢发病毒感染和急性病毒感染的迟发并发症。

病毒的致病机制主要包括病毒对宿主细胞的致病作用与免疫病理损伤，机体抗病毒感染免疫包括非特异性免疫和特异性免疫。非特异性免疫中干扰素占有突出的地位。干扰素（interferon，IFN）是一类调节正常细胞功能的细胞因子，是病毒或其他 IFN 诱生剂诱导人或动物细胞产生的一类糖蛋白，具有抗病毒、抗肿瘤和免疫调节等多种生物学活性。IFN 具有种属特异性，即只有人源干扰素才能用于人体。由人类细胞产生的 IFN 分为 α、β、γ 三种。IFN 具有广谱的病毒抑制作用，但并非直接灭活病毒，而是选择性地作用于病毒感染细胞，即释放到细胞外的 IFN 与病毒感染细胞膜表面干扰素受体结合，使编码抗病毒蛋白的基因活化，合成多种抗病毒蛋白达到抑制病毒的作用。

七、病毒感染的检查与防治

病毒感染的检查通常按照标本采集、形态学检查、病毒分离培养、病毒抗原检测、血清学诊断、检测病毒核酸的程序进行。病毒感染可通过主动免疫与被动免疫进行预防，任何可以干扰或阻断病毒复制周期的药物均可以用于病毒的治疗，同时许多中草药的方剂和单药都具有广谱抗病毒作用。

【同步综合练习】

一、选择题

A 型题

1. 常用于测量病毒大小的单位是
   A. 纳米(nm)　B. 微米(μm)　C. 毫米(mm)　D. 厘米(cm)　E. 以上都不是
2. 属于非细胞型微生物的是
   A. 病毒　B. 螺旋体　C. 支原体　D. 真菌　E. 衣原体
3. 病毒与衣原体在性状上的相同点有
   A. 只含一种核酸　B. 无细胞结构　C. 对抗生素敏感
   D. 活细胞内繁殖　E. 以复制方式繁殖
4. 病毒的最基本结构为
   A. 核心　B. 衣壳　C. 包膜　D. 核衣壳　E. 刺突
5. 下列有关病毒体的概念，错误的是
   A. 完整成熟的病毒颗粒　B. 细胞外的病毒结构　C. 具有感染性

D. 包括核衣壳结构　　E. 在宿主细胞内复制的病毒组装成分

6. 决定病毒具有感染性的是
A. 核酸　B. 衣壳　C. 包膜　D. 神经氨酸酶　E. 刺突

7. 病毒复制方式是
A. 二分裂　B. 原体、始体　C. 孢子、菌丝　D. 自我复制　E. 有丝分裂

8. 病毒本身具有mRNA功能的基因类型是
A. 单负股RNA　B. 单股DNA　C. 双正股RNA　D. 单正股RNA　E. 双股DNA

9. 对人致病的病毒以下列哪种形态最多见
A. 杆状　B. 丝状　C. 蝌蚪状　D. 球状　E. 砖块状

10. 下列哪种病原体结构属复合对称
A. 噬菌体　B. 疱疹病毒　C. 出血热病毒
D. 人类免疫缺陷病毒　E. 狂犬病病毒

11. 病毒复制周期中隐蔽期是指下列哪个阶段
A. 吸附　B. 穿入　C. 脱壳　D. 生物合成　E. 成熟装配

12. 病毒的早期蛋白是指
A. 衣壳蛋白　B. 膜蛋白　C. RNA/DNA多聚酶
D. 核蛋白　E. 基质蛋白

13. 病毒的遗传信息从RNA转移到DNA的过程被称为
A. 转导作用　B. 反转录　C. 转化作用　D. 翻译　E. 重组

14. 缺陷病毒本质指的是
A. 包膜表面刺突缺损　B. 衣壳缺损　C. 基因组缺损
D. 病毒酶有缺损　E. 复制周期不完整

15. 仅有单股共价闭合环状RNA,不含蛋白的病毒称为
A. 小RNA病毒　B. 类病毒　C. 缺陷病毒　D. 植物病毒　E. 朊粒

16. 关于温度敏感突变株(ts突变株)的叙述,下列哪项是正确的
A. ts突变株是点突变　B. 不能在28～30℃中增殖
C. 能在37℃中增殖　D. 也能在41℃中增殖
E. 这种突变不经诱变也很稳定

17. 关于顿挫感染,下列叙述中哪项是正确的
A. 因宿主细胞内有相应抑制物　B. 因宿主细胞DNA有关基因激活
C. 因宿主细胞缺乏有关酶　D. 因感染病毒有核酸缺失
E. 因感染病毒抗原性转变

18. 人类病毒垂直传播途径主要是经
A. 吸入　B. 生殖细胞　C. 胎盘或产道　D. 乳汁　E. 直接接触

19. 下列病毒感染人体不引起病毒血症的是
A. 流感病毒　B. 乙型脑炎病毒　C. 脊髓灰质炎病毒
D. ECHO　E. 腮腺炎病毒

20. 潜伏性感染在发病间歇期
A. 不能分离出病毒　B. 可以分离出病毒
C. 间歇分离出病毒　D. 不能分离出病毒也不能测出抗体
E. 可以分离出病毒但不能测出抗体

21. 能引起潜伏感染的病毒是
A. 麻疹病毒　B. 风疹病毒　C. 单纯疱疹病毒　D. 乙型肝炎病毒　E. 甲型肝炎病毒

22. 病毒中和抗体的主要作用是
A. 直接杀伤病毒　B. 阻止病毒吸附　C. 阻止病毒脱壳
D. 阻止病毒核酸转录　E. 阻止病毒的生物合成
23. 病毒感染后不出现明显的临床症状称
A. 潜伏感染　B. 隐性感染　C. 慢发病毒感染　D. 持续性感染　E. 慢性感染
24. 关于病毒的致病机制，下列叙述正确的是
A. 内外毒素作用　B. 侵袭性酶类　C. 干扰素的作用
D. 多聚酶　E. 以上均不是
25. 病毒入侵机体后最早产生有免疫调节作用的物质是
A. SIgA　B. 干扰素　C. 补体结合抗体　D. 中和抗体　E. T杀伤细胞
26. 在以下病毒感染中，机体血清中虽有特异性抗体，但仍可发病的是
A. 脊髓灰质炎病毒感染　B. 单纯疱疹病毒感染　C. 甲型肝炎病毒感染
D. 流感病毒感染　E. 柯萨奇病毒感染
27. 关于病毒感染的细胞表面出现的新抗原，下列叙述哪项正确
A. 无病毒特异性　B. 可使细胞免受损伤　C. 可激发相应抗体产生
D. 由宿主基因偏码产生　E. 各类病毒均可产生
28. 一般认为参与抗病毒免疫的细胞中作用最强的是
A. 巨噬细胞　B. 单核细胞　C. NK　D. CD_4^+Tc　E. CD_8^+Tc
29. 病毒感染的微生物学检查结果的准确性关键取决于
A. 病毒种类　B. 病毒毒力　C. 标本的正确采集和运送
D. 病毒抗原性　E. 机体免疫力
30. 下列哪种方式不适用病毒培养
A. 传代细胞培养　B. 组织培养　C. 动物接种
D. 人工合成培基　E. 鸡胚培养
31. 光镜能直接观察的病毒是
A. 巨细胞病毒　B. 痘病毒　C. 乳头瘤病毒　D. 类病毒　E. 以上都不是
32. 预防病毒感染最有效的方法是
A. 使用抗毒素　B. 使用抗病毒代疗药物　C. 使用中草药
D. 用减毒活疫苗主动免疫　E. 使用干扰素
33. 制备人类病毒疫苗最好选用
A. 原代细胞　B. 次代细胞　C. 人胚二倍体　D. 传代细胞　E. 器官培养
34. 下述哪种是病毒感染的最佳快速诊断法
A. 用电镜查病毒颗粒　B. 用光学显微镜查病毒颗粒
C. 用免疫酶标法查病毒抗原　D. 用核酸扩增法查病毒核酸
E. 以上均不是
35. 现仍用灭活疫苗预防的疾病有
A. 麻疹　B. 流行性乙型脑炎　C. 登革热
D. 风疹　E. 腮腺炎
36. 下列哪种药物有抑制反转录酶的作用
A. DHPG　B. ACV　C. AZT　D. IFN　E. Ara-A
37. 下列有关病毒疫苗的描述不正确的是
A. 减毒活疫苗通常是选择对人毒力低的变异株
B. 减毒活疫苗有回复毒力的可能性

C. 灭活疫苗可诱导机体产生IgG抗体
D. 灭活疫苗通常可诱导机体产生IgA抗体
E. 减毒活疫苗有活化体内其他潜伏病毒的可能

38. 以下描述正确的是
A. 人工被动免疫接种的物质为抗体
B. 人工被动免疫不能用于治疗
C. 人工主动免疫接种的物质为丙种球蛋白
D. 人工主动免疫主要用于治疗
E. 人工主动免疫主要用于紧急预防

B型题

A. 吸附　　B. 穿入　　C. 脱壳　　D. 生物合成　　E. 成熟与释放

1. 病毒复制周期中隐蔽期是指哪个阶段
2. 病毒的宿主特异性取决于哪个阶段
3. 病毒核酸从衣壳释放的过程称为

二、名词解释

1. 病毒的复制周期
2. 缺陷病毒
3. 顿挫感染
4. 干扰现象
5. 表型混合
6. 水平传播
7. 垂直传播
8. 潜伏感染
9. 慢发病毒感染

三、问答题

1. 简述病毒与其他微生物相比,有哪些基本特征?
2. 简述干扰素的概念及种类。
3. 简述采取病毒标本时应注意哪些事项?

【参考答案及解析】

一、选择题

A型题

1. A　2. A　3. D　4. D　5. E　6. A　7. D　8. D　9. D　10. A　11. D　12. C　13. B　14. C　15. B　16. A　17. C　18. C　19. A　20. A　21. C　22. B　23. B　24. E　25. B　26. B　27. C　28. E　29. C　30. D　31. B　32. D　33. C　34. E　35. B　36. C　37. D　38. A

B型题

1. D　2. A　3. C

二、名词解释

1. 病毒的复制周期是指病毒进入宿主增殖,再释放出来的过程,分为吸附、穿入、脱壳、生物合成及装配与释放五个阶段。

2. 缺陷病毒是病毒的基因组不完整或基因位点改变，因而其在宿主细胞内不能单独复制出完整的有感染性的病毒颗粒。

3. 顿挫感染是宿主细胞缺乏病毒复制所需的酶、能量和原料等，则不能复制出有感染性的病毒颗粒。

4. 带有不完整基因组的病毒体，称为缺陷病毒。当缺陷病毒不能复制，但却能干扰同种成熟病毒体进入细胞则被称为缺陷干扰颗粒。

5. 两株病毒共同感染同一细胞时，并未发生核酸的交换。但当一种病毒核酸被另一种病毒核酸所编码的蛋白衣壳包裹后，也会发生一些生物学特征（如耐药性、嗜细胞性）的改变，称为表型混合。

6. 病毒主要通过皮肤、黏膜（呼吸道、消化道或泌尿生殖道）传播，但在特定条件下可直接进入血循环（如输血、机械损伤、昆虫叮咬等）而感染机体。这种传播方式称为水平传播。

7. 通过胎盘或产道将病毒由亲代传播给子代的方式称为垂直传播，主要见于发生病毒血症或病毒与血细胞紧密结合的感染，如巨细胞病毒、人类免疫免陷病毒及乙型肝炎病毒等。

8. 潜伏感染是病毒的持续性感染状态，原发感染后，病毒基因存在于一定的组织或细胞中，并不能产生感染性病毒，也不出现临床症状。在某些条件下病毒被激活增生，感染急性发作而出现症状。急性发作期可以检测出病毒。

9. 病毒感染后有很长的潜伏期，没有临床症状。经数年或数十年后，可发生某些进行性疾病，并导致死亡，如 AIDS。

三、问答题

1. 病毒个体微小，可通过细菌滤器，结构简单，由蛋白质与核酸组成，而且核酸只含一种类型（DNA 或 RNA），缺乏产生能量的酶系统，只能在敏感的活细胞内以复制的方式进行增殖，为严格细胞内寄生的非细胞型微生物。

2. 干扰素是由病毒或干扰素诱生剂等刺激细胞产生的具有抗病毒活性的糖蛋白。根据抗原性分为 α、β、γ 三种。α 干扰素由人白细胞产生，β 干扰素由人成纤维细胞产生，γ 干扰素由 T 细胞产生。

3. 标本应采集患者急性期标本。根据不同病毒感染采取不同部位标本。采集和运检标本中应注意冷藏，血清学诊断需采集早期与恢复期双份血清。

（刘伯阳）

第十八章 呼吸道病毒

【教学要点】

掌握 流行性感冒病毒的形态结构、分型和变异、致病性。

熟悉 流行性感冒病毒的防治原则；麻疹病毒、腮腺炎病毒、风疹病毒、呼吸道合胞病毒、腺病毒的致病性。

了解 呼吸道病毒的种类、副粘病毒的生物学特性；冠状病毒、鼻病毒的生物学性状、致病性和免疫性。

【重点难点剖析】

一、流行性感冒病毒

(一) 形态与结构

多呈球形，中等大小有包膜病毒，新分离的病毒可呈丝状或杆状。结构包括：

1. 核心　核酸＋核蛋白＋RNA 多聚酶。

核酸为(一)ssRNA，核酸分节段，每一节段编码一种结构蛋白或功能蛋白。核酸分节段导致病毒在复制的过程中极易发生基因重组。

核蛋白是病毒的主要结构蛋白，呈螺旋对称排列，具有型的特异性，且免疫原性稳定。

2. 包膜　内层为基质蛋白 M1，其免疫原性稳定，具有型的特异性。

外层为双层类脂膜，其上有两种重要的刺突：血凝素和神经氨酸酶。

(1) 血凝素(HA)

1) 特性：血凝性病毒的 HA 能使人和多种动物的红细胞发生凝集。

2) 致病性：病毒借助 HA 吸附于靶细胞的表面相应受体，介导病毒侵入细胞。

3) 免疫原性：HA 是流感病毒重要的表面抗原，能刺激机体产生血凝抑制抗体，此为中和抗体；HA 免疫原性不稳定，易变异；HA 具有亚型特异性。

(2) 神经氨酸酶(NA)

1) 特性：参与病毒的释放，促进病毒的扩散。

2) 免疫原性：NA 具有良好的免疫原性，也是流感病毒重要的表面抗原，能刺激机体产生抗 NA，但此抗体不是中和抗体；NA 免疫原性不稳定，易变异；NA 具有亚型特异性。

(二) 抗原组成与分型

略。

(三) 变异性

流感病毒，尤其是甲型流感病毒极易发生变异。

1. 变异的本质　病毒核酸基因重组，导致变异。

2. 变异的表现　病毒表面抗原的变异，HA 的变异大于 NA 的变异。

3. 抗原变异与流行

(1) 抗原漂移　编码HA和NA的基因发生点突变，导致小幅度的HA和NA氨基酸的变异，属量变，可形成变异新株，引起中、小型流感流行。

(2) 抗原性转变　由于HA、NA量变的不断积累，导致大幅度的HA和NA氨基酸的变异，属质变，形成病毒新亚型，引起世界性流感爆发流行。

(四) 致病性

病毒经呼吸道飞沫传播，传染性极强，传播快。病毒不入血，仅在呼吸道局部增殖，引起局部炎症；但其毒性代谢产物入血导致全身中毒反应。年老体弱者可合并细菌感染，这是造成流感患者死亡的主要原因。

二、麻疹病毒

中等大小麻疹病毒(measles virus)有包膜球形病毒，核酸为(—)ssRNA，包膜上有两种表面抗原：HA、HL，均能刺激机体产生中和抗体。病毒培养出现明显CPE：多核巨细胞和包涵体。

感染后以显性感染为主，致麻疹。极少数感染个体有急性感染后的迟发并发症——亚急性硬化性全脑炎(SSPE)。病后免疫力牢固，以体液免疫为主。

减毒活疫苗预防效果好。

三、腮腺炎病毒

腮腺炎病毒(mumps virus)为有包膜中等大小球形病毒，包膜上有HA和NA，核酸类型是(—)ssRNA，仅有一个血清型。

飞沫传播，致流行性腮腺炎。病毒经血液向全身扩散，常见的并发症是儿童生殖系统的感染，与日后发生的不孕、不育有关。

病后免疫力牢固。减毒活疫苗预防效果好。

四、呼吸道合胞病毒

呼吸道合胞病毒(respiratory syncytil virus, RSV)为中等大小球形病毒，有包膜，包膜上有两种刺突：F蛋白可介导病毒包膜与靶细胞膜的融合；G蛋白可介导病毒性异性的吸附于靶细胞表面。核酸是(—)ssRNA。仅有一个血清型。

RSV传染性较强，是医院内交叉感染的主要病原体之一。

RSV主要经飞沫传播，也可经污染的手或物品传播。主要引起婴幼儿细支气管炎和支气管肺炎。其损伤机制是以免疫病理损伤为主。感染后免疫力不牢固。

检测：采用免疫标记技术，用特异性抗体检测咽部脱落细胞内RSV抗原；用RT-PCR检测RSV-RNA。

五、腺病毒

腺病毒(adenovirus)为双链DNA病毒，无包膜，约有100余血清型。约1/3的已知血清型可引起人类疾病，一种血清型可引起不同的疾病，不同血清型可引起同一种疾病；腺病毒主要通过呼吸道、胃肠道、眼结膜等途径传播，可引起呼吸道、消化道、眼部及其他系统的感染。感染后对同型有持久免疫力。

六、风疹病毒

风疹病毒(rubella virus)为单股正链RNA病毒，有包膜，包膜刺突具有血凝性。病毒经呼吸道传播，主要感染儿童，引起风疹。若成人感染则症状较重，孕妇妊娠早期感染风疹病毒，可通过胎盘感染胎儿，发生流产、死胎或先天性畸形。风疹病毒只有一个血清型，自然感染后可获得持久免疫力。特异性预防可接种风疹减毒活疫苗。

七、鼻病毒

鼻病毒(rhinovirus)为单股正链 RNA 病毒,鼻病毒是普通感冒最重要的病原体。婴幼儿和慢性呼吸道疾患者感染后可导致支气管炎和支气管肺炎。

【同步综合练习】

一、选择题

A 型题

1. 最易发生变异的病毒是
   A. 流感病毒　B. 麻疹病毒　C. 呼吸道合胞病毒
   D. 脊髓灰质炎病毒　E. 腮腺炎病毒
2. 甲型流感病毒划分亚型的依据是
   A. 核蛋白(NP)　B. 包膜上的 HA 和 NA　C. 核糖核蛋白(RNP)
   D. M 蛋白(MP)　E. RNA
3. 决定流感病毒型别的是
   A. HA+NA　B. NP　C. MP　D. RNP　E. NP+MP
4. 发生流感大流行最主要的原因是
   A. 病毒抗原结构复杂　B. 抗原性漂移　C. 抗原性转变
   D. 病毒型别较多　E. NP 抗原易发生改变
5. 下列病毒中不能引起持久免疫的病毒是
   A. 流感病毒　B. 麻疹病毒　C. 脊髓灰质炎病毒
   D. 流行性乙型脑炎病毒　E. 腮腺炎病毒
6. 诊断流感最常用的血清学方法是
   A. 血凝试验　B. 中和试验　C. PCR 试验　D. 血凝抑制试验　E. ELISA 试验
7. 分离鉴定流感病毒最常用的方法是
   A. 小鼠接种　B. 兔接种　C. 鸡胚接种　D. 细胞培养　E. 组织器官接种
8. 疫苗预防病毒感染最有效果的是
   A. 流感病毒感染　B. 鼻病毒感染　C. 副流感病毒感染
   D. 麻疹病毒感染　E. SARS 冠状病毒感染
9. 孕妇感染后可引起胎儿先天性畸形的病毒是
   A. 流感病毒　B. 鼻病毒　C. 麻疹病毒　D. 冠状病毒　E. 风疹病毒
10. 由麻疹病毒引起的 SSPE 是
   A. 慢性感染　B. 潜伏感染　C. 慢发病毒感染　D. 亚临床感染　E. 隐性感染
11. 感染机体不入血仅在局部增殖的病毒是
   A. 麻疹病毒　B. 风疹病毒　C. 腮腺炎病毒　D. 流感病毒　E. 疱疹病毒
12. 被列入我国计划免疫的疫苗是
   A. 流感疫苗　B. 麻疹疫苗　C. 风疹疫苗　D. SARS 疫苗　E. 腮腺炎疫苗
13. 无包膜 DNA 病毒是
   A. 腺病毒　B. 鼻病毒　C. 冠状病毒　D. 麻疹病毒　E. 风疹病毒
14. 目前引起婴幼儿支气管肺炎最常见的病毒是

A. 鼻病毒　B. 副流感病毒　C. 呼吸道合胞病毒
D. SARS 冠状病毒　E. 腮腺炎病毒

15. 普通感冒最重要的病原体是
A. 流感病毒　B. 鼻病毒　C. 腺病毒　D. 副流感病毒　E. 风疹病毒

16. 关于流感病毒的特点,哪一项是错误的
A. 属于正粘病毒　B. 具有神经氨酸酶刺突　C. 不易发生抗原性变异
D. 具有分节段的 RNA　E. 具有植物血凝素刺突

17. 引起 SSPE 的病原体是
A. 风疹病毒　B. 麻疹病毒　C. 轮状病毒　D. 埃可病毒　E. 流感病毒

18. 关于腺病毒所致疾病,哪项是错误的
A. 病毒性肺炎　B. 流行性角结膜炎　C. 咽峡炎
D. 先天性畸形　E. 小儿腹泻

19. 25 岁女性,妊娠 15 周,昨夜发热,今晨颜面部及周身出现皮疹,查体皮疹为粟粒大红色丘疹,两侧耳后可触及数个淋巴结,风疹病毒抗体效价 8 倍。最合适的处置方法是
A. 给予抗生素进行治疗　B. 注射免疫球蛋白制剂
C. 给予干扰素进行治疗　D. 立即采取中止妊娠措施
E. 2 周后再检查抗体效价

20. 孕妇在感染风疹病毒引起胎儿患先天性风疹综合征的发病率最高的时期是
A. 怀孕前 3 个月　B. 孕期最初 3 个月　C. 孕期最后 3 个月
D. 孕期最后 1 个月　E. 分娩前后

B 型题

A. 隐性感染　B. 急性感染　C. 慢性感染　D. 潜伏感染　E. 慢发病毒感染

1. 流感病毒常发生
2. 脊髓灰质炎病毒常发生
3. 乙型肝炎病毒常发生
4. HIV 发生的感染是
5. 单纯疱疹病毒常发生

A. 风疹病毒　B. 麻疹病毒　C. 冠状病毒　D. 鼻病毒　E. 流感病毒

6. 属于小 RNA 病毒科的是
7. 能引起胎儿先天性畸形是
8. 能引起 SSPE 的是

A. 粪便　B. 咽洗液　C. 血液　D. 痰　E. 唾液

9. 分离流感病毒最常采取的材料是
10. 分离腮腺炎病毒最常采取的材料是
11. 乙型肝炎诊断最采取的材料是

A. 呼吸道合胞病毒　B. 柯萨奇 B 组病毒　C. 流感病毒
D. 人类免疫缺陷病毒　E. 腮腺炎病毒

12. 属反转录病毒的是
13. 主要引起心肌炎的是
14. 主要引起婴幼儿支气管肺炎的是

二、名词解释

1. 抗原性漂移
2. 抗原性转变
3. 血凝素
4. 神经氨酸酶
5. 亚急性硬化性全脑炎
6. 先天性风疹综合征

三、问答题

1. 呼吸道病毒主要包括哪些？各引起什么病？
2. 流感病毒分型、分亚型的依据是什么？分哪些型和亚型？
3. 甲型流感病毒为什么易引起世界性大流行？
4. 麻疹病毒传染源、传播途径、引起疾病及特异性预防原则。

【参考答案及解析】

一、选择题

A型题

1. A 2. B 3. E 4. C 5. A 6. D 7. C 8. D 9. E 10. C 11. D 12. B 13. A 14. C 15. B 16. C 17. B 18. D 19. E 20. B

B型题

1. B 2. A 3. C 4. E 5. D 6. D 7. A 8. B 9. B 10. E 11. C 12. D 13. B 14. A

二、名词解释

1. 抗原性漂移：通常认为流感病毒基因发生了点突变，变异幅度小或连续变异，部分人群对新毒株没有免疫力，引起小规模流行。一般认为是属于量变，即亚型内变异。

2. 抗原性转变：流感病毒株表面抗原结构一种或两种发生变异，形成新亚型，由于与前一次流行株抗原结构相异，人们缺少对变异病毒株的免疫力，从而引起大流行。一般认为是变异幅度大，属于质变。

3. 血凝素：成分是糖蛋白，易变异，和 NA 一起是甲型流感病毒分亚型的依据。主要功能有：①凝集红细胞，能使多种动物或人的红细胞发生凝集，这种血凝现象可以被特异性抗体所抑制，称为血凝抑制现象。②吸附宿主细胞，使病毒进入机体细胞。③HA 具有抗原性刺激机体可产生保护性抗体。

4. 神经氨酸酶：成分是糖蛋白，易变异，与 HA 构成甲型流感病毒分亚型的依据。主要功能有：①参与病毒释放；②促进病毒扩散；③NA 具有抗原性，刺激机体可产生抗体，但该抗体不能中和病毒的感染性，能抑制该酶的水解。

5. 亚急性硬化性全脑炎：亦称 SSPE，属于麻疹病毒急性感染的迟发并发症，表现为大脑功能衰退，1～2 年内死亡。现在认为脑组织中的病毒为麻疹缺陷病毒，由于在脑细胞内病毒 M 基因变异而缺乏合成麻疹病毒 M 蛋白的能力，从而影响病毒的装配、出芽及释放。

6. 先天性风疹综合征：孕妇妊娠早期感染风疹病毒，病毒可通过胎盘导致胎儿发生先天性风疹综合征，引起胎儿畸形、死亡、流产或产后死亡。畸形主要表现为先天性心脏病、白内障和耳聋三大主症。

为保证优生优育，育龄妇女和学龄儿童应接种风疹疫苗，特别是学龄女童接种则更有意义。风疹病毒自然感染和疫苗接种后可获得持久免疫力，我国研制的风疹活疫苗已投入生产。

三、问答题

1. 呼吸道病毒主要包括：流感病毒，引起流感；副流感病毒，引起普通感冒，支气管炎；麻疹病毒，引起麻疹，SSPE；呼吸道合胞病毒和腺病毒，引起婴幼儿支气管肺炎；腮腺炎病毒，引起流行性腮腺炎；风疹病毒，引起风疹、先天性风疹综合征；鼻病毒、冠状病毒，引起上呼吸道感染和普通感冒；SARS冠状病毒，引起SARS。

2. 流感病毒根据核蛋白(NP)和膜蛋白(MP)抗原性不同分为甲、乙、丙三型。根据血凝素(HA)和神经氨酸酶(NA)的抗原性不同，甲型流感病毒可分为原甲型、亚甲型、亚洲甲型、香港甲型和新甲型等若干亚型。

3. 甲型流感病毒最易发生变异，主要是HA和NA的变异。有时变异幅度小，称为抗原性漂移，引起小流行；有时变异幅度大，形成新亚型，称为抗原性转变。人们对新亚型病毒缺乏免疫力，易造成大的流行或世界性大流行。

4. 传染源是急性期患者，出疹前、后4～5 d传染最强。传播途径为飞沫传播，引起麻疹，有少数病例可出现亚急性硬化性全脑炎(SSPE)。特异性预防是对儿童进行人工主动免疫即注射麻疹疫苗；接触麻疹患者的易感儿童可以采用人工被动免疫，注射丙种球蛋白或患者恢复期血清。

（姚淑娟）

第十九章 肠道病毒、急性胃肠炎病毒

【教学要点】

掌握 肠道病毒的种类；脊髓灰质炎病毒的致病性、免疫性和特异性预防；人类轮状病毒的生物学性状、致病性。

熟悉 柯萨奇病毒、埃可病毒、新型肠道病毒的致病性。

了解 肠道腺病毒、杯状病毒、星状病毒的生物学性状、致病性。

【重点难点剖析】

一、肠道病毒

肠道病毒(enterovirus)归属于小 RNA 病毒科，有 71 个血清型(含新肠道病毒的 68～71 型)。对人类致病的肠道病毒包括：脊髓灰质炎病毒、柯萨奇病毒、埃可病毒和新型肠道病毒。

肠道病毒的共同特性：

(1) 形态结构 (＋)ssRNA、22～30 nm，无包膜、球形，衣壳为 20 面体立体对称。

(2) 培养 可在人、灵长类细胞中增殖，CPE 明显。

(3) 致病性 粪-口传播，病毒在肠黏膜上皮细胞中增殖，主要引起肠外靶器官病变。

(4) 抵抗力 较强，耐酸、耐脂溶剂。

(一) 脊髓灰质炎病毒

脊髓灰质炎病毒(poliovirus)以隐性感染为主。病毒经粪-口传播，在消化道黏膜上皮细胞及局部淋巴组织中增殖后人血，体内有两次病毒血症期。仅极少数感染者，病毒突破血-脑屏障侵入中枢神经系统，主要导致运动神经细胞的损伤，致小儿麻痹症。

病后对同型病毒有牢固免疫力，免疫机制是以体液免疫为主，包括：血清抗体阻止病毒的血行扩散，抗麻痹；局部的 SIgA 阻止病毒吸附，抗再感染。

小于 6 月婴儿不易患脊髓灰质炎。

特异性预防：灭活疫苗(salk)、减毒活疫苗(sablin)。

紧急预防：丙种球蛋白或胎盘球蛋白。

(二) 柯萨奇病毒和 ECHO 病毒

型别多样，以隐性感染为主。经消化道感染人血后，可侵犯多种组织，引起人类多种疾病。

二、急性胃肠炎病毒

胃肠炎是人类常见疾病，大多数由病毒引起。主要有轮状病毒、肠道腺病毒、杯状病毒和星状病毒等。

(一) 轮状病毒(rotavirus)

1. 生物学性状 中等大小球形裸露病毒，双层衣壳，壳粒呈放射状排列。

核心为双股 RNA，分 11 个节段。基因组片段内的重排可造成病毒的变异。

用胰酶处理病毒后，病毒的感染性可增强。

抵抗力强，在粪便中可存活数日或数周，耐酸、碱、脂溶剂。

2. 致病性　轮状病毒根据 VP6 的免疫原性可分为 7 个组（A～G）。引起人类和动物腹泻的是 A～C 组，A 组最为常见，是引起婴幼儿急性胃肠炎的主要病原体。秋冬季为流行季节。

轮状病毒经粪-口传播，在小肠黏膜绒毛细胞内增殖，导致绒毛细胞的损伤和吸收功能的下降，引起严重的水样腹泻和电解质平衡的紊乱。患儿可因脱水和酸中毒死亡。

3. 检查和防治

(1) 检查　电镜、免疫电镜直接观察粪便中病毒颗粒（特殊形态）。

ELISA 双抗体夹心法或免疫荧光法检测粪便标本中的病毒抗原。

PAGE 分析 11 个基因片段，做流行病学调查。

(2) 防治　控制传染源，切断传播途径，目前尚无特异性疫苗。

及时补液，纠正电解质紊乱，防止严重脱水和酸中毒的发生。

(二) 其他引起急性胃肠炎的病毒

(1) 肠道腺病毒　是引起婴儿腹泻的第二位病原体。主要引起 5 岁以下小儿腹泻，很少有发热或呼吸道症状。

(2) 杯状病毒　与人类胃肠炎有关的杯状病毒包括小圆形结构化病毒（SRSV）和“典型”杯状病毒。SRSV 是世界上引起非细菌性胃肠炎爆发流行最重要的病原体，通过污染的水源和食物传播，尤其是海产品是引起流行的重要原因，冬季流行。

(3) 星状病毒　呈世界性分布，通过粪-口途径传播，易感者为 5 岁以下婴幼儿，流行季节为冬季，发病率占病毒性腹泻的 2.8%。

【同步综合练习】

一、选择题

A 型题

1. 肠道病毒的核酸类型是
   A. 单正股 RNA　B. 单负股 RNA　C. 双股 RNA　D. 双股 DNA　E. 单股 DNA
2. 脊髓灰质炎病毒主要侵犯
   A. 三叉神经节　B. 脑神经节　C. 脊髓前角神经细胞
   D. 神经肌肉接头　E. 海马回锥体细胞
3. 小儿麻痹症的病原体是
   A. 脊髓灰质炎病毒　B. 乙型脑炎病毒　C. 单纯疱疹病毒
   D. 麻疹病毒　E. EB 病毒
4. 下列哪组病毒都通过粪-口途径传播
   A. 脊髓灰质炎病毒、甲型肝炎病毒、ECHO 病毒、柯萨奇病毒
   B. 腺病毒、流感病毒、脊髓灰质炎病毒、ECHO 寿毒
   C. 柯萨奇病毒、甲型肝炎病毒、麻疹病毒、EB 病毒
   D. 冠状病毒、腮腺炎病毒、ECHO 寿毒、柯萨奇病毒
   E. EB 蔚毒、ECHO 芮毒、脊髓灰质炎病毒、柯萨奇病毒
5. 脊髓灰质炎病毒最主要的感染类型是
   A. 隐性感染　B. 急性感染　C. 慢性感染　D. 潜伏感染　E. 迟发感染

6. 婴幼儿急性胃肠炎的主要病原体是
A. 腺病毒 B. 人类轮状病毒 C. 埃可病毒 D. 葡萄球菌 E. 霍乱弧菌
7. 脊髓灰质炎病毒排出体外主要通过
A. 鼻分泌物 B. 眼分泌物 C. 粪便 D. 小便 E. 飞沫
8. 脊髓灰质炎病毒侵入人体主要通过
A. 呼吸道传播 B. 血液传播 C. 皮肤感染 D. 神经传播 E. 消化道传播
9. 关于脊髓灰质炎病毒的特点，下列哪项是正确的
A. 是有包膜的RNA病毒 B. 病后不能获得持久免疫力
C. 主要以粪-口途径传播 D. 临床类型以麻痹型多见
E. 只有1个血清型
10. 关于脊髓灰质炎病毒的特性，下列哪项是正确的
A. 耐乙醚，但易被胆酸和胆汁灭活 B. 基因组是单一分子的负链RNA
C. 仅能在神经细胞中增殖 D. 利用补体结合试验鉴定有5个血清型
E. 以隐性感染多见，约占90%以上
11. 三型脊髓灰质炎减毒活疫苗一般不宜同时服用，其原因是
A. 疫苗易回复为有毒力病毒 B. 病毒量太多，易产生免疫麻痹
C. 病毒间发生干扰现象，致免疫失败 D. 病毒间相互作用，致免疫原性改变
E. 病毒易被灭活
12. 预防脊髓灰质炎进行人工自动免疫的主要对象是
A. 青壮年 B. 野外工作者 C. 5岁以内的儿童
D. 林区工人 E. 未患过该病者
13. 柯萨奇病毒分A、B两组的依据是
A. 中和试验 B. 补体结合试验 C. 对人的致病特征
D. 对新生小鼠的致病特征 E. 血凝试验
14. 引起急性出血性结膜炎的主要病原是
A. 柯萨奇病毒A组20型 B. 腺病毒S型 C. 肠道病毒70型
D. 肠道病毒69型 E. 肠道病毒72型
15. 预防脊髓灰质炎的特异措施是
A. 消毒患者排泄物，搞好水和饮食卫生
B. 服用OPV C. 注射MMR
D. 注射胎盘球蛋白或丙种球蛋白 E. 注射成人全血
16. 下面哪种疾病主要经粪-口途径传播
A. 脊髓灰质炎病毒 B. 登革热病毒 C. 黄热病病毒
D. 森林脑炎病毒 E. 乙型肝炎病毒
17. 轮状病毒的命名是因其
A. 光学显微镜下可见其轮状包涵体
B. 具有双层衣壳，形似车轮辐条状
C. 是首先发现该病毒者的人名
D. 反复周期性地引起婴幼儿急性胃肠炎
E. 病毒体呈现扁平形
18. Sabin疫苗是指
A. 脊髓灰质炎减毒活疫苗 B. 脊髓灰质炎灭活疫苗
C. 卡介苗 D. 乙型肝炎疫苗

E. 麻疹减毒活疫苗

19. 脊髓灰质炎多见于

A. 儿童　B. 青壮年　C. 孕妇　D. 农民　E. 制革工人

20. 柯萨奇病毒的主要传播途径是

A. 呼吸道　B. 消化道　C. 蚊虫叮咬　D. 血液和血制品　E. 母婴传播

21. 轮状病毒的致泻机制是

A. 小肠黏膜细胞 cGMP 水平升高，导致体液平衡紊乱

B. 小肠黏膜细胞 cAMP 水平升高，导致小肠细胞分泌过度

C. 病毒直接损伤小肠黏膜细胞，导致电解质紊乱，大量水分进入肠腔

D. 病毒作用于肠壁神经系统，使肠功能紊乱

E. 以上都不是

22. 下列哪种病毒直接电镜观察有特征

A. 脊髓灰质炎病毒　B. 柯萨奇病毒　C. 人类轮状病毒

D. 埃可病毒　E. 甲型肝炎病毒

23. 关于柯萨奇病毒，下列叙述哪项不正确

A. 为小 RNA 病毒科的肠道病毒

B. 核酸为单负股 RNA

C. 根据其对新生小鼠致病特征的不同分为 A、B 组

D. B 组病毒可在多种细胞中增殖

E. A 组病毒对新生乳鼠敏感，大多数不易在胞内增殖

24. 下列哪项不是轮状病毒的特性

A. 为 RNA 病毒　B. 电镜下呈车轮状形态　C. 主要经粪-口途径传播

D. 可引起急性出血性结膜炎　E. 可引起婴幼儿腹泻

25. 肠道病毒的共同特性不包括

A. 球形，20 面体立体对称，无包膜

B. 对理化因素抵抗力较强

C. 核酸类型为单正链 RNA

D. 不同肠道病毒可引起相同症状，同一病毒可引起不同临床表现

E. 病毒在肠道内增殖，只引起人类消化道传染病

26. 下列哪种病毒不属于肠道病毒

A. 脊髓灰质炎病毒　B. 柯萨奇病毒　C. ECHO 病毒

D. EB 病毒　E. 轮状病毒

27. 关于脊髓灰质炎病毒的特性，下列哪项是错误的

A. 主要经粪-口途径传播　B. 分为Ⅰ、Ⅱ、Ⅲ三个型别

C. 各型病毒之间无共同抗原　D. 主要感染脊髓运动神经细胞

E. 口服减毒活疫苗可进行预防

28. 关于脊髓灰质炎的预防措施。下列哪项是错误的

A. 搞好患者排泄物消毒，加强饮食卫生，保护水源

B. 用脊髓灰质炎减毒活疫苗

C. 接种脊髓灰质炎灭活疫苗

D. 注射丙种球蛋白

E. 防鼠灭鼠

29. 关于肠道病毒的叙述，错误的是

A. 脊髓灰质炎病毒感染,90%以上仅引起暂时性肢体麻痹,极少数造成弛缓性麻痹
B. 柯萨奇病毒A组大多数型别不易在细胞培养中生长
C. ECHO病毒某些型别能凝集人类O型红细胞
D. 轮状病毒只有A～C组能引起人类腹泻
E. 肠道病毒70型能引起人类急性出血性结膜炎

30. 肠道病毒不会引起的疾病是
A. 脊髓灰质炎 B. 急性出血性结膜炎 C. 心肌炎
D. 手足口病 E. 流行性乙型脑炎

31. 关于轮状病毒的特性,错误的是
A. 只有具有双层衣壳结构的完整病毒颗粒才有感染性
B. A组轮状病毒为引起婴幼儿急性胃肠炎的主要病原体
C. 胰酶处理可增强其感染性
D. 致泻机制是肠黏膜上皮细胞的过度分泌
E. 机体特异性免疫主要靠肠道局部SIgA

32. TOPV的优点不包括
A. 易于接种
B. 局部产生SIgA
C. 能通过粪便排出体外,有利于扩大免疫人群
D. 易于运输和保存
E. 免疫效果好

33. 口服脊髓灰质炎减毒活疫苗的优点不包括
A. 疫苗病毒随粪便排出,扩大了免疫范围
B. 可刺激机体产生血清中和抗体IgG
C. 口服方便,儿童易于接受
D. 疫苗病毒在肠道增殖,产生局部SIgA可以阻断野毒株的感染
E. 易保存不需冷藏

34. 最易引起病毒性心肌炎的病毒是
A. 脊髓灰质炎病毒 B. 柯萨奇病毒A组 C. 柯萨奇病毒B组
D. 埃可病毒 E. 肠道病毒70型

35. 关于脊髓灰质炎减毒活疫苗,哪项是错误的
A. 可刺激肠黏膜产生SIgA B. 可刺激血液中产生IgG
C. 秋冬季节服用效果最佳 D. 避免各型疫苗间的干扰
E. 可在室温下长期保存

36. 口服脊髓灰质炎减毒活疫苗的初服年龄为
A. 新生儿 B. 2个月龄 C. 4个月龄 D. 6个月龄 E. 8个月龄

37. 引起疱疹性咽峡炎的肠道病毒主要是
A. 脊髓灰质炎病毒 B. 柯萨奇病毒A组 C. 柯萨奇病毒B组
D. 埃可病毒 E. 轮状病毒

38. 手足口病的病原是
A. 风疹病毒 B. 单纯疱疹病毒 C. 水痘-带状疱疹病毒
D. 肠道病毒71型 E. 肠道病毒70型

B型题

A. 中和试验 B. 宿主范围 C. 对新生小鼠的致病性

D. 血凝试验　　E. 抵抗力

1. 脊髓灰质炎病毒的分型根据
2. 柯萨奇病毒的分组依据

A. 脊髓灰质炎病毒　　B. 柯萨奇病毒　　C. 埃可病毒
D. 人类轮状病毒　　E. 肠道病毒 70 型

3. 婴幼儿急性胃肠炎的主要病原体
4. 直接电镜检查有特征
5. 心肌炎和心包炎病原
6. 特异预防效果最好
7. 能导致急性出血性结膜炎

A. 完整双股 RNA　　B. 分节段双股 RNA　　C. 完整单股 RNA
D. 分节段单股 RNA　　E. 以上都不是

8. 肠道病毒的基因组为
9. 轮状病毒的基因组为
10. 流感病毒的基因组为

A. 在细胞培养中形成 CPE　　B. 提取核酸进行聚丙烯酰胺凝胶电泳有鉴定意义
C. 凝集人类 O 型红细胞　　D. 对热较稳定
E. 所致疾病有季节性和地方性

11. 脊髓灰质炎病毒
12. 埃可病毒
13. 轮状病毒
14. Norwalk 病毒

A. 柯萨奇病毒　　B. 埃可病毒　　C. 脊髓灰质炎病毒
D. 轮状病毒　　E. 肠道病毒 70 型

15. 可通过疫苗有效预防
16. 人类肠道致细胞病变孤儿病毒是
17. 可用被动免疫紧急预防
18. 具有双层衣壳

A. 疱疹性咽峡炎的常见病原　　B. 小儿麻痹症的病原
C. 急性出血性结膜炎的病原　　D. 婴幼儿腹泻的主要病原
E. 心肌炎和心包炎的主要病原

19. 柯萨奇病毒 B 组
20. 轮状病毒
21. 柯萨奇病毒 A 组
22. 肠道病毒 70 型

A. 隐性感染　　B. 急性感染　　C. 潜伏感染　　D. 顿挫感染　　E. 慢性感染

23. 脊髓灰质炎病毒的最常见感染类型是

24. 麻疹病毒的常见感染类型是
25. 轮状病毒的常见感染类型是
26. 疱疹病毒都可以引起

A. 双链线状DNA　　B. 具有双层衣壳　　C. 具有反转录酶
D. 具有融合细胞特点　　E. 具有嗜神经细胞特性

27. 脊髓质灰炎病毒
28. 腺病毒
29. 麻疹病毒
30. 轮状病毒

A. 小RNA病毒科　　B. 呼肠孤病毒科　　C. 虫媒病毒
D. 疱疹病毒　　E. 披膜病毒科

31. 流行性乙型脑炎病毒属于
32. 轮状病毒属于
33. 脊髓质灰炎病毒属于
34. 埃可病毒属于

二、名词解释

1. Salk疫苗
2. Sabin疫苗
3. TOPV

三、问答题

1. 肠道病毒可以引起哪些疾病?
2. 轮状病毒和肠道病毒属病毒有何不同?
3. 脊髓灰质炎病毒的致病性和免疫性有何特点?
4. 脊髓灰质炎的预防策略和措施。

【参考答案及解析】

一、选择题

A型题

1. A　2. A　3. A　4. A　5. A　6. B　7. C　8. E　9. C　10. E　11. C　12. C　13. D　14. C　15. B　16. A　17. B　18. A　19. A　20. B　21. C　22. C　23. B　24. D　25. E　26. D　27. C　28. E　29. A　30. E　31. D　32. D　33. E　34. C　35. E　36. B　37. B　38. D

B型题

1. A　2. C　3. D　4. D　5. B　6. A　7. E　8. C　9. B　10. D　11. A　12. C　13. B　14. D　15. C　16. B　17. C　18. D　19. E　20. D　21. A　22. C　23. A　24. B　25. B　26. C　27. E　28. A　29. D　30. B　31. C　32. B　33. A　34. A

二、名词解释

1. Salk疫苗,即脊髓灰质炎灭活疫苗(IPV)。Salk疫苗是灭活疫苗,易于保存,使用安全,有免疫缺陷或免疫抑制的个体均可使用。缺点是仅出现血清中和抗体，不能诱导产生局部 SIgA，需多次免疫才能收到良好的效果。

2. Sabin 疫苗，即脊髓灰质炎减毒活疫苗(OPV)。Sabin 疫苗为口服制剂，既可诱导产生血清抗体，又可刺激肠道局部产生 SIgA，有良好的免疫效果。其缺点是热稳定性差，保存、运输、使用要求高，且有毒力回复突变的可能。

3. TOPV，即三价口服脊髓灰质炎减毒活疫苗，口服免疫后可获得抗三个血清型脊髓灰质炎病毒感染的免疫力。我国和世界上绝大多数国家均使用 TOPV 混合疫苗。

三、问答题

1. 肠道病毒引起的疾病有：

(1) 神经系统感染：脊髓灰质炎、肌肉松弛和麻痹、无菌性脑炎等。

(2) 呼吸道感染。

(3) 心肌炎、心包炎。

(4) 皮肤、黏膜、肌肉病变：皮疹、黏膜疹、手足口病、疱疹性咽峡炎、流行性肌痛。

(5) 其他感染：结膜炎、睾丸炎、新生儿全身性感染等。

2. 轮状病毒和肠道病毒属病毒的不同点：轮状病毒不属于小 RNA 病毒科，与肠道病毒不是同一个科、属，因此在生物学性状、致病性方面均不相同。

(1) 生物学性状：轮状病毒属呼肠孤病毒科，核酸为双股 RNA，分节段，有双层衣壳。肠道病毒属病毒属于小 RNA 病毒科，核酸为单链正肽 RNA，不分节段。

(2) 致病性：轮状病毒感染局限在肠道局部，一般不侵入血液，腹泻为主要症状，病后免疫力不强。肠道病毒属病毒虽在肠道增殖，但可通过病毒血症引起全身感染，疾病种类多样，病后对同型病毒有牢固免疫。

3. (1)脊髓灰质炎病毒的致病特点：①经口感染，多表现为隐性感染或轻症感染，极少数幼儿体内病毒可经两次病毒血症后侵犯中枢神经系统，引起脊髓灰质炎，造成肢体弛缓性瘫痪；②组织损伤是由病毒对细胞的直接破坏(CPE)造成的。

(2) 脊髓灰质炎病毒的免疫特点：①隐性感染和患病都可以获得对同型病毒的持久免疫力；②保护性免疫以体液免疫为主。鼻咽和肠黏膜局部 SIgA 是最主要的中和抗体，可以阻止野毒株病毒的感染；血清 IgG、IgA、和 IgM 可以阻止病毒侵入中枢神经系统。

4. 预防脊髓灰质炎，应采取以预防接种为主的预防策略。目前世界上主要有两种疫苗，一种为 Salk 灭活注射疫苗，另一种为 Sabin 口服减毒活疫苗。灭活疫苗全程免疫需注射 3～4 次，免疫效果不如减毒活疫苗，但无疫苗株返祖为野毒株致病之虞，故目前北美和北欧一些国家使用灭活疫苗，其全程免疫保护率为 70%～90%。其实减毒疫苗株返祖率极低，而且其免疫效果及持久性优于灭活疫苗，故我国和世界大多数国家推行 Sabin 口服减毒疫苗(糖丸)，其中Ⅲ型疫苗株，我国采用本国培育的Ⅲ-2 减毒株。我国计划免疫 1986 年规定两个方案：①自 2 个月龄幼儿便可开始服用Ⅰ型糖丸，间隔 1 个月再服用Ⅱ和Ⅲ型糖丸，于 12～15 个月龄时，再 3 个型糖丸同时服用加强免疫。②2 个月龄幼儿Ⅰ、Ⅱ、Ⅲ型糖丸同服，共 3 次，每次间隔 1 个月。在 1 岁和 4 岁时再各加强一次，三型糖丸同服。目前我国多采用 3 个型同服的方案。3 个型糖丸同时服用，会产生一些相互干扰作用，不如 3 个型别糖丸间隔分别服用免疫效果好。由于推广脊髓灰质炎疫苗接种，使世界各国脊髓灰质炎发病率大大降低，我国几近消灭了本病。WHO 确定的近期消灭人类脊髓灰质炎的目标指日可待。

(姚淑娟)

第二十章 肝炎病毒

【教学要点】

掌握 肝炎病毒的种类和致病特点；HBV的抗原-抗体系统及其在临床诊断中的意义。

熟悉 HAV、HBV生物学特性、致病性、免疫性、微生物学检查、防治原则；HCV、HDV、HEV致病性。

了解 HBV基因组结构、复制方式。

【重点难点剖析】

肝炎病毒是一组侵犯人和动物肝细胞，引起病毒性肝炎的病毒。目前公认的人类肝炎病毒有五种，分别是甲型、乙型、丙型、丁型和戊型肝炎病毒。

一、甲型肝炎病毒(HAV)

1. 生物学性状

(1) 形态与结构

1) 病毒颗粒呈球形，直径为27～32 nm，呈20面体对称，无包膜。

2) 基因组为单正链RNA，长约7 500个核苷酸左右。

(2) 培养特性

1) HAV可在人胚肺二倍体细胞株中增殖，但生长缓慢，不引起细胞病变。

2) 动物模型可用黑猩猩、狨猴及红面猴。

(3) 抵抗力

1) HAV对温度的抵抗力较强，常用消毒剂可将其灭活。

2) 对酸、碱和干燥有较强抵抗力。

2. 致病性与免疫性

1) 通过粪-口传播。

2) 病毒进入机体后最终侵犯靶器官肝脏，机体的免疫病理反应在引起肝细胞损害上起主要作用。

3) 甲型肝炎的预后良好。

4) 感染后机体产生特异性抗HAV，对该病毒的再感染有免疫力。

3. 微生物学检查 抗-HAV IgM可作为早期诊断和近期感染的指标。

4. 防治原则

(1) 一般措施 加强粪便管理与水源保护，注意饮食卫生、个人与环境卫生。

(2) 特异性预防

1) 人工自动免疫：我国使用H2株甲肝减毒活疫苗，用于1岁以上儿童或与甲型肝炎密切接触的易感者，预防效果较好。

2）人工被动免疫：对与甲型肝炎密切接触的易感者或儿童于1～2周内注射人血丙种球蛋白或胎盘球蛋白可用于甲肝的紧急预防。

二、乙型肝炎病毒(HBV)

1. 生物学性状

(1) 形态与结构

1）病毒，具有大球形颗粒、小球形颗粒及管形颗粒3种形态。

2）基因组DNA为双股未闭合的环状结构。

3）抗原抗体系统有HBsAg、抗-HBs、HBcAg、抗-HBc、抗-HBe、HBcAg、PreS、抗-PreS。

(2) 培养特性

1）目前HBV尚不能在传统的细胞培养中分离培养。

2）常用鸭乙型肝炎病毒感染的鸭、土拨鼠及地松鼠等动物模型。

(3) 抵抗力

1）抵抗力较强，对低温、干燥、紫外线和一般消毒剂均有耐受性。不被70%乙醇灭活。

2）高压蒸汽灭菌或100℃ 10 min可将其灭活。氧化剂类可消除其传染性。

2. 致病性与免疫性

1）患者和无症状病毒携带者是主要的传染源。

2）主要通过血液及母婴传播。

3）病毒进入机体后最终侵犯靶器官肝脏，机体的免疫病理反应在引起肝细胞损害上起主要作用。

4）乙型肝炎的临床表现呈多样性，可无症状带病毒，或引起急性、慢性、重症肝炎等。慢性肝炎又可促进肝硬化发生，少数可发展为肝癌。

5）对HBV的免疫由体液免疫和细胞免疫组成。抗体可参与破坏病毒感染的肝细胞及中和病毒，CTL在清除病毒感染的肝细胞中也有重要作用。

3. 微生物学检查　血清学方法：

1）检测HBsAg、抗-HBs、HBeAg、抗-HBe及抗-HBc(俗称“两对半”)。

2）“大三阳”是指HBsAg、HBeAg及抗-HBc阳性，为急性或慢性乙型肝炎，传染性强。

3）“小三阳”是指HBsAg、抗-HBe及抗-HBc阳性，为急性感染趋向恢复。

4. 防治原则

(1) 一般措施　加强对供血员的筛选，对患者血液、分泌物和排泄物等物品须严格消毒，提倡使用一次性注射用具。

(2) 特异性预防

1）注射乙肝疫苗是最有效的预防方法。

2）用高价抗-HBs的人血清免疫球蛋白(HBIg)可作被动免疫预防。

三、丙型肝炎病毒

丙型肝炎病毒(HCV)是一类具有包膜结构的单正链RNA病毒，其感染途径、致病机制与HBV相似，是输血后慢性肝炎及肝硬化的主要原因之一。目前尚无有效的疫苗预防。

四、丁型肝炎病毒

丁型肝炎病毒(HDV)须在HBV或其他嗜肝DNA病毒辅助下才能复制，其感染常导致乙型肝炎感染者的症状加重与恶化。目前尚无特异性预防措施，接种乙肝疫苗也可预防其感染。

五、戊型肝炎病毒

戊型肝炎病毒(HEV)通过粪-口传播，常因患者的粪便污染水源和食物所致。可表现为亚临床型或临床型,与甲型肝炎相似。本病呈自限性,常于4～6周内恢复,慢性者罕见。少部分可表现为重症肝炎,病死率高。病后有一定的免疫力。防治原则与甲型肝炎相同。疫苗正在研制中,治疗尚无特效药物。

【同步综合练习】

一、选择题

A型题

1. 甲型肝炎病毒的主要传播途径是
   A. 呼吸道传播　B. 消化道传播　C. 血液传播　D. 蚊虫叮咬　E. 性接触
2. 诊断甲型肝炎最实用的病原学检测方法是
   A. 免疫电镜法检测粪便标本中病毒颗粒
   B. ELISA检测血中抗-HAV IgM
   C. 取粪便标本作病毒分离培养
   D. PCR检测血液中HAV RNA
   E. 粪便标本中特异性抗原的检测
3. Dane颗粒是指
   A. HAV颗粒　B. 完整的HBV颗粒　C. HBV球形颗粒
   D. HBV管型颗粒　E. 狂犬病病毒包涵体
4. 乙肝病毒的主要传播途径是
   A. 消化道传播血液　B. 血制品　C. 呼吸道
   D. 蚊虫叮咬　E. 直接接触
5. HBV感染的主要标志是
   A. HBsAg　B. 抗-HBs　C. HBcAg　D. HBeAg　E. 抗-HBe
6. 人体感染乙肝病毒(HBV)后,很难在其血清中查出的抗原是
   A. HBsAg　B. HBcAg　C. HBeAg　D. PreS1　E. PreS2
7. 对HBV灭活效果最好的理化因素是
   A. 紫外线照射　B. 100℃ 5 min　C. 0.5%过氧乙酸
   D. 56℃下30 min　E. 乙醚
8. 自患者血清中检出高滴度抗-HBC IgM,表示
   A. HBV已被清除　B. HBV携带者　C. HBV感染但无传染性
   D. 乙型肝炎已痊愈　E. HBV在体内复制
9. 应急预防乙型肝炎有效的免疫制剂是
   A. HBIG　B. 胎盘球蛋白　C. 丙种球蛋白　D. HBsAg　E. 人血清蛋白
10. 对乙型肝炎病毒感染具有保护作用的是
    A. Dane颗粒抗体　B. HBcAb　C. HBsAb　D. DNA多聚酶　E. e抗原
11. 对乙型肝炎的错误叙述是
    A. HBV在肝细胞内的复制是肝细胞损伤的主要原因
    B. 感染途径主要是经血液
    C. 人受感染后,可表现为无症状抗原携带者
    D. 转为慢性及反复迁延的多见
    E. 有些可以发展成为肝硬化或肝癌

12. HDV 的增殖必须有下列哪种病毒存在
A. HAV B. EBV C. HEV D. HBV E. HCV
13. 最易引起输血后肝炎的病毒是
A. HAV B. HBV C. HCV D. HDV E. HEV
14. 血液中不易查到的 HBV 抗原是
A. HBsAg B. HBcAg C. HBeAg D. Pre-S1 E. Pre-S2
15. 下列哪种病毒为缺陷病毒
A. HAV B. HBV C. HCV D. HDV E. HEV
16. HCV 最主要的传播途径是
A. 消化道 B. 日常生活接触 C. 血液和血制品 D. 性接触 E. 母婴传播
17. 可辅助 HDV 复制的病毒是
A. HAV B. HBV C. CMV D. HCV E. EBV
18. HEV 的传播和流行主要是通过
A. 血液和血制品 B. 性接触 C. 日常生活接触
D. 水源或食物被粪便污染 E. 垂直传播
19. 引起输血后肝炎的病毒不包括
A. HBV B. CMV C. HDV D. HEV E. HCV
20. 作为乙型肝炎病毒携带者,在血清中检出最重要的指标是
A. HBcAg B. HBsAg C. HBeAg D. 抗-HBe E. 抗-HBs
21. HBsAg
A. 有感染性,有抗原性,能产生保护性抗体
B. 无感染性,有抗原性,能产生保护性抗体
C. 有感染性,有抗原性,能产生非保护性抗体
D. 无感染性,有抗原性,能产生非保护性抗体
E. 有感染性,无抗原性,不产生任何抗体
22. 目前控制 HCV 传播的主要措施是
A. 接种疫苗 B. 注射高效价免疫血清 C. 对献血者进行抗 HCV 筛查
D. 注射丙种球蛋白 E. 注射干扰素
23. 目前对 HEV 的预防措施主要是
A. 丙种球蛋白注射 B. 灭活疫苗接种 C. 减毒活疫苗接种
D. 加强血制品的检测 E. 保护水源,切断传播途径
24. 儿童感染戊型肝炎病毒后,常表现为
A. 显性感染 B. 潜伏性感染 C. 隐性感染 D. 病毒携带者 E. 病毒清除
25. 不必接受 HBIg 被动免疫的人群是
A. HBsAg 阳性母亲所生的新生儿
B. 输入了 HBsAg 阳性血液
C. 体表破损处沾染了 HBsAg 阳性血清者
D. 无症状 HBsAg 携带者
E. 接受了 HBsAg 阳性器官移植者
26. 关于 HBV 抗原抗体的检测,哪项是错误的
A. 用于乙型肝炎的诊断 B. 用于筛选合格的献血员
C. 选择治疗用药的参考 D. 判断乙型肝炎的预后
E. 调查人群的免疫水平

27. 对乙肝病毒表面抗原叙述错误的是
A. 三种HBV颗粒均含有HBsAg　B. HBsAg含有4种亚型
C. 检出HBsAg表示患乙型肝炎　D. 检出抗HBs表示已获免疫力
E. HBsAg滴度高,HBeAg检出率也高
28. 下列哪种病毒可引起病毒性肝炎易于慢性化并占输血后肝炎第一位
A. 甲型肝炎病毒　B. 乙型肝炎病毒　C. 丙型肝炎病毒　D. 巨细胞病毒　E. 黄热病病毒
29. 甲型肝炎病毒隐性感染后的结局是
A. 免疫力下降时会重复感染　B. 病毒长期潜伏于机体某个部位
C. 成为慢性肝炎　D. 血液中检测不到甲肝病毒
E. 一般不会再感染该病毒
30. 关于HAV的叙述,下述哪项是错误的
A. 传染源主要是患者　B. 主要通过粪-口途径感染
C. 有三种抗原抗体系统　D. 与微小RNA病毒相似
E. 100℃加热5 min及甲醛或氯处理均可使其灭活
31. 不符合血清HBsAg(+)、HBeAg(+)和抗-HBc(+)的解释是
A. 急性乙型肝炎　B. 慢性乙型肝炎　C. 乙型肝炎恢复期
D. 无症状抗原携带者　E. 血清有强传染性
32. 对乙型肝炎的错误叙述是
A. HBV在肝细胞内的复制是肝细胞损伤的主要原因
B. 感染途径主要是经血液
C. 人受感染后,可表现为无症状抗原携带者
D. 转为慢性及反复迁延的多见
E. 有些可以发展成为肝硬化或肝癌
33. HCV与HBV的不同点是
A. 主要经血液传播　B. 可转为慢性化、肝硬化和肝癌
C. 不能细胞培养　D. HCV易变异,不能有效诱导中和抗体
E. 抗原携带者为重要传染源
34. 不属于HBV人工自动免疫制剂的是
A. HBV血源疫苗　B. HBV亚单位疫苗　C. HBV Ig
D. HBV基因重组CHO疫苗　E. HBV基因重组酵母型疫苗
35. 下列理化因素中,能杀死HAV的是
A. 乙醚　B. 加热60℃,1 h　C. pH 3
D. 氯仿　E. 加热100℃,5 min
36. 接种乙型肝炎病毒疫苗后,获得免疫力的指标是
A. HBcAg　B. HBsAg　C. HBeAg　D. 抗-HBe　E. 抗-HBs
37. 关于肝炎病毒与传播途径的组合,哪项是错误的
A. HAV—消化道传播　B. HBV—输血和注射　C. HCV—输血和注射
D. HDV—输血和注射　E. HEV—输血和注射
38. 关于丙型肝炎病毒和丁型肝炎病毒的描述,不正确的一项是
A. 均为RNA病毒　B. 都需要依赖HBV完成其复制
C. 都经输血注射途径传播　D. 均可有慢性携带者
E. 均可导致慢性肝炎、肝硬化
39. HEV和HAV的不同点是

A. 粪-口途径传播　　B. 隐性感染多
C. 一般不转为慢性　　D. 潜伏期末至急性期初，粪便排毒最多
E. 患者多为成人，病死率高

40. 下列哪种病毒不属于 RNA 病毒
A. 流感病毒　　B. 甲型肝炎病毒　　C. 乙型肝炎病毒
D. ECHO 病毒　　E. 流行性出血热病毒

41. 关于 HAV 的叙述，下列哪项是错误的
A. 形态结构与肠道病毒相似　　B. 经粪-口途径传播
C. 只有一个血清型　　D. 感染易转变成慢性
E. 病后免疫力牢固

42. 某患者外科手术时输血 500 ml，近日出现黄疸，并伴肝区痛，食欲不振，厌油食等症状。查抗 HCV-IgM(＋)，最可能的印象诊断是
A. 甲型肝炎　　B. 乙型肝炎　　C. 丙型肝炎　　D. 丁型肝炎　　E. 戊型肝炎

43. 某患者，有输血史，近日体检发现血液 HCV-RNA(＋)和抗 HCV IgM(＋)，最积极有效的处置方法是
A. 卧床休息　　B. 注射抗生素　　C. 注射丙种球蛋白
D. 注射干扰素　　E. 接种疫苗

44. 一男性静脉吸毒者，10 年前检查 HBsAg(＋)，近日突发重症肝炎，并于 10 日内死亡。该患者可能是合并了哪种病毒感染
A. HAV　　B. HCV　　C. HDV　　D. HEV　　E. CMV

45. 某患者，患乙型病毒性肝炎多年，近日病情加重，形成爆发性肝炎，推测可能是合并 HDV 的重叠感染。该病毒属于
A. 类病毒　　B. 拟病毒　　C. 朊病毒　　D. 前病毒　　E. 缺陷病毒

B 型题

A. 抗 HBe　　B. 抗- HBc IgG　　C. 抗- HBc IgM　　D. 抗- HBs　　E. 抗- PreC

1. 为中和抗体，能保护免受 HBV 感染的抗体是
2. 提示 HBV 在体内处于复制状态(急性乙型肝炎或慢性乙肝急性发作)的抗体是

A. HAV　　B. HBV　　C. HCV　　D. HDV　　E. HEV

3. 孕妇感染后病死率高
4. 复制时需要嗜肝 DNA 病毒辅助
5. 可用丙种球蛋白和胎盘蛋白紧急预防
6. 多感染儿童，以隐性感染为主
7. 可用灭活疫苗和减毒活疫苗预防

A. 抗- HBe　　B. 抗- HBs　　C. 抗- Hbc IgM　　D. 抗- HBc IgG　　E. HBsAg

8. 慢性乙型肝炎的常见异常指标是
9. 急性乙型肝炎的诊断指标是
10. 可中和 HBV，抵抗再感染
11. 感染 HBV 后，血清中最先出现的是

A. 粪便　　B. 血液　　C. 鼻咽拭子　　D. 脑脊液　　E. 尿

12. 可传播 HBV、HCV 和 HDV 的主要物质是

13. 可用免疫电镜检测到 HAV、HEV 颗粒的标本是

A. HAV　B. HBV　C. HCV　D. HDV　E. HEV

14. 属于 DNA 病毒
15. 其基因组最小
16. 目前能在细胞培养中增殖
17. 属于缺陷病毒

A. HBsAg　B. HBcAg　C. HBeAg　D. HDAg　E. HEAg

18. 血清阳性表示 HBV 复制,具有高度传染性
19. 是制备疫苗的主要成分,其相应抗体有中和作用
20. 控制丁型肝炎,对献血者的血液应严加检查
21. 可以在粪便中检测抗原

A. HBsAg　B. HBcAg　C. HBeAg　D. 抗- HBs　E. 抗- HBc

22. 存在于 Dane 颗粒表面
23. 血清中不易检测到
24. 对机体具有保护性
25. 由 HBV 的 C 基因编码产生

A. 包膜　B. 外层衣壳　C. 内层衣壳
D. HBV 的前基因组　E. HBV 的正链 DNA

26. HBsAg 位于 HBV 的
27. 因 HCV 对脂溶剂敏感,推测其具有
28. HBcAg 的存在部位是
29. 复制 HBV 负链 DNA 的模板是

A. 仅血清 HBsAg 阳性
B. 血清 HBsAg、HBeAg 或抗- HBe 阳性、抗- HBc 阳性
C. 血清抗- HBs 和抗- HBc 阳性,抗- HBe 阳性阴性或阳性
D. 血清 HBsAg 和抗- HBc 阳性,而 HBeAg 一直为阴性
E. 仅血清抗- HBs 阳性

30. 接种过乙型肝炎疫苗或感染过乙型肝炎病毒已经完全康复者
31. 感染 HBV 后,处于恢复期或趋向好转的标志是
32. 急性或慢性乙型肝炎或多数慢性无症状 HBV 携带者

A. 血清抗- HAV IgG　B. 血清抗- HAV IgM
C. 甲型肝炎灭活疫苗　D. 甲型肝炎减毒活疫苗
E. 人血清丙种球蛋白或胎盘球蛋白

33. 用于甲型肝炎诊断的标志物是
34. 既产生体液免疫,又产生细胞免疫的预防接种是
35. 在甲型肝炎患者恢复后期或预防接种后,出现的血清学标志物是

A. 消化道传播　B. 输血传播　C. 虫媒传播　D. 呼吸道传播　E. 直接接触传播

36. 戊型肝炎病毒(HEV)的主要传播途径是
37. 丙型肝炎病毒(HCV)的主要传播途径是
38. 乙型脑炎病毒的主要传播途径是

二、名词解释

1. Dane 颗粒
2. 乙肝"两对半"
3. 乙肝"大三阳"
4. 乙肝"小三阳"

三、问答题

1. 目前已发现的肝炎病毒有哪些从传播途径上可将其分为几类?
2. 肝炎病毒中,可引起输血后肝炎的有哪些? 怎样预防输血后肝炎?
3. 对哪些肝炎病毒可以通过接种疫苗进行预防? 其所用疫苗属何种类型?
4. 简述 HBV 抗原抗体系统检测的临床意义。
5. HBV 感染导致肝细胞损伤的机制有哪些?

【参考答案及解析】

一、选择题

A 型题

1. B　2. B　3. B　4. B　5. A　6. B　7. C　8. E　9. A　10. C　11. A　12. D　13. C　14. B　15. D　16. C　17. B　18. D　19. D　20. B　21. A　22. C　23. E　24. C　25. D　26. C　27. C　28. C　29. E　30. C　31. C　32. A　33. D　34. C　35. E　36. E　37. E　38. B　39. E　40. C　41. D　42. C　43. D　44. C　45. E

B 型题

1. D　2. C　3. E　4. D　5. A　6. A　7. A　8. D　9. C　10. B　11. E　12. B　13. A　14. B　15. D　16. A　17. D　18. C　19. A　20. A　21. E　22. A　23. B　24. D　25. B　26. B　27. A　28. C　29. D　30. E　31. C　32. B　33. B　34. D　35. A　36. A　37. B　38. C

二、名词解释

1. Dane 颗粒:即大球形颗粒,为完整的乙型肝炎病毒颗粒,有感染性。直径 42 nm,具有双层衣壳。由 Dane 于 1970 年首先发现。

2. 乙肝"两对半":是利用血清学方法检测肝炎病毒的抗原、抗体,主要包括 HBsAg、HBsAb、HBeAg、HBeAb 及 HBcAb,俗称两对半。可协助诊断及判断病程、疗效、预后及用于流行病学调查。

3. 乙肝"大三阳":是指 HBsAg、HBeAg 及 HBcAb 阳性,可见于慢性肝炎或无症状携带者,传染性强。

4. 乙肝"小三阳":是指 HBsAg、HBeAb 及 HBcAb 阳性,常预示急性感染趋向于恢复。

三、问答题

1. 肝炎病毒是引起病毒性肝炎的病原体,目前公认的有 5 种类型,包括甲型、乙型、丙型、丁型和戊型。近年来又发现一些与人类肝炎相关的病毒,如乙型肝炎病毒、庚型肝炎病毒、TTV等,这些病毒是否为新型人类肝炎病毒尚需进一步证实。肝炎病毒从传播途径上可分为两大类,胃肠道传播和非胃肠道传播。前者主要通过粪-口途径传播,传染性极强。包括HAV和HEV。后者主要通过血液传播(包括输血、输液、注射、手术、针刺、牙科、妇科、纤维内窥镜等操作及微小伤口感染)和母婴传播。包括HBV、HCV和HDV。

2. 肝炎病毒中,可引起输血后肝炎的有HBV、HCV和HDV。预防输血后肝炎可通过一般措施和特异性预防。一般措施包括:①加强血液及血液制品的管理、献血员筛选,禁止静脉吸毒及防止意外受伤,预防血液途径传播。②加强婚前检查及性教育,防止性传播。③防止医院内传播:住院患者普查HBsAg,及时发现和管理传染源;各种医疗器械的严格灭菌以防止医源性感染;在牙科、内镜、妇产科接生等医疗操作及手术时避免意外受伤以防止医务人员感染。对偶发意外伤口及时清洗,挤出血液或组织液,及时消毒等处理。特异性预防包括人工自动免疫和被动免疫。乙肝疫苗注射是预防乙肝的最有效方法。注射高效价HBIg,可用于与乙肝患者密切接触者的紧急预防或HBV阳性的母亲所生的新生儿,阻断母婴传播。目前HCV和HDV尚无有效的特异性预防措施。

3. 肝炎病毒可以通过接种疫苗进行预防的有HAV和HBV。我国使用的甲肝活疫苗为H2株减毒活疫苗,用于1岁以上儿童或与甲型肝炎密切接触的易感者,国外已有甲醛灭活疫苗,二者预防效果均好。目前应用的HBV疫苗有血源性疫苗和基因工程疫苗。前者是从无症状携带者血清中提纯的HBsAg,后者是将编码的基因转入酵母菌或其他细胞中高效表达,将纯化的HBsAg制备成疫苗。第三代疫苗(HBsAg多肽疫苗或HBV核酸疫苗)正在研制中。

4. HBsAg(+):表明机体感染了HBV。急性肝炎、慢性肝炎、携带者均可阳性。抗-HBs:表明机体对HBV有免疫力,表示感染恢复或疫苗接种获免疫力。HBeAg(+):是HBV体内复制和血液传染性强的标志。抗-HBe表明恢复期,已获一定免疫力;抗-HBc IgM表示HBV感染早期在体内复制,血液传染性强;抗-HBc IgG,出现于慢性乙肝或趋向恢复。

5. HBV的致病机制尚未完全清楚,一般认为病毒对肝细胞的直接损害并不明显,其抗原成分诱发机体的免疫病理损害导致了肝细胞的破坏。其机制主要包括以下三个方面:

(1) 抗体介导的免疫病理损害,肝细胞感染HBV后,膜上可出现HBV特异性抗原和暴露出肝特异性脂蛋白抗原(LSP),诱导机体产生抗体。这些抗体和肝细胞上相应的抗原结合,继而可通过激活补体、激活巨噬细胞、NK细胞等诱发ADCC作用,破坏肝细胞。

(2) 细胞介导的免疫病理损害,通过CTL的直接杀伤作用和迟发型超敏反应,导致肝细胞的破坏。

(3) 免疫复合物引起的病理损害,在部分乙型肝炎患者体内可检出HBsAg-抗-HBs复合物,此复合物可沉积于肾小球基底膜、关节滑液囊等处,激活补体,诱发Ⅲ型变态反应,导致肾小球肾炎、关节炎、皮疹及血管炎等肝外组织器官的损害。另外,大量免疫复合物沉积于肝内,可使肝内小血管栓塞,大量肝细胞坏死而致重症肝炎。

(姚淑娟)

第二十一章　虫媒病毒及出血热病毒

【教学要点】

掌握　流行性乙型脑炎病毒的传播途径和防治原则；汉坦病毒的流行环节。

熟悉　虫媒病毒的共同特征；流行性乙型脑炎病毒致病性与免疫性；登革病毒的致病性与免疫性；汉坦病毒的致病性与免疫性。

了解　虫媒病毒的生物学特性、微生物学检查法；埃博拉病毒、克里米亚-刚果出血热病毒。

【重点难点剖析】

虫媒病毒是一类通过吸血节肢动物传播的病毒，在我国主要的是乙型脑炎病毒、森林脑炎病毒、登革热病毒。

共同特征：①球形有包膜病毒，核酸类型为(＋)ssRNA；②节肢动物是病毒的传播媒介和储存宿主；③疾病具有明显的季节性和地方性。

出血热病毒归类于不同的病毒科，我国流行的主要是汉坦病毒和新疆出血热病毒。

一、流行性乙型脑炎病毒(epidemic type bencephalitis virus)

库蚊既是传播媒介又是储存宿主，传染源主要是带病毒的动物(幼猪)。

病毒通过蚊虫叮咬进入机体，经两次病毒血症后穿过血-脑屏障进入中枢神经系统引起脑实质和脑膜病变。病毒感染以隐性感染为主，只有少数出现临床症状。感染后可获得牢固免疫力，免疫机制以体液免疫为主。

检测：采用血凝抑制试验、ELISA 法等检测特异性 IgM，阳性表明近期感染；双份血清。IgG 类抗体效价 4 倍增高，有辅助诊断意义。

预防：防蚊、灭蚊是预防乙脑的重要环节；对易感染物接种兽用疫苗可控制乙脑病毒的传播；人群的特异性预防，使用灭活乙脑疫苗。

二、登革病毒(dengue virus)

伊蚊是登革病毒的传播媒介，人和猴是登革病毒的储存宿主，引起猴-蚊-人的循环传播途径。

登革病毒感染的靶细胞是具有 FcR 的单核-巨噬细胞。病毒经血液播散，致登革热、登革出血热和登革休克综合征。

检测：特异性 IgM 阳性，是登革病毒近期感染的指标。

特异性 IgG 4 倍或 4 倍以上增加，可辅助诊断疾病。

三、森林脑炎病毒

蜱是森林脑炎病毒的传播媒介和储存宿主。多种野生动物是其传染源，人进入林区被蜱叮咬而感染。病毒侵犯中枢神经系统,引起脑膜炎、脑脊髓炎和脊髓炎。

特异性预防方法是对有关人员接种灭活疫苗。

四、汉坦病毒(hantavirus)

球形有包膜中等大小病毒,包膜上有两种刺突: G1 和 G2,都是病毒的中和抗原,可刺激机体产生中的抗体。核酸类型为(−)ssRNA。

鼠类为汉坦病毒主要的储存宿主和传染源,人主要通过与鼠的排泄物接触而感染。病毒对毛细血管内皮细胞和免疫细胞有较强的亲嗜性和侵袭力,病毒感染主要导致全身小血管病变,其损伤机制包括病毒的直接作用和免疫病理。

检测: 特异性 IgM 阳性可作为近期感染的指标;IgG 4 倍或 4 倍以上增高可辅助诊断疾病。

【同步综合练习】

一、选择题

A 型题

1. 流行性乙型脑炎病毒的传染源是
   A. 幼猪　B. 三带喙库蚊　C. 虱　D. 蜱　E. 螨
2. 关于乙型脑炎病毒,哪项是错误的
   A. 蚊是传播媒介　B. 猪是扩增宿主　C. 多为隐性感染
   D. 为 DNA 病毒　E. 病毒外层有包膜
3. 登革病毒的传播媒介是
   A. 蚊　B. 蜱　C. 虱　D. 蚤　E. 螨
4. 关于以节肢动物为媒介的组合,哪项是错误的
   A. 乙型脑炎病毒,登革病毒　B. 乙型脑炎病毒,麻疹病毒
   C. 登革病毒,斑疹伤寒立克次体　D. 登革病毒,恙虫病立克次体
   E. 乙型脑炎病毒,Q 热柯克斯体
5. 流行性乙型脑炎病毒的传播途径是
   A. 跳蚤叮咬　B. 蜱叮咬　C. 三带喙库蚊叮咬
   D. 螨叮咬　E. 虱叮咬
6. 预防乙脑的关键是
   A. 防蚊灭蚊　B. 人群普遍接种疫苗　C. 幼猪接种疫苗
   D. 隔离患者　E. 使用抗病毒制剂
7. 乙脑病毒感染人体的主要临床类型或表现是
   A. 隐性或轻症感染　B. 枢神经系统症状　C. 出血热
   D. 肝炎　E. 关节炎
8. 乙脑早期诊断的检测方法应首选
   A. 从血标本中分离病毒　B. 血凝抵制试验　C. 补体结合试验
   D. IgM 抗体捕获的 ELISA 试验　E. 中和试验
9. 森林脑炎病毒的传染源主要是
   A. 蜱　B. 野生动物　C. 患者　D. 螨　E. 猪
10. 森林脑炎病毒除经蜱叮咬传播外,还能通过哪种途径传播
    A. 呼吸道　B. 胃肠道　C. 性接触　D. 蚊叮咬　E. 日常生活接触

11. 关于登革病毒的致病性和免疫性，下列哪项是错误的
   A. 在自然界中登革病毒储存于人和猴体中，经伊蚊传播
   B. 登革出血热通常发生于再次感染者
   C. 初次感染形成的抗体对机体有保护作用，可减轻再次感染的症状
   D. 初次感染诱生的抗体对再次感染的病毒，可发生免疫促进作用
   E. 变态反应是登革病毒致病机制之一
12. 肾综合征出血热的病原体是
   A. 登革病毒　B. 汉坦病毒　C. 新疆出血热病毒
   D. 埃博拉病毒　E. 刚果出血热病毒
13. 流行性出血热病毒的核酸类型是
   A. 单片段单负股 DNA　B. 多片段单负股 RNA　C. 单片段单正股 RNA
   D. 多片段单正股 RNA　E. 双股 DNA
14. HFRSV 的流行与哪种动物有关
   A. 鼠　B. 猫　C. 犬　D. 猪　E. 牛
15. 汉坦病毒在细胞培养中增殖最常用的检测方法是
   A. CPE 观察法　B. PCR 技术　C. Northern 印染法
   D. 红细胞吸附试验　E. 免疫荧光法
16. 控制 HFRSV 流行最重要的有效措施是：
   A. 灭鼠　B. 灭蚤　C. 灭蚊
   D. 防蜱叮咬　E. 使用特异性疫苗
17. 关于 HFRSV 的免疫性，下列哪项是正确的
   A. 正常人群血清抗体阳性率高
   B. 隐性感染形成的免疫力持久
   C. 机体主要依赖于 SIgA 的保护作用
   D. 机体主要依赖于 IgM、IgG 的保护作用
   E. 病后免疫力不牢固
18. HFRSV 感染后，早期诊断的血清学方法是：
   A. 中和抗体的检测　B. 组化法检测抗原　C. 特异性 IgM 的检测
   D. 血凝抑制抗体的检测　E. 以上都不是
19. 疆出血热的传播媒介是
   A. 蚊　B. 蚤或虱　C. 鼠　D. 蜱　E. 白蛉
20. 新疆出血热病毒与汉坦病毒的相同点是
   A. 结构与培养特性　B. 抗原性　C. 传播方式
   D. 致病性　E. 以上都不是
21. 下列哪种动物不属于汉坦病毒的易感动物
   A. 黑线姬鼠　B. 大鼠　C. 小盾恙螨　D. 幼猪　E. 鼠
22. 与新疆出血热流行关系不大的动物是
   A. 蚊　B. 蜱　C. 鼠　D. 羊　E. 牛

B 型题

A. 乙型脑炎　B. DHF　C. HFRS　D. AIDS　E. ATL

上述疾病的病原体分别是

1. HIV
2. dengue virus

3. Hantavirus
4. HTLV-1
5. JEV

A. 森林脑炎病毒　B. JEV　C. dengue virus　D. HIV　E. Ebola virus

6. 依赖抗体增强感染的病毒
7. 可用 Westen blot 确诊感染的病毒
8. 死亡率极高的出血热病毒
9. 蜱叮咬传播的病毒
10. 可用疫苗预防感染的病毒

A. 标本与外周血单核细胞作共培养　B. 幼猪免疫接种
C. E蛋白　D. 检测 p24 抗原
E. 免疫荧光染色检测抗原

11. 控制乙脑病毒传播的措施之一是
12. dengue virus 的主要包膜蛋白是
13. 提高 HTLV 分离的敏感性可用
14. 确诊 hantavims 感染培养细胞可用
15. 诊断 HIV 感染

A. 人虱　B. 鼠蚤　C. 恙螨　D. 蜱　E. 蚊

16. 流行性乙型脑炎的传播媒介是
17. 地方性斑疹伤寒的传播媒介是
18. 流行性斑疹伤寒的传播媒介是

二、名词解释

1. 虫媒病毒
2. 汉坦病毒肾综合征出血热(HFRS)

三、问答题

1. 何谓抗体依赖的感染增强作用？试述其产生机制。
2. 试述汉坦病毒的致病机制。

【参考答案及解析】

一、选择题

A型题

1. A　2. D　3. A　4. B　5. C　6. A　7. A　8. D　9. B　10. B　11. C　12. B　13. B　14. A　15. E　16. A　17. D　18. C　19. D　20. A　21. D　22. A

B型题

1. D　2. B　3. C　4. E　5. A　6. C　7. D　8. E　9. A　10. B　11. B　12. C　13. A　14. E　15. D　16. E　17. B　18. A

二、名词解释

1. 虫媒病毒是一类通过吸血的节肢动物叮咬易感的脊椎动物而传播疾病的病毒。我国主要流行的有流行性乙型脑炎病毒、登革病毒和森林脑炎病毒。

2. 汉坦病毒肾综合征出血热由汉坦病毒感染引起，以肾组织的急性出血、坏死为主。典型的临床表现为高热、出血和肾功能损害，严重者可表现为多脏器出血及肾功能衰竭。

三、问答题

1. 依赖抗体的感染增强作用(ADE)是指某些病毒感染后产生的非中和抗体在病毒的再次感染中起到增强病毒感染的作用。其可能的机制：病毒感染后产生的抗体在体内有两种不同的作用：①血清型特异中和抗体能预防病毒感染；②血清交叉性非中和抗体具有增强病毒感染的作用。非中和抗体IgG的Fab段与病毒颗粒结合，形成免疫复合物，Fc段与单核细胞表面的Fc受体结合。免疫复合物对单核细胞的亲嗜性比单独的病毒大得多。病毒一旦进入单核细胞后即可在其中大量繁殖，并将病毒带到全身的网状内皮系统及其他易感细胞，导致病毒在机体内大量增殖而加重病情。

2. 汉坦病毒有独特的组织嗜性和致病性，表现为对毛细血管内皮细胞及免疫系统细胞有较强嗜性和侵袭力。病毒侵入人体后，可能在血管内皮细胞等处增殖，一方面可直接导致受染细胞和脏器的结构与功能损害，另一方面可激发免疫应答，进而导致免疫病理损伤(涉及Ⅰ～Ⅳ型超敏反应)，促使毛细血管扩张和通透性增高，导致皮肤和黏膜出血与水肿、低血压、休克和肾脏功能障碍。患者一般于感染后2周发病，引起以高热和肾组织的急性出血、坏死为主的肾综合征出血热，或以肺组织的急性出血、坏死为主的汉坦病毒肺综合征。

(姚淑娟)

第二十二章 疱疹病毒

【教学要点】

掌握 单纯疱疹病毒、水痘-带状疱疹病毒的血清型与致病性；巨细胞病毒生物学特点与先天性感染；EB病毒致病性。

熟悉 疱疹病毒的共同特点；单纯疱疹病毒、水痘-带状疱疹病毒的防治原则。

了解 人类的其他疱疹病毒种类及所致疾病。

【重点难点剖析】

对人类致病的疱疹病毒包括：单纯疱疹病毒Ⅰ、Ⅱ型、水痘-带状疱疹病毒、EB病毒、巨细胞病毒和人类疱疹病毒6.7.8型。

疱疹病毒的共性：

(1) 形态结构 球形，中等大小，有包膜的DNA病毒。

(2) 致病性 感染类型多样，包括增殖性感染、潜伏感染、整合感染和先天性感染。

一、单纯疱疹病毒(HSV)和水痘-带状疱疹病毒(VZV)

(1) 增殖性感染和潜伏感染 略。

(2) 先天性感染 孕妇HSV-Ⅰ的原发感染或潜伏感染激活，均可通过胎盘导致胎儿的感染致胎儿畸形、智力低下、流产等；分娩时胎儿通过HSV-Ⅱ感染的产道也可造成新生儿的感染，致新生儿疱疹。

(3) 整合感染 HSV-Ⅱ与宫颈癌的发生有密切关系。

二、巨细胞病毒(CMV)

1. 培养特点 仅能在人成纤维细胞中增殖，且增殖缓慢，有明显CPE，其特征为细胞肿胀，核内出现大型嗜酸性包涵体。

2. 致病特点 人群对CMV普遍易感，初次感染多发生于2岁以下婴幼儿，隐性感染多见，并可长期带病毒成为潜伏感染。

患者和潜伏感染者可长期或间歇地从唾液、乳汁、尿液、精液、宫颈和阴道分泌物中排病毒，通过接触(日常、性)、输血、器官移植、胎盘、产道、哺乳等多种途径传播。

(1) 先天感染 CMV是造成胎儿先天感染的最常见病毒。孕期的原发和复发感染均可通过胎盘危及胎儿。

(2) 后天感染及潜伏感染的激活 CMV潜伏感染的激活诱因主要有妊娠、免疫抑制剂的使用、外科手术、恶性肿瘤等，临床表现为输血后单核细胞增多症、输血后肝炎等，多数症状较轻，但免疫功能低下者可发生严重的甚至致死性感染。

(3) CMV的转化细胞作用和致癌潜能 CMV的DNA片段在细胞培养和动物实验中分别可引起

细胞转化和肿瘤。在多种肿瘤组织中检出 CMV 的 DNA 序列，提示 CMV 的致癌潜能。

3. 诊断 ELISA 法检测抗- CMV 的 IgM；核酸杂交法或 PCR 法检测病毒 DNA。

三、EB 病毒(EBV)

EBV 是一种嗜 B 淋巴细胞的人疱疹病毒，在人群中感染非常普遍，多数无明显症状。

主要通过唾液传播，病毒对鼻咽部黏膜细胞有特殊亲嗜性。

EBV 潜伏感染时表达 2 种抗原：①EBV 核抗原和潜伏感染蛋白；②EBV 增殖性感染时表达 3 种抗原：EBV 早期抗原、EBV 衣壳抗原和 EBV 膜抗原。

青春期初次感染大剂量的 EBV，可引起传染性单核细胞增多症。

EBV 有明显的致癌潜能，与非洲儿童恶性淋巴瘤和鼻咽癌的发生密切相关。

【同步综合练习】

一、选择题

A 型题

1. 口唇疱疹常由哪种病毒引起
   A. 单纯疱疹病毒 1 型　B. 单纯疱疹病毒 2 型　C. 人疱疹病毒 3 型
   D. 人疱疹病毒 4 型　E. 人疱疹病毒 5 型
2. 生殖器疱疹常由下列哪种病毒引起
   A. 人疱疹病毒 1 型　B. 人疱疹病毒 2 型　C. 人疱疹病毒 3 型
   D. 人疱疹病毒 4 型　E. 人疱疹病毒 5 型
3. 单纯疱疹病毒潜伏的细胞是
   A. 单核吞噬细胞　B. 神经细胞　C. T 细胞　D. B 细胞　E. 上皮细胞
4. HSV-1 的潜伏部位是
   A. 三叉神经节　B. 脊髓后根神经节　C. 骶神经节
   D. 脑神经的感觉神经节　E. 腰神经节
5. HSV-2 的潜伏部位是
   A. 三叉神经节　B. 脊髓后根神经节　C. 颈上神经节
   D. 脑神经的感觉神经节　E. 骶神经节
6. 关于 HSV 的叙述，下列哪项是错误的
   A. 人群感染较为普遍
   B. 人是自然宿主
   C. 密切接触和性接触为主要传播途径
   D. 初次感染多数为隐性感染
   E. 感染恢复后少数病毒转为潜伏
7. 关于单纯疱疹病毒的致病性，下列哪项是错误的
   A. 传染源是患者和健康带毒者　B. 主要经飞沫传播
   C. 病毒长期潜伏于宿主体内　D. 病毒潜伏于神经节的神经细胞
   E. HSV-2 与宫颈癌发生有关
8. 关于 HSV 的防治原则，下列哪项是错误的
   A. 接种疫苗进行预防　B. 孕妇产道发生 HSV-2 感染，应作剖宫产
   C. 阿昔洛韦对 HSV 有抑制作用　D. 避免与患者密切接触

E. 用0.1%的碘苷治疗疱疹性角膜炎有较好的效果

9. 水痘-带状疱疹病毒的潜伏部位是

A. 三叉神经节　B. 脊髓后根神经节　C. 颈上神经节
D. 腰神经节　E. 骶神经节

10. 关于水痘-带状疱疹病毒的叙述,下列哪项是错误的

A. 只有1个血清型
B. 儿童水痘恢复后,体内病毒不能全部被清除
C. 密切接触和性接触为主要传播途径
D. 病毒潜伏于脊髓后根神经节
E. 病后产生免疫力,但不能清除潜伏病毒

11. 水痘-带状疱疹病毒侵犯的主要细胞是

A. 上皮细胞　B. 神经细胞　C. 白细胞　D. 噬细胞　E. B细胞

12. 人巨细胞病毒常引起

A. 唇疱疹　B. 带状疱疹　C. 病毒性脑炎
D. 先天性畸形　E. 传染性单核细胞增多症

13. 目前认为与鼻咽癌发病有关的病毒是

A. 鼻病毒　B. EB病毒　C. 单纯疱疹病毒　D. 麻疹病毒　E. 巨细胞病毒

14. EBV主要侵犯的细胞是

A. $CD4^{+}$ T细胞　B. 红细胞　C. $CD8^{+}$ T细胞　D. 单核细胞　E. B细胞

15. CMV可通过多种途径传播,但下列哪种应除外

A. 先天性感染　B. 围生期感染　C. 呼吸道感染　D. 接触感染　E. 输血感染

16. 新生儿血清中检出抗巨细胞病毒的IgM,说明是

A. 先天性感染　B. 出生后感染　C. 从母体获得的抗体
D. 先天性HSV感染　E. 后天获得性免疫

17. 通过输血传播的疱疹病毒有

A. HSV、EBV　B. EBV、VZV　C. CMV、EBV　D. VZV、HSV　E. HSV、HHV-6

18. 可导致先天性畸形的病毒有

A. 风疹病毒、CMV、HHV-Ⅰ型　B. 风疹病毒、流感病毒、腮腺炎病毒
C. 风疹病毒、乙脑病毒、麻疹病毒　D. CMV、腺病毒、乙型肝炎病毒
E. CMV、鼻病毒、腮腺炎病毒

19. 下列哪种病毒能形成巨大细胞又能在核内形成包涵体

A. HSV-1　B. HSV-2　C. CMV　D. EBV　E. VZV

20. 引起水痘、带状疱疹的病原体是

A. HSV-1　B. HSV-2　C. VZV　D. CMV　E. EBV

21. 下列除哪项外,均为疱疹病毒的特点

A. 为有包膜DNA病毒　B. 细胞培养时出现CPE　C. 形成多核巨细胞
D. 可出现潜伏感染　E. 病毒核酸分节段

22. 关于疱疹病毒的特点,下列哪项是错误的

A. 病毒呈球形,核心由双股RNA组成
B. 多数能在人二倍体细胞核内复制,产生明显细胞病变
C. 病毒感染宿主细胞可表现为增殖性感染
D. 潜伏感染时,病毒不增殖
E. 病毒基因组的一部分可整合于宿主细胞DNA中

23. 称为卡波济(Kaposi)肉瘤相关疱疹病毒的是
A. HSV-1　　B. HSV-2　　C. HHV-8　　D. HHV-7　　E. HHV-6
24. 某患者，发热39℃，脾肝肿大，颈部淋巴结可触及，血液WBC增多，异型淋巴细胞可检出。印象诊断是传染性单核细胞增多症，引起该病的病原体是
A. 腺病毒　　B. 丙型肝炎病毒　C. 风疹病毒　　D. 巨细胞病毒　　E. EB病毒
25. 与宫颈癌有关的病原体是
A. HHV-1　　B. HHV-2　　C. HHV-3　　D. HHV-4　　E. HHV-5

B型题

A. 单纯疱疹病毒(HSV)-Ⅰ型　　B. 单纯疱疹病毒(HSV)-Ⅱ型
C. 水痘-带状疱疹病毒(VZV)　　D. 巨细胞病毒(CMV)
E. EB病毒
1. 潜伏于三叉神经节的是
2. 潜伏于骶神经节的是
3. 潜伏于脊髓后根神经节的是

A. HHV-1　　B. HHV-2　　C. HHV-3　　D. HHV-4　　E. HHV-5
4. 与宫颈癌有关的病原体是
5. 与水痘-带状疱疹有关的病原体是
6. 与传染性单核细胞增多症有关的病原体是
7. 与输血后单核细胞增多症有关的病原体是

A. EBV　　B. VZV　　C. CMV　　D. HSV-2　　E. HSV-1
8. 与鼻咽癌有关的病原体是
9. 与非洲儿童恶性淋巴瘤有关的病原体是
10. 与角膜结膜炎有关的病原体是

A. 唇疱疹　　B. 生殖器疱疹　　C. Burkitt淋巴瘤
D. 水痘　　E. 巨细胞病毒感染
11. 单纯疱疹病毒-1型可引起
12. 单纯疱疹病毒-2型可引起
13. 巨细胞病毒可引起
14. EB病毒可引起

A. 人疱疹病毒5型　　B. 人疱疹病毒6型　　C. 人疱疹病毒7型
D. 人疱疹病毒8型　　E. 人疱疹病毒4型
15. Kaposi肉瘤的病原体是
16. 幼儿急疹的病原体是
17. 巨细胞病毒感染的病原体是
18. Burkitt淋巴瘤的病原体是

A. HSV-gB　　B. HSV-gD　　C. HSV-g　　D. HSV-gM　　E. HSV-gG
19. 为HSV-2的型特异性抗原决定簇
20. 与诱导产生中和抗体的是

21. 与包膜和细胞膜融合的是
22. 与细胞间连接处的受体结合的是

A. 传染性单核细胞增多症　B. B细胞淋巴瘤　C. 慢性CDH细胞淋巴瘤
D. 带状疱疹　E. 生殖器疱疹

23. EBV可引起
24. VZV可引起
25. HSV-2可引起

A. 宿主范围广，可在感染神经节内形成潜伏感染
B. 宿主范围窄，可引起感染细胞形成巨细胞
C. 宿主范围最窄，感染的靶细胞主要是B细胞
D. 宿主范围最广，可在细胞内长期潜伏
E. 目前尚未发现在人类有宿主细胞

26. α疱疹病毒
27. β疱疹病毒
28. γ疱疹病毒

二、名词解释

1. 潜伏感染
2. CID(cytomegalic inclusion disease)

三、问答题

1. 试述人类疱疹病毒的种类及其与疾病的关系。
2. 试述HSV的潜伏部位及其致病特点。
3. 试述EB病毒的感染特点及其与疾病的关系。

【参考答案及解析】

一、选择题

A型题

1. A　2. B　3. B　4. A　5. E　6. E　7. B　8. A　9. B　10. C　11. A　12. D　13. B　14. E　15. C　16. A　17. C　18. A　19. C　20. C　21. E　22. A　23. C　24. E　25. B

B型题

1. A　2. B　3. C　4. B　5. C　6. D　7. E　8. A　9. A　10. E　11. A　12. B　13. E　14. C　15. D　16. B　17. A　18. E　19. E　20. B　21. B　22. A　23. A　24. D　25. E　26. A　27. B　28. C

二、名词解释

1. 潜伏感染经隐性或显性感染后，病毒基因存在于一定的细胞或组织中，但不能产生有感染性的病毒体，在某些条件下病毒可被激活而急性发作。疱疹病毒属的病毒均可引起潜伏感染。

2. 巨细胞病毒感染(cytomegalic inclusion disease, CID)：在妊娠期间HCMV通过胎盘传给胎儿，

引起先天性感染，严重者在出生后可出现CID，典型的CID表现为新生儿黄疸、肝脾肿大、血小板减少性紫癜、溶血性贫血和不同程度的神经系统损害，包括小脑畸形、听觉异常、脉络膜视网膜炎、视神经萎缩等。

三、问答题

1. 人类疱疹病毒的种类：人单纯疱疹病毒、水痘-带状疱疹病毒、人巨细胞病毒、EB病毒、人疱疹病毒6型、人疱疹病毒7型、人疱疹病毒8型。单纯疱疹病毒1型感染部位主要在腰部以上。最常引起龈口炎、唇疱疹、疱疹性角膜结膜炎、皮肤疱疹性湿疹等，亦可引起生殖器疱疹。单纯疱疹病毒2型主要与腰部以下部位感染有关，引起生殖器疱疹；单纯疱疹病毒2型与宫颈癌关系密切。水痘-带状疱疹病毒儿童原发感染引起水痘，成人复发感染为带状疱疹。人巨细胞病毒可引起先天性感染，是造成胎儿畸形的最常见病毒，患儿可表现为巨细胞病毒感染，严重者可致死胎、流产或先天畸形；后天感染可导致输血后单核细胞增多症、肝炎、间质性肺炎、脑膜炎等。EB病毒青春期后的初次感染表现为传染性单核细胞增多症，并与鼻咽癌和非洲儿童Burkitt淋巴瘤的发生密切相关。人疱疹病毒6型感染可引起幼儿急疹、幼儿急性发热病，偶尔可引起间质性肺炎、骨髓抑制等。人疱疹病毒8型是Kaposi肉瘤的致病因子。

2. HSV可形成原发感染、潜伏感染和再发。HSV-1的原发感染多见于儿童，以腰以上的感染为主，最常引起龈口炎、疱疹性角膜结膜炎、唇疱疹和皮肤疱疹性湿疹等。HSV-2的原发感染多发生于性生活后，主要引起腰以下及生殖器的感染。HSV原发感染后，病毒可在机体形成潜伏感染。HSV-1潜伏于三叉神经节和颈上神经节，HSV-2潜伏于骶神经节。当人体受到各种刺激，可引起局部复发性疱疹。复发的表位常在原发感染灶的同一部位或附近。HSV还可引起先天性感染和新生儿感染。此外，HSV-2感染与宫颈癌的发生有密切的关系。

3. EB病毒在宿主细胞中存在两种感染形式，即增殖性感染和非增殖性感染。增殖性感染是指病毒在细胞内自主复制，产生大量的子代病毒，并使感染细胞裂解。非增殖性感染包括潜伏感染和恶性转化。在一定的条件下或某些诱导因子的作用下，潜伏感染的EBV可被激活转变为增殖性感染。EBV在增殖的过程中可表达多种与转化有关蛋白，如EBNA2、LMP1等，诱导感染细胞转化，变为恶性肿瘤细胞。EBV主要经唾液传播，亦可经输血传染。幼儿受染后多无明显症状，青春期后的初次感染表现为传染性单核细胞增多症。EB病毒与鼻咽癌和非洲儿童Burkitt淋巴瘤的发生密切相关。

（姚淑娟）

第二十三章　反转录病毒

【教学要点】

掌握　HIV 形态结构、传播途径、致病机制。

熟悉　HIV 的复制、变异、所致疾病过程、临床分期；免疫性；微生物学检查法；防治原则；人类嗜 T 细胞病毒的传播途径、所致疾病。

了解　反转录病毒的种类及特性；人类嗜 T 细胞病毒生物学特性、诊断、防治。

【重点难点剖析】

反转录病毒是一大类含有反转录酶的 RNA 病毒。形态结构：球形，中等大小有包膜，基因组为两条相同的(＋)ssRNA，病毒复制时可通过 DNA 中间体整合于宿主细胞染色体中。与人类疾病相关的主要包括人类免疫缺陷病毒和人类嗜 T 细胞病毒，前者导致 AIDS，后者与人类白血病有关。

一、人类免疫缺陷病毒(HIV)

(一) 生物学性状

球形，直径约 100 nm。病毒的核心是由病毒的核酸和反转录酶组成。病毒核酸为两条相同的正链单股 RNA，其中 gag 基因编码病毒的衣壳、核衣壳、基质蛋白；pol 基因编码病毒的反转录酶、整合酶等；env 基因编码病毒的 gp120、gp41，且此基因易变异；此外还有众多的调节基因。病毒的反转录酶可催化病毒的 RNA 逆相转录为 CDNA，在整合酶的作用下，与细胞染色体整合。

有包膜，其上含有 gp120、gp41 两种糖蛋白。gp120 能特异吸附于 $CD4^+$ 的细胞表面，且 gp120 易发生变异；gp41 可将 gp120 固定在病毒包膜上，并介导 HIV 与 $CD4^+$ 细胞的融合，使 HIV 进入细胞。

病毒衣壳为 20 面体立体对称，衣壳蛋白 p24 的抗原性强，有诊断的价值。

(二) 致病性和免疫性

1. 流行环节

(1) 传染源　AIDS 和无症状 HIV 携带者。其血液、精液、阴道分泌液、乳汁、脑脊液、骨髓、神经细胞等均可分离到病毒。

(2) 传播方式

1) 性传播：同性、异性性行为。

2) 血液传播：输血、血制品，静脉注射(吸毒)，器官移植。

3) 垂直传播：胎盘、产道、哺乳。

(3) 高危人群　同性恋、性滥交者、静脉药瘾者、血友病患者等。

2. 致病特点

(1) 潜伏期长　病毒感染细胞后，病毒的核酸可整合于细胞的染色体中(前病毒)，可长期潜伏，并随细胞的分裂而进入子代细胞，造成病毒的持续感染。

(2) 严重的免疫系统损伤　HIV选择性的作用于$CD4^+$细胞，最终造成以$CD4^+$细胞缺损和功能障碍为中心的严重的继发性免疫缺陷。

(3) 继发各种机会性感染和肿瘤　机体免疫功能的严重损伤，抗感染能力极差，一些对正常机体无明显致病作用的微生物常可造成AIDS患者致死性感染。常见的机会性感染病原体有：巨细胞病毒、疱疹病毒、白色念珠菌、卡氏肺囊虫、弓形虫等。

免疫监视功能的缺损导致肿瘤的发生，尤其是淋巴系统的肿瘤，常见的是Kaposi肉瘤和Burkitt淋巴瘤。

3. 免疫性　感染后机体可产生抗HIV的多种抗体，其中抗gp120有一定保护作用。机体可通过ADCC作用、CTL、NK细胞发挥细胞免疫功能，杀伤HIV感染细胞，阻止病毒经细胞接触而扩散，但不能清除前病毒，故一旦感染HIV，便终身携带。

(三) 微生物学检查和防治措施

1. 检查　初筛：ELISA检测患者血清中特异性抗体(p24抗体和gp120抗体)。

确证实验：蛋白印迹试验(westen blot)或放射免疫沉淀法(RIP)检测抗体。

预测疾病进展、检测抗病毒药物治疗效果：RT-PCR法检测HIV-RNA水平。

2. 防治　尚无安全、有效的疫苗。广泛开展宣传教育和切断传播途径是当前重要的预防措施。目前临床上用于治疗艾滋病的药物有三类：核苷类反转录酶抑制剂、非核苷类反转录酶抑制剂和蛋白酶抑制剂。联合用药可避免病毒耐药性的产生，目前公认的最有效的抗HIV疗法是高效抗反转录病毒疗法(HAART)。

二、人类嗜T细胞病毒

人类嗜T细胞病毒(HTLV)为有包膜的RNA肿瘤病毒。分HTLV-1和HTLV-2两个型别。病毒的形态结构和复制与HIV相似。病毒基因组编码3种结构蛋白和2种调节蛋白。包膜糖蛋白gp46与细胞表面的CD4分子结合，介导病毒侵入$CD4^+$ T细胞，并使受染细胞转化为白血病细胞。HTLV可经输血、共用注射器、性接触、母婴途径等方式传播，HTLV-1引起成人T细胞白血病、热带痉挛性下肢瘫痪、慢性进行性脊髓病和B细胞淋巴瘤等。HTLV-2型可能与毛细胞白血病有关。

【同步综合练习】

一、选择题

A型题

1. 有反转录酶和整合酶的病毒
   A. HTLV　B. HAV　C. dengue virus　D. HHV　E. EBV
2. 哪项外，下列病毒都能通过性接触传播
   A. HIV　B. HEV　C. HSV-2　D. HPV　E. HTLV
3. HIV特性描述中，下列哪项是错误的
   A. 有包膜病毒　B. 复制通过DNA中间体
   C. DNA基因组与细胞染色体整合　D. 单一正链RNA基因组
   E. 细胞受体决定HIV的组织嗜性
4. HIV主要感染哪类细胞
   A. $CD8^+$T细胞　B. 中性粒细胞　C. 血管内皮细胞　D. 上皮细胞　E. $CD4^+$T细胞
5. 确诊HIV感染可用
   A. Western blot　B. 胶乳凝集试验　C. ELISA　D. 反转录酶测定　E. 以上都是
6. 成人T淋巴细胞白血病有哪种病毒引起
   A. HTLV-2　B. HIV　C. HTLV-1　D. HBV　E. HPV

7. 关于引起人类疾病的反转录病毒,哪项是错误的
   A. 均含有反转录酶　　B. 均侵犯 $CD4^+$ 细胞　　C. 均可引起肿瘤发生
   D. 可以经性接触传播　　E. 可经输血注射传播
8. 人免疫缺陷病毒引起的感染类型是
   A. 隐性感染　　B. 隐伏感染　　C. 慢性感染　　D. 急性感染　　E. 慢发病毒感染
9. 患者,男性,26岁,有不洁性交史和吸毒史,近半年来出现体重下降,腹泻,发热,反复出现口腔真菌感染,初诊为AIDS。确诊时需要参考的主要检测指标是
   A. HIV 相应的抗原　　B. HIV 相应的抗体　　C. AIDS 患者的补体
   D. HIV 相关的 $CD8^+$ 细胞　　E. HIV 相关的 $CD4^+$ 细胞
10. 成年男性,体检发现血液中 HIV 抗体阳性。其最具传染性的物质是
   A. 尿液　　B. 粪便　　C. 唾液　　D. 血液　　E. 汗液
11. 某 HIV 感染者,近日出现继发感染、衰竭、免疫缺陷等 AIDS 症状,入院治疗目前认为最有效的治疗药物是
   A. 金刚烷胺　　B. 阿昔洛韦　　C. 齐多夫定　　D. 阿糖胞苷　　E. 脱氧鸟苷
12. 成年男性患者,被确诊为 HIV 感染者,在对其已妊娠3个月的妻子进行说明过程中,哪项是不正确的
   A. 此病可经性交传播　　B. 应该立即中止妊娠　　C. 此病具有较长潜伏期
   D. 应配合患者积极治疗　　E. 避免与患者共用餐具
13. HIV 的核酸是
   A. 单股 DNA　　B. 双股 DNA　　C. 单正股 RNA　　D. 双正股 RNA　　E. 双负股 RNA
14. 艾滋病(AIDS)的传染源是
   A. 性乱人群　　B. 患 AIDS 的患者与 HIV 携带者
   C. 静脉毒瘾者　　D. 同性恋者
   E. HIV 实验室工作人员
15. HIV 感染人体后,其潜伏期是
   A. 数天　　B. 数周　　C. 数月　　D. 数年　　E. 数十年
16. 引起艾滋病病毒(HIV)条件性感染的微生物主要有
   A. 细菌、病毒、真菌、衣原体　　B. 细菌、病毒、原虫、立克次体
   C. 细菌、病毒、真菌、寄生虫　　D. 细菌、病毒、真菌、寄生虫　　E. 细菌、病毒、支原体、原虫
17. HIV 疫苗研究目前遇到的最大问题是
   A. 病毒无法培养　　B. 无感染的动物模型
   C. 病毒型别多　　D. 病毒包膜糖蛋白的高度易变性
   E. HIV 抗原性不稳定,很易变异
18. 目前预防艾滋病病毒(HIV)感染主要采取的措施是
   A. 减毒活疫苗预防接种　　B. 加强性卫生知识等教育
   C. 接种 DNA 疫苗　　D. 接种亚单位疫苗
   E. 加强性卫生知识教育与血源管理,取缔娼妓及杜绝吸毒等切断传播途径的综合

B 型题

A. B 淋巴细胞　　B. $CD4^+T$ 细胞　　C. 单核-巨噬细胞
D. 红细胞系前体细胞　　E. 皮肤黏膜上皮细胞

1. HTLV 的靶细胞是
2. EB 病毒的靶细胞是
3. 人乳头瘤病毒的靶细胞是

A. 包膜糖蛋白　　B. 依赖 RNA 的 DNA 多聚酶
C. 依赖 RNA 的 RNA 多聚酶　　D. 衣壳蛋白
E. 调节蛋白

4. 反转录病毒的 env 编码
5. HIV 的 pol 基因编码
6. HTLV 的 tat 基因编码

二、名词解释

1. AIDS
2. 反转录病毒

三、问答题

1. AIDS 传播途径、临床表现及 HIV 主要致病机制。
2. 简述 HIV 实验室诊断的主要方法。

【参考答案及解析】

一、选择题

A 型题

1. A　2. B　3. D　4. E　5. A　6. C　7. C　8. E　9. B　10. D　11. C　12. E　13. D　14. B　15. D　16. C　17. D　18. E

B 型题

1. B　2. A　3. E　4. A　5. B　6. E

二、名词解释

1. AIDS：获得性免疫缺陷综合征(AIDS)，由 HIV 感染后引起，该病以传播迅速、免疫系统进行性损伤直至崩溃、高度致死性为主要特征。

2. 反转录病毒是一组含有反转录酶的 RNA 病毒，对人类致病的主要有人类免疫缺陷病毒和人类嗜 T 细胞病毒。

三、问答题

1. AIDS 传播途径主要经性接触、血液及垂直传播。临床表现包括 4 个阶段，即原发感染急性期、无症状潜伏期、AIDS 相关综合征及典型 AIDS 期。HIV 主要致病机制是：破坏带有 CD4 分子的免疫细胞，因此造成大量免疫细胞特别是 Th 细胞损伤而引起免疫功能低下。由此发生致死性感染或并发肿瘤而死亡。

2. (1) 检测抗体：常采用 ELISA 法进行筛查试验，阳性者用 Western 印迹试验进行确认试验。

(2) 病毒分离鉴定：常用 PHA 刺激的正常人淋巴细胞接种标本分离 HIV，用检测抗原、检测反转录酶活性或电镜检测病毒方法鉴定。

(3) 检测 HIV 蛋白抗原(p24)。

(4) 检测核酸，常用 RT-PCR 和核酸杂交法。

(姚淑娟)

第二十四章　其他病毒及朊粒

【教学要点】

掌握　狂犬病病毒的感染途径、防治原则。

熟悉　狂犬病病毒的生物学特性、致病性、免疫性、微生物学检查；人乳头瘤病毒所致疾病及与宫颈癌的关系；朊粒的生物学特性、致病性。

了解　人乳头瘤病毒生物学特性、微生物学检查法；朊粒的诊断、防治。

【重点难点剖析】

一、狂犬病病毒

狂犬病病毒(rabies virus)是一种嗜神经病毒，主要在野生动物和家畜中传播，人被带病毒动物咬伤而感染。

病毒呈子弹状，中等大小有包膜，核酸为(一)ssRNA。病毒对神经组织有较强的亲嗜性，在神经细胞内增殖时，胞质中可形成嗜酸性包涵体(内基小体)，具有重要的诊断价值。

病毒在伤口处的肌纤维细胞中增殖，沿神经轴索上行至中枢神经系统，并在神经细胞内大量增殖造成损伤。表现为神经兴奋性的亢进。

预防狂犬病的主要措施是：捕杀野犬，对家犬注射犬用狂犬疫苗。

人被动物咬伤后，应采取的预防措施包括：①伤口清创处理；②用高效价抗狂犬病病毒血清进行被动免疫；③及时接种狂犬病病毒灭活疫苗。

二、人乳头瘤病毒

人乳头瘤病毒(human papillomavirus，HPV)为裸露的球形病毒，核酸是双股环状DNA。HPV对皮肤和黏膜上皮细胞有高度的亲嗜性。

HPV的主要通过直接接触病损皮肤黏膜(包括性接触、产道分娩等)或间接接触病毒污染的物品感染。HPV的某些型别与宫颈癌发生密切相关。

三、朊粒

朊粒(prion)是一种具有感染性的蛋白粒子，不含核酸成分。

朊粒所致疾病是以人和动物慢性、进行性、退化性病变为特征的致死性中枢神经系统病。

【同步综合练习】

一、选择题

A型题

1. 内基小体(Negri's hody)是

A. 麻疹病毒包涵体　B. 狂犬病病毒包涵体　C. 巨细胞病毒包涵体
D. 单纯疱疹病毒包涵体　E. 腺病毒包涵体

2. 人被狂犬咬伤后及早接种狂犬疫苗，预防发病是基于
A. 狂犬病病毒毒力弱　B. 狂犬病病毒毒力强　C. 狂犬病的潜伏期短
D. 狂犬病的潜伏期长　E. 机体能迅速产生细胞免疫和中和抗体

3. 我国目前采用的狂犬病疫苗的类型是
A. 减毒活疫苗　B. 灭活疫苗　C. 亚单位疫苗　D. 基因工程疫苗　E. 多肽疫苗

4. 引起性病尖锐湿疣的病毒是
A. 巨细胞病毒　B. 单纯疱疹病毒　C. 人类免疫缺陷病毒
D. 人乳头瘤病毒　E. 狂犬病病毒

5. 与宫颈癌的发生密切相关的病毒是
A. HBV　B. HPV　C. HIV　D. HCM　E. HIV

6. 被狂犬咬伤后最正确的处理方法是
A. 注射狂犬病毒免疫血清＋抗病毒药物　B. 清创＋抗生素
C. 注射大剂量丙种球蛋白＋抗病毒药物　D. 清创＋接种疫苗＋注射狂犬病毒免疫血清
E. 清创＋注射狂犬病毒

7. 对疑有狂犬病的咬人犬，应将其捕获隔离观察
A. 1～2 d　B. 3～4 d　C. 5～7 d　D. 8～10 d　E. 10 d 以上

8. 狂犬疫苗的接种对象不包括
A. 野生动物　B. 犬、猫等宠物　C. 被下落不明的犬咬伤者
D. 动物园工作人员　E. 学龄前儿童

9. 感染神经细胞可形成内基小体的是
A. 人乳头瘤病毒　B. 森林脑炎病毒　C. 巨细胞病毒　D. 狂犬病病毒　E. 柯萨奇病毒

10. 外形为子弹状，有包膜的 RNA 病毒是
A. 人乳头瘤病毒　B. 森林脑炎病毒　C. 巨细胞病毒　D. 狂犬病病毒　E. 柯萨奇病毒

11. 朊粒的化学组成是
A. DNA 和蛋白质　B. RNA 和蛋白质　C. 脂多糖和蛋白质
D. 传染性核酸　E. 传染性蛋白质

12. 下列病原体，除哪一种外都有核酸
A. prion　B. virion　C. viroid　D. virusoid　E. HDV

13. 目前认为仅含有蛋白质而不含有核酸的病原体是
A. 缺陷病毒　B. 朊粒　C. 类病毒　D. 拟病毒　E. 卫星病毒

14. 关于朊粒的叙述，下列哪项是错误的
A. 又名传染性蛋白粒子　B. 化学成分为蛋白酶 K 抗性的蛋白
C. 检出 PrP 即可诊断为 prion 病　D. 可引起人和动物感染
E. 为传染性海绵状脑病的病原体

15. 关于朊蛋白(PrP)的叙述，下列哪项是错误的
A. 由人和动物细胞中的 PrP 基因编码　B. 有 PrP^{C} 和 PrP^{SC} 两种异构体
C. PrP^{SC} 对蛋白酶 K 不敏感　D. PrP^{C} 对蛋白酶 K 敏感
E. PrP^{C} 有致病性和传染性

16. 关于朊粒的特性的叙述，下列哪项是错误的
A. 分子量为$(27\sim30)\times10^{3}$　B. 未查到任何核酸　C. 对理化因素抵抗力弱
D. 增殖缓慢，致病潜伏期长　E. 致病机制尚不清楚

17. 朊粒病的共同特征中不包括
    A. 潜伏期长，达数月、数年甚至数十年
    B. 一旦发病呈慢性、进行性发展，以死亡告终
    C. 表现为海绵状脑病
    D. 产生炎症反应和免疫病理损伤
    E. 痴呆、共济失调、震颤等为主要临床表现
18. 下列朊粒病，哪种最先被发现
    A. 疯牛病　B. 克-雅病　C. 羊瘙痒病　D. 库鲁病　E. 克雅病变种
19. 下列 prion 病，哪种非人类疾病
    A. SE　B. CJD　C. vCJD　D. kuru　E. GSS
20. 下列疾病，哪种为最新人类 prion 病
    A. 疯牛病　B. 克-雅病　C. 羊瘙痒病　D. 库鲁病　E. 克雅病变种

B型题

A. 狂犬病病毒　B. prion　C. 人乳头瘤病毒　D. HHV6　E. 乙型脑炎病毒

1. 引起传染性海绵状脑病的病原体是
2. 在中枢神经细胞中增殖，并形成嗜酸性包涵体的病毒是
3. 与宫颈癌关系密切的病原体是

A. HPV　B. HBV　C. PrP^{C}　D. PrP^{SC}　E. HHV6

4. 可通过性接触传播，引起生殖器感染的病毒是
5. 蛋白酶和理化因素具有强大抵抗力的是
6. 由宿主基因编码，不具致病性的是

二、名词解释

1. 内基小体
2. prion
3. PrP^{SC}
4. 传染性海绵状脑病(TSE)

三、问答题

1. 简述狂犬病的流行与致病特点及主要防治措施。
2. 简述人乳头瘤病毒的致病特点。
3. 简述 prion 病的病理和临床特征。
4. 简述 PrP^{SC}和 PrP^{C} 的主要区别。

【参考答案及解析】

一、选择题

A型题

1. B　2. D　3. B　4. D　5. B　6. D　7. D　8. E　9. D　10. D　11. E　12. A　13. B　14. C　15. E　16. C　17. D　18. C　19. A　20. E

B型题

1. B　2. A　3. C　4. A　5. D　6. C

二、名词解释

1. 内基小体：狂犬病病毒在中枢神经细胞（主要是大脑海马回的锥体细胞）中增殖时，胞质内所形成的嗜酸性包涵体，组织切片检查内基小体，在诊断上很有价值。

2. prion：又称传染性蛋白粒子或朊病毒，是一种由正常宿主细胞基因编码的构象异常的蛋白质，不含核酸，具有自我复制能力，目前认为是人和动物的传染性海绵状脑病（TSE）的病原体。

3. PrP^{SC}即羊瘙痒病朊蛋白，由细胞朊蛋白（PrP^{C}）变构而来，对蛋白酶 K 有抗性，对各种理化作用的抵抗力强，具有致病性和传染性。

4. 传染性海绵状脑病（TSE）是由 prion 引起的致死性中枢神经系统慢性退行性疾病，以痴呆、共济失调、震颤等为主要临床表现。其病理特点是中枢神经细胞空泡化、弥漫性神经细胞缺失、胶质细胞增生、淀粉样斑块形成、脑组织海绵状改变等，故称为传染性海绵状脑病。

三、问答题

1. （1）流行病学特点：病犬是人狂犬病的主要传染源，其次是猫、猪、牛、马等。患病动物的唾液中含有大量的病毒。唾液中的病毒通过咬伤、抓伤等各种伤口侵入人体，亦可通过破损的皮肤黏膜或密切接触而侵入。

（2）致病特点：潜伏期一般为 1～3 个月。病毒对神经组织有较强亲嗜性，在局部增殖后侵入附近的神经末梢，最后到达中枢神经系统，引起神经系统病变。狂犬病典型的临床表现是对刺激兴奋性增高，对声、光、风刺激均高度敏感，轻微刺激即可引发痉挛。恐水是其特有的症状，故又称恐水病。无特异性治疗方法，病死率几乎达 100%。

（3）主要预防措施：加强家犬管理，注射犬用疫苗。高危人群可用狂犬病毒灭活疫苗作特异性预防。人被动物咬伤后，应及时清创，尽早接种灭活疫苗并注射抗狂犬病毒血清或狂犬病毒免疫球蛋白。

2. 人乳头瘤病毒的致病特点为：

（1）传染源与传播途径：传染源为患者或带毒者，主要通过直接或间接接触感染部位或污染物品传播，生殖器感染主要由性交传播，新生儿可在产道感染。

（2）感染过程：病毒感染仅停留在局部皮肤和黏膜中，不产生病毒血症。

（3）所致疾病：可引起皮肤和黏膜的各种乳头瘤（疣），临床上常见的有寻常疣、跖疣、扁平疣和尖锐湿疣等。该病毒有多种型别，不同型别侵犯的部位和所致疾病不同。HPV-6 和 HPV-11 等常引起外生殖器部位尖锐湿疣，为性传播疾病之一。HPV-16、HPV-18、HPV-31 和 HPV-33 等与宫颈癌、肛门癌和口腔癌等恶性肿瘤的发生有关。

3. prion 病是一种人和动物的致死性中枢神经系统慢性退行性疾病。其病理学特征：中枢神经细胞空泡化、弥漫性神经细胞缺失、胶质细胞增生、淀粉样斑块形成、脑组织海绵状改变。脑组织中无炎症反应。其临床特征：①潜伏期长，可达数年至数十年之久；②一旦发病即呈慢性进行性发展，最终死亡；③不能诱导产生特异性免疫应答，患者以痴呆、共济失调、震颤等为主要临床表现。

4. 宿主体内存在两种结构相同而分子构型不同的朊蛋白（PrP），一种称为羊瘙痒病朊蛋白（PrP^{SC}），另一种称为细胞朊蛋白（PrP^{C}），由正常人及动物脑组织基因编码的一类高度保守的糖蛋白，广泛表达于脊椎动物。PrP^{C} 与 PrP^{SC}的氨基酸序列相似，但二者的分子构型不同。PrP^{C} 肽链的三维结构具有 4 个 α 螺旋，没有 β 折叠；而 PrP^{SC}肽链的 2 个 α 螺旋转换为 4 个 β 折叠。前者对蛋白酶 K 敏感而后者对蛋白酶 K 具有抗性。在感染的动物脑组织中，PrP 两种异构体均存在，而正常动物组织中仅有 PrP^{C}。因此当 PrP^{C} 变成 PrP^{SC}时，即具有致病性和传染性。PrP^{SC}可能通过扰乱 PrP 的正常折叠和运输，最终引发以传染性海绵状脑病为特征的致死性中枢神经系统的慢性退化性疾病。

（姚淑娟）

第三篇　真　菌　学

第二十五章　真菌学总论及主要病原性真菌

【教学要点】

掌握　真菌的定义；真菌的形态结构和培养特性；皮肤癣真菌、新型隐球菌的致病性、白假丝酵母菌的致病性。

熟悉　真菌的抵抗力、临床类型、免疫性及防治原则。

了解　真菌感染的检查，新型隐球菌、白假丝酵母菌的生物学性状。

【重点难点剖析】

一、真菌学概述

真菌(fungus)是真核细胞型微生物，有核膜、核仁(细胞核)和完整的细胞器，少数为单细胞，多数为多细胞。多细胞真菌由菌丝(hypha)与孢子(spore)构成。鉴定真菌以沙保培养基形成的菌落形态为准，最适酸碱度为 pH 4～6，最适的温度为 22～28℃，但深部感染真菌在 37℃下生长良好，同时需较高的湿度和氧气，病原菌通常生长缓慢，1～4 周出现肉眼可见的菌落。真菌对抗生素不敏感，常用抗真菌药物来治疗，如灰黄霉素、制霉菌素、二性霉素 B 等。

二、主要病原性真菌

表面感染真菌腐生于表皮角质浅表或毛干表面；皮肤癣真菌寄生或腐生于角蛋白组织手足癣；皮下组织真菌感染皮下，一般只侵犯局部，可通过淋巴管扩散至周围组织；新型隐球菌圆形或卵圆形，直径 4～12 μm，宽厚荚膜，较菌体大 1～3 倍，一般染色法不易着色，墨汁负染色法，鸽粪中尤为多见，从呼吸道进入体内，首发表现为肺炎，最终可引起慢性脑膜炎。白假丝酵母菌可引起皮肤黏膜的感染，最常见的为鹅口疮，还可引起内脏感染、中枢神经系统感染和艾滋病患者的感染。

【同步综合练习】

一、选择题

A 型题

1. 下列微生物中，属于真核细胞型微生物的是

A. 细菌　B. 支原体　C. 螺旋体　D. 真菌　E. 病毒

2. 真菌细胞壁特有的成分是

A. 几丁质　B. 脂多糖　C. 磷壁酸　D. 脂质 A　E. 外膜蛋白

3. 酵母菌是

A. 细菌　B. 丝状真菌　C. 单细胞真菌

D. 原核细胞型微生物　E. 可产生黄曲霉素的真菌

4. 真菌的繁殖方式，不包括

A. 芽生　B. 裂殖　C. 产生孢子　D. 有性繁殖　E. 复制

5. 不属于原核细胞型的微生物是

A. 螺旋体　B. 放线菌　C. 真菌　D. 细菌　E. 立克次体

6. 鉴定真菌时，必须用统一标准培养基的原因是

A. 真菌难以在普通培养基上生长

B. 真菌易在标准培养基上生长

C. 真菌在不同培养基上菌落形态差异很大

D. 标准培养基成本低，易制备和保存

E. 在标准培养基上可观察自然状态下真菌的形态

7. 培养真菌的最适 pH 值是

A. 2.0～4.0　B. 3.0～5.0　C. 4.0～6.0　D. 5.0～7.0　E. 6.0～8.0

8. 深部感染的真菌最适生长温度

A. 25℃　B. 28℃　C. 30℃　D. 33℃　E. 37℃

9. 引起深部感染的真菌大多数是

A. 致病性真菌　B. 产毒素真菌　C. 条件致病性真菌

D. 多细胞真菌　E. 具有变应原的真菌

10. 多细胞真菌的菌落类型是

A. 酵母型　B. 类酵母型　C. 丝状型　D. 类丝状型　E. 混合型

11. 在沙保培养基中加入放线菌酮是为了

A. 促进真菌生长　B. 抑制细菌生长　C. 抑制螺旋体生长

D. 抑制污染真菌生长　E. 抑制噬菌体生长

12. 假菌丝是由哪种孢子延长而形成的

A. 厚膜孢子　B. 大分生孢子　C. 小分生孢子　D. 关节孢子　E. 芽生孢子

13. 黄曲霉毒素与哪种肿瘤关系最密切

A. 原发性肺癌　B. 食管癌　C. 原发性肝癌

D. 肉瘤　E. 胶质神经瘤

14. 类酵母型菌落与酵母型菌落的区别在于前者

A. 生长较快　B. 由多细胞真菌形成　C. 有假菌丝

D. 菌落不光滑　E. 菌落有色素

15. 关于真菌孢子的描述，错误的是

A. 是真菌的休眠状态

B. 抵抗力不如细菌芽胞强

C. 一条菌丝上可长出多个孢子

D. 大部分真菌既能形成有性孢子，又能形成无性孢子

E. 大分生孢子是鉴定半知菌类的重要依据

16. 真菌孢子的主要作用是

A. 抵抗不良环境的影响　B. 抗吞噬　C. 进行繁殖
D. 引起炎症反应　E. 引起变态反应

17. 不属于条件致病性真菌的是
A. 白色念珠菌　B. 曲霉菌　C. 毛霉菌　D. 皮肤癣菌　E. 新型隐球菌

18. 关于真菌的抵抗力,错误的一项是
A. 对干燥、阳光和紫外线有较强的抵抗力
B. 对一般消毒剂有较强的抵抗力
C. 耐热,60℃ 1 h不能被杀死
D. 对抗细菌的抗生素均不敏感
E. 灰黄霉素、制霉菌素B可抑制真菌生长

19. 鉴定多细胞真菌主要应用的检查方法是
A. 革兰染色后镜检　B. 墨汁负染色后镜检　C. 血清学检查
D. 生化反应检查　E. 培养检查菌丝和孢子

20. 下列哪种药物对真菌感染无效
A. 克霉唑　B. 两性霉素B　C. 制霉菌素　D. 氟康唑　E. 抗生素

21. 人类最多见的真菌病是
A. 体癣　B. 头癣　C. 花斑癣　D. 手足癣　E. 甲癣

22. 常用墨汁染色法检查的病原体是
A. 钩端螺旋体　B. 白色念珠菌　C. 皮肤癣菌　D. 新型隐球菌　E. 脑膜炎球菌

23. 皮肤癣菌侵犯部位仅限于表皮、毛发和指甲是与其哪种特性有关
A. 嗜油脂　B. 嗜角质蛋白　C. 嗜干燥
D. 这些组织有其受体　E. 这些部位易通过接触传染

24. 关于皮肤癣菌的描述,错误的是
A. 只侵犯角化的表皮、毛发和指(趾)甲
B. 病变是由其增殖及代谢产物的刺激而引起
C. 一种皮肤癣菌只引起一种癣病
D. 在沙保培养基上形成丝状菌落
E. 可根据菌落产生的特征、菌丝和孢子的特点鉴定皮肤癣菌的种类

25. 白色念珠菌常引起
A. 癣病　B. 皮下组织感染　C. 皮肤黏膜、内脏感染
D. 毒血症　E. 真菌中毒症

26. 白色念珠菌所致鹅口疮多见于
A. 新生儿　B. 幼儿　C. 儿童　D. 青少年　E. 成年

27. 新型隐球菌最易侵犯的组织器官是
A. 皮肤　B. 骨骼　C. 心脏　D. 中枢神经系统　E. 肺

28. 下列真菌中最易侵犯脑组织的是
A. 黄曲霉菌　B. 毛癣菌　C. 白色念珠菌　D. 新型隐球菌　E. 申克孢子丝菌

29. 白色念珠菌侵入机体引起感染的主要原因是
A. 致病力增强　B. 对抗生素不敏感　C. 易产生耐药性
D. 机体免疫力下降　E. 侵入数量多

30. 新型隐球菌致病物质主要是
A. 荚膜　B. 芽生孢子　C. 细胞壁　D. 假菌丝　E. 侵袭性酶

31. 以下哪项不是易引起白色念珠菌感染的主要原因

A. 与白色念珠菌患者接触　B. 菌群失调　C. 长期使用激素或免疫抑制剂
D. 内分泌功能失调　E. 机体屏障功能遭破坏

32. 关于新型隐球菌致病性的描述，错误的是
A. 是隐球菌属中唯一致病的真菌
B. 主要经胃肠道进入机体
C. 在体质极度衰弱者引起内源性感染
D. 主要致病因素是荚膜
E. 易侵犯中枢神经系统引起脑膜炎

33. 一女性患阴道炎，曾因治疗其他疾病长期使用过激素类药物。微生物学检查：泌尿生殖道分泌物标本镜检可见有假菌丝的酵母型菌。你认为引起阴道炎的病原体是
A. 无芽胞厌氧菌　B. 衣原体　C. 解脲脲原体
D. 白色念珠菌　E. 梅毒螺旋体

34. 关于新型隐球菌错误的是
A. 菌体圆形，外包厚荚膜　B. 在沙氏培养基上形成酵母型菌落
C. 常引起慢性脑膜炎　D. 营养丰富时可产生假菌丝
E. 标本可直接用墨汁负染后镜检

35. 鉴别新型隐球菌最重要的一项生物学特性是
A. 单细胞真菌　B. 肥厚的荚膜　C. 出芽繁殖
D. 培养形成酵母样菌落　E. 营养要求不高，生长缓慢

36. 引起食物霉变的主要真菌是
A. 皮肤癣菌　B. 毛霉菌　C. 申克孢子丝菌　D. 白色念珠菌　E. 新型隐球菌

37. 新型隐球菌的繁殖方式是
A. 芽生孢子　B. 厚膜孢子　C. 分生孢子　D. 关节孢子　E. 孢子囊孢子

38. 检查新型隐球菌感染常用
A. 革兰染色　B. 抗酸染色　C. 镀银染色　D. 墨汁负染色　E. Giemsa 染色

39. 一名晚期艾滋病患者出现脑膜炎症状和体征，对脑脊液标本进行印度墨汁负染色后镜检，见大量有厚荚膜的酵母型菌。引起这种机会性感染最可能的病原菌是
A. 白色念珠菌　B. 新型隐球菌　C. 皮肤癣菌
D. 荚膜组织胞质菌　E. 脑膜炎球菌

B 型题

A. 白假丝酵母菌　B. 新生隐球菌　C. 皮肤癣菌　D. 曲霉　E. 钩端螺旋体

1. 具有嗜角质蛋白特性的是
2. 鹅口疮多见于何种微生物感染
3. 常用墨汁染色法检查的病原体是
4. 易产生变态反应，引起哮喘的是

二、名词解释

1. 孢子
2. 菌丝

三、问答题

1. 简述真菌的培养特性。
2. 皮肤癣菌为何能引起皮肤癣病？

【参考答案及解析】

一、选择题

A型题

1. D 2. A 3. C 4. E 5. C 6. C 7. C 8. E 9. C 10. C 11. D 12. E 13. C 14. C 15. A 16. C 17. D 18. C 19. E 20. E 21. D 22. D 23. B 24. C 25. C 26. A 27. D 28. D 29. D 30. A 31. A 32. B 33. D 34. D 35. B 36. B 37. A 38. D 39. B

B型题

1. C 2. A 3. B 4. D

二、名词解释

1. 孢子是真菌的繁殖器官,由生殖菌丝产生。

2. 菌丝是由孢子生长嫩芽,长出芽管,芽管逐渐延长呈丝状称为菌丝,是识别不同菌种的依据。

三、问答题

1. 真菌的营养要求不高,最常用的培养基是沙保琼脂培养基,其成分简单,主要含蛋白胨、葡萄糖。浅部病原性真菌培养的最适温度为22~28℃,其生长缓慢,1~2周才出现典型菌落。深部致病性真菌则在37℃生长最好,生长较快,3~4 d即可长出菌落,培养真菌需较高的湿度和氧。真菌的菌落分为酵母型菌落、类酵母型菌落和丝状菌落三类。

2. 因皮肤癣菌具有嗜角质蛋白的特性,故多侵犯角化的表皮、毛发和指(趾)甲,引起手(足)癣、发癣及甲癣,病理变化是由真菌的增殖及其代谢产物刺激引起的。

(刘伯阳)

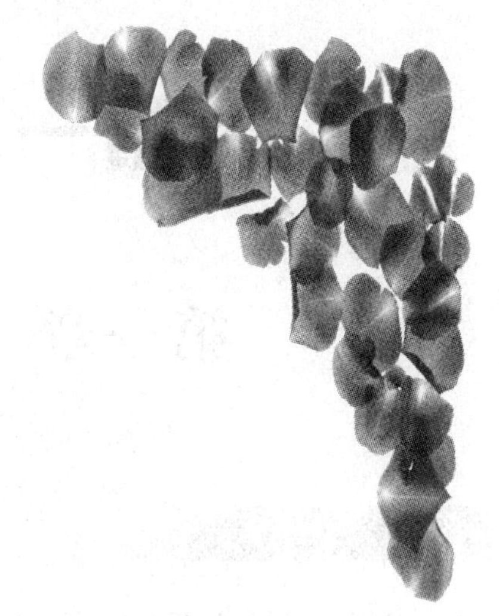

下　卷

医学寄生虫学

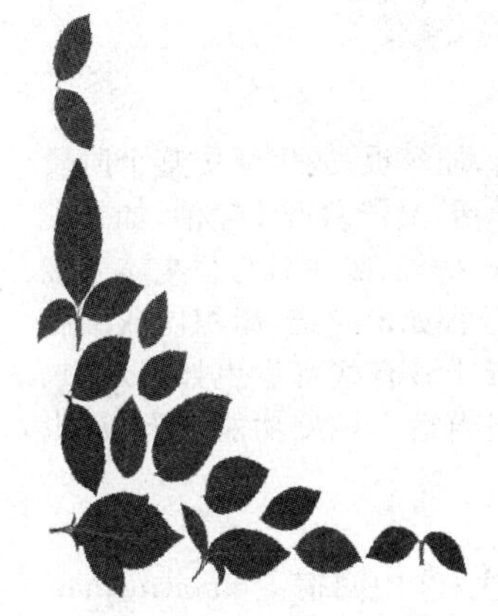

第一篇　总　　论

第一章　医学寄生虫学概述

【教学要点】

掌握　终宿主、中间宿主、生活史、感染阶段、人兽共患寄生虫病等概念；寄生虫的致病机制；寄生虫流行的特点；寄生虫的感染途径及进入人体的方式。

熟悉　熟悉常见人体寄生虫的种类。

了解　寄生虫对人类的危害；寄生虫病流行的基本环节、影响因素及防治原则。

【重点难点剖析】

一、引言

联合国开发计划署、世界银行和世界卫生组织热带病特别规划署（TDR）联合倡议要求在全世界范围内防治主要热带病有：疟疾、血吸虫病、丝虫病、利什曼病、锥虫病和麻风病，除麻风病外，其余均为寄生虫病。寄生虫病分布广泛、种类众多、感染数量多、危害严重。

建国初期，我国提出要消灭的五大寄生虫病分别是：疟疾、血吸虫病、丝虫病、黑热病和钩虫病。

二、寄生虫的生物学

1. 寄生关系　共生现象可分为三种类型：互利共生、共栖及寄生。

两种生物生活在一起，其中一种生物从中获利，而另一种生物受到损害，这种关系称寄生。

由于寄生虫的寄生环境的改变，进而引起寄生虫本身发生变化，这些变化包括：形态变化；生理功能的变化；侵袭力的变化；免疫逃避功能的形成；基因变异。

2. 寄生虫与宿主的类型

(1) 寄生虫及其类型　包括：

①专性寄生虫（obligatory parasite）指生活史及各个阶段都营寄生生活，如丝虫；或生活史某个阶段必须营寄生生活，如钩虫；②兼性寄生虫（facultative parasite）既可营自生生活，又能营寄生生活，如粪类圆线虫（成虫）；③体外寄生虫（ectoparasite）系指一些昆虫如蚊、白蛉、蚤、虱、蜱等、吸血时与宿主体表接触，多数饱食后即离开；④体内寄生虫（endoparasite）是指寄生于宿主体内器官如消化道、组织内或细胞内的蠕虫或原虫，如蛲虫、旋毛虫等；⑤机会致病寄生虫（opportunistic parasite）有些寄生虫如弓形虫、隐孢子虫、卡氏肺孢子虫等，在宿主免疫功能正常时处于隐性感染状态，但当宿主免疫功能低下时，虫体大量增殖导致宿主出现临床症状，此类寄生虫称机会致病寄生虫。

(2) 宿主及其类型　包括：

①终宿主（definitive host）指寄生虫成虫或有性生殖阶段所寄生的宿主；②中间宿主（intermediate

host）指寄生虫的幼虫或无性生殖阶段所寄生的宿主；③保虫宿主（reservoir host）也称储存宿主，某些寄生虫既可寄生于人体，也可寄生于某些脊椎动物，后者在一定条件下可将其体内的寄生虫传播给人。在流行病学上，把这些脊椎动物称为保虫宿主或储存宿主；④转续宿主（paratenic host）又称输送宿主（transport host），某些寄生虫的幼虫侵入非正常宿主、不能发育为成虫，但能存活并长期保持幼虫状态，当此幼虫有机会再进入正常宿主体内后，才可继续发育为成虫，这种非正常宿主称为转续宿主。

3. 寄生虫生活史　寄生虫完成一代生长、发育和繁殖的整个过程称寄生虫的生活史（life cycle）。

根据寄生虫完成生活史是否需要中间宿主将其分为两种类型：直接型（不需要中间宿主）和间接型（需中间宿主）。直接型多为肠道寄生虫，如毛首鞭形线虫。间接型为寄生在组织内的寄生虫，如日本血吸虫、疟原虫等。

4. 寄生虫的分类系统　寄生虫的命名遵循动物命名的二名制原则，即学名由属名和种名组成，采用拉丁文或拉丁化的文字表示。

三、寄生虫与宿主的相互关系

寄生虫与宿主的相互关系包括寄生虫对宿主的致病作用和宿主抗寄生虫的作用。

1. 寄生虫对宿主的损害　包括：①夺取营养；②机械性损伤；③毒性与免疫作用。

2. 宿主对寄生虫的抵抗　略。

四、寄生虫感染的特点

(1) 感染阶段（infective stage）　是指在寄生虫生活史的不同发育阶段中，能使人体感染的阶段或感染期。

(2) 带虫者（carrier）　是大多数情况下，人体感染寄生虫后并不出现明显的临床症状和体征，这些人称为带虫者。

(3) 隐性感染（suppressive infection）　是指人体感染寄生虫后，没有出现明显临床表现，也不能用常规方法检测出寄生虫的寄生现象。

(4) 多寄生现象（polyparasitism）　是人体同时感染两种或两种以上的寄生虫时称多寄生现象。

(5) 幼虫移行症（larva migrans）　是指有些寄生虫幼虫侵入非正常宿主（人或脊椎动物）后，不能发育为成虫，但在该宿主体内移行，侵袭组织和器官，引起局部或全身的临床症状。

(6) 异位寄生（ectopic parasitism）　是指某些寄生虫在人体内常见的寄生部位以外的器官组织内寄生，引起异位损害。

五、寄生虫病的流行与防治

(1) 寄生虫病的传播途径　经水传播，经食物传播，经土壤传播，经空气传播，经节肢动物传播，经人体直接传播。

(2) 寄生虫进入人体的常见途径　经口感染，经皮肤感染，经胎盘感染，经呼吸道感染，经输血感染，宿主体内重复感染。

(3) 寄生虫病的流行特点　地方性、季节性和自然疫源性。

(4) 寄生虫病的防治原则　控制传染源，切断传播途径，保护易感者。

【同步综合练习】

一、选择题

A 型题

1. 人体寄生虫学的组成部分包括

A. 医学原虫学、医学蠕虫学、医学节肢动物

B. 医学吸虫学、医学线虫学、医学绦虫学
C. 医学蠕虫学、医学线虫学、医学原虫学
D. 医学吸虫学、医学原虫学、医学节肢动物
E. 以上都不对

2. 联合国开发计划署、世界银行、世界卫生组织联合倡议的热带病特别规划(TDR)中要求重点防治的热带病中属于寄生虫病的是
A. 疟疾、血吸虫病、丝虫病、利什曼病、锥虫病
B. 疟疾、血吸虫病、弓形虫病、钩虫病、利什曼病
C. 疟疾、血吸虫病、钩虫病、黑热病、丝虫病
D. 疟疾、血吸虫病、蛔虫病、丝虫病、钩虫病
E. 疟疾、血吸虫病、钩虫病、丝虫病、锥虫病

3. 解放初我国重点防治的五大寄生虫病是
A. 血吸虫病、疟疾、黑热病、丝虫病、钩虫病
B. 血吸虫病、钩虫病、丝虫病、疟疾、包虫病
C. 血吸虫病、丝虫病、疟疾、钩虫病、包虫病
D. 黑热病、疟疾、蛔虫病、绦虫病、丝虫病
E. 丝虫病、绦虫病、蛔虫病、钩虫病、包虫病

4. 寄生虫的双名制命名原则是
A. 用英文,属名在前,种名在后,之后是命名者姓名,与命名年份
B. 用拉丁文或拉丁化文字,种名在前,属名在后,之后是命名者姓名,命名年份
C. 用拉丁文,科名在前,属名在后,命名年份,命名者姓名
D. 用拉丁文或拉丁化文字,属名在前,种名在后,命名者姓名、年份
E. 用拉丁文或拉丁化文字,学名在前,种名在后,命名者姓名、年份

5. 有些寄生虫既可营自由生活,但在某种情况下可侵入宿主过寄生生活,这种寄生虫称
A. 兼性寄生虫　B. 机会寄生虫　C. 专性寄生虫　D. 偶然寄生虫　E. 永久性寄生虫

6. 寄生虫的幼虫或无性阶段寄生的宿主叫
A. 保虫宿主　B. 中间宿主　C. 终宿主　D. 带虫者　E. 转续宿主

7. 下列哪种寄生虫属于土源性蠕虫
A. 丝虫　B. 日本血吸虫　C. 猪带绦虫　D. 蛲虫　E. 布氏姜片吸虫

8. 机会致病寄生虫是
A. 免疫功能正常时易感染的寄生虫　B. 免疫功能低下时致病的寄生虫
C. 体外寄生虫　D. 偶然寄生虫
E. 暂时性寄生虫

9. 下列为机会性致病寄生虫是
A. 疟原虫　B. 福氏耐格里阿米巴　C. 卡氏肺孢子虫
D. 布氏冈比亚锥虫　E. 结肠小袋纤毛虫

10. 寄生虫多次感染,或急性感染之后未能彻底治疗常常转入
A. 带虫者状态　B. 隐性感染　C. 慢性感染　D. 免疫抑制　E. 机会性致病

11. 寄生虫病流行的3个特点是
A. 地方性、季节性和连续性　B. 地方性、季节性和自然疫源性
C. 季节性、多样性和自然疫源性　D. 地方性、阶段性或多样性
E. 阶段性、连续性和多样性

12. 影响寄生虫病流行的主要因素是

A. 地理、气候、季节　　B. 自然、社会、生物
C. 雨量、光照、中间宿主　　D. 地理、气候、媒介节肢动物
E. 温度、湿度、媒介节肢动物

13. 人体寄生虫的传染源主要是指
A. 仅指带虫者或患者　　B. 医学节肢动物　　C. 所有家畜
D. 所有野生动物　　E. 患者、带虫者、感染的动物

B型题

A. 两种生物生活在一起一方受益，另一方受害
B. 两种生物生活在一起一方受益，另一方既不受益，也不受害
C. 两种生物生活在一起双方都有利
D. 两种生物生活在一起，双方都不利
E. 两种生物生活在一起，双方都不利也无害

1. 共栖关系
2. 共生关系
3. 寄生关系

A. 经口感染　　B. 经皮肤感染　　C. 经媒介蚊虫叮咬皮肤
D. 直接接触感染　　E. 经输血感染

4. 钩虫的感染途径是
5. 蛔虫的感染途径是
6. 丝虫的感染途径是
7. 卫氏并殖吸虫的感染途径是
8. 疥螨的感染途径是

二、名词解释

1. 寄生
2. 转续宿主
3. 生活史
4. 保虫宿主
5. 世代交替
6. 异位寄生
7. 机会致病寄生虫

三、简答题

1. 阐述寄生虫的致病机制。
2. 寄生虫病流行的基本环节。

【参考答案及解析】

一、选择题

A型题

1. A　2. A　3. A　4. D　5. A　6. B　7. D　8. B　9. C　10. C　11. B　12. B　13. E

B型题

1. B 2. C 3. A 4. B 5. A 6. C 7. A 8. D

二、名词解释

1. 寄生：两种生物生活在一起，其中一种生物从中获利，而另一种生物受到损害，这种关系称寄生。受益的一方称寄生虫，受害的一方称宿主。

2. 转续宿主：当一种蠕虫幼虫侵入非正常宿主体内，虽能存活，但不能继续发育，而对正常宿主仍具感染性，这种非正常宿主叫转续宿主。

3. 生活史：是指寄生虫完成一代的生长，发育与繁殖的整个过程。

4. 保虫宿主：有些寄生虫除了寄生在人体外，还可感染某些脊椎动物，感染动物可成为此寄生虫的传染源，并在流行病学中起贮存和保虫的作用，这种动物称为保虫宿主。

5. 世代交替：有些寄生虫生活史中仅有无性生殖(如溶组织内阿米巴、杜氏利什曼原虫)，有些寄生虫仅有有性生殖(如丝虫、似蚓蛔线虫等)，而有些寄生虫完成一代的发育既有有性生殖，又有无性生殖，并有无性世代与有性世代交替进行的现象，这种现象叫世代交替。

6. 异位寄生：有些寄生虫能在主要寄生部位(正常寄生部位)以外的组织或器官内寄生，并造成损伤叫异位寄生。

7. 机会致病寄生虫：有些寄生虫在正常宿主体内常处于隐性感染阶段，通常不出现临床症状，用常规的实验诊断方法又不易查到这些寄生虫，但当宿主免疫功能受累时，可出现异常增殖，致病力增强。

三、简答题

1. 寄生虫对宿主的作用有夺取营养、机械性损害、毒素作用和免疫病理。分别阐述如下：

(1) 夺取营养：寄生虫的生长、发育和繁殖所需要的营养物质主要来源于宿主。例如蛔虫在肠道寄生，夺取大量养料，同时影响肠道吸收营养功能，导致宿主营养不良；钩虫钩附于肠壁吸取血液，夺取宿主的铁，可引起缺铁性贫血。

(2) 机械性损害：寄生虫在宿主的腔道、组织或细胞内寄生，引起堵塞腔道、压迫组织和破坏细胞等机械性损伤。例如，蛔虫寄生数量多时可扭曲成团引起肠梗阻；棘球蚴在肝、肺等组织寄生可压迫组织，引起占位性病变；疟原虫破坏红细胞等。

(3) 毒素作用与免疫作用：寄生虫的分泌物、排泄物、代谢产物和死亡虫体的分解物对宿主有毒性作用。例如，溶组织内阿米巴，分泌溶组织酶、蛋白水解酶，可溶解组织、细胞，引起肠壁溃疡；某些节肢动物，螫刺时分泌毒素注入人体引起损害等。

2. 寄生虫病流行必须具备完成生活史发育的所有条件，包括传染源、传播途径和易感人群这3个流行的基本环节。

(1) 传染源：人体寄生虫病的传染源有人(包括患者和带虫者)和动物(包括受染的家畜和野生动物)。主要通过宿主的分泌物、排泄物或医学节肢动物向外排出病原体。

(2) 传播途径：寄生虫病的传播途径：经水传播，经食物传播，经土壤传播，经空气传播，经节肢动物传播，经人体直接传播。寄生虫进入人体的常见途径：经口感染，经皮肤感染，经胎盘感染，经呼吸道感染，经输血感染，宿主体内重复感染。

(3) 易感人群：所谓易感人群系指对某些寄生虫缺乏先天性免疫，并无获得性免疫的人群，一般来说，未感染过寄生虫的人，以及儿童，免疫力低下或免疫缺陷者均为易感人群。

(刘继鑫)

第二篇 医学原虫学

第二章 医学原虫概论

【教学要点】

掌握 原虫的生活史类型(人际传播型,循环传播型,虫媒传播型);医学原虫的致病特点。

熟悉 原虫的形态结构及生理特点;医学原虫的分类依据。

了解 原虫感染的免疫特点;医学原虫的常见分类。

【重点难点剖析】

原虫是指能独立完成生命活动的单细胞真核动物。与医学有关的原虫有数十种,寄生于人体的管腔、组织或细胞内。

一、形态

原虫均由细胞膜、细胞质和细胞核组成。

(1) 细胞膜 也称表膜或质膜,为单位膜结构,参与原虫的摄食、排泄、运动、感觉等功能。

(2) 细胞质 由基质、细胞器和内含物组成,有些原虫的细胞质分为内质和外质。外质透明,呈凝胶状,具有运动、摄食、营养、排泄、呼吸、感觉等功能;内质呈溶胶状,为细胞代谢和营养存储的主要场所。细胞器按功能分为膜质细胞器、运动细胞器和营养细胞器。运动细胞器是原虫分类的重要标志。

(3) 胞核 由核膜、核质、核仁和染色质组成。寄生性原虫的核型分为两种:泡状核和实质核。

二、生活史类型

(1) 滋养体(trophozoite) 原虫生活史中的活动、摄食、增殖阶段称为滋养体,为原虫的致病阶段。

(2) 包囊(cyst)或卵囊(oocysts) 滋养体在不利的条件下可形成抵抗力较强的包囊或卵囊,为原虫的主要传播阶段。

原虫生活史可按传播特点分为三类:①人际传播型;②循环传播型;③虫媒传播型。

三、致病

原虫对人体的危害与虫株、毒力、数量、寄生部位、其他致病因素及宿主的免疫状况有关。

原虫感染的致病作用有其自身特点：①增殖作用;②播散能力;③机会致病。

【同步综合练习】

一、选择题

A型题

1. 医学原虫是指
   A. 寄生于人体的致病原虫　　B. 寄生于人体的致病与非致病原虫
   C. 危害人类的原生动物　　D. 寄生于人类和家畜的原虫
   E. 人体的寄生性原虫
2. 原虫的基本结构是
   A. 表膜、胞质和胞核　　B. 表膜、基质和细胞器
   C. 表膜、细胞器和胞核　　D. 胞质、胞核和细胞器
   E. 核膜、核质和核仁
3. 原虫表膜的主要功能是
   A. 保持虫体的形态　　B. 保护作用
   C. 参与原虫营养、排泄、运动、侵袭以及免疫逃避的抗原作用
   D. 保持虫体的自身稳定　　E. 帮助营养吸收
4. 对于原虫的分类主要依据是
   A. 原虫的外形　　B. 具有特殊的波动膜　　C. 细胞核的结构
   D. 生活史类型　　E. 运动细胞器的有无和类型
5. 原虫的致病特点是
   A. 虫体微小、机会致病、免疫逃避　　B. 增值破坏、代谢活跃、损害严重
   C. 虫体微小、损害严重、免疫逃避　　D. 增值破坏、播散侵袭、机会致病
   E. 新近再感染
6. 原虫是
   A. 多细胞原核动物　　B. 单细胞原核动物　　C. 单细胞真核动物
   D. 单细胞植物　　E. 多细胞真核动物

B型题

A. 伪足　　B. 鞭毛　　C. 纤毛　　D. 胞口、胞咽　　E. 鞭毛和波动膜

1. 杜氏利什曼原虫的运动器官是
2. 阴道毛滴虫的运动器官是
3. 溶组织内阿米巴的运动器官是

A. 甲硝唑　　B. 葡萄糖酸锑钠　　C. 氯喹　　D. 巴龙霉素　　E. 螺旋霉素

4. 治疗黑热病的首选药物是
5. 治疗阿米巴病的首选药物是
6. 治疗有临床症状的贾第虫病患者，尤其是感染孕妇的药物是
7. 孕妇感染弓形虫病的首选药物是
8. 杀灭红内期的抗疟药是

二、简答题

1. 举例说明医学原虫的生活史有几种类型？

2. 机会性致病寄生虫有哪些特点?

3. 简述医学原虫的致病特点。

【参考答案及解析】

一、选择题

A型题

1. B　2. A　3. C　4. E　5. D　6. C

B型题

1. B　2. E　3. A　4. B　5. A　6. D　7. E　8. C

二、简答题

1. 根据医学原虫传播方式的不同,可将其生活史分为如下三种类型:

(1) 通过直接或间接方式由感染者传播至易感者的原虫,此类原虫生活史简单,完成生活史只需一个宿主,如溶组织内阿米巴。

(2) 通过循环方式传播的原虫,此类原虫在完成生活史和传播过程中,需要一种以上的脊椎动物宿主作为终末宿主和中间宿主,其感染阶段可在二者之间进行传播,如刚地弓形虫。

(3) 通过媒介昆虫传播的原虫,此类原虫只有在媒介昆虫体内才能发育至感染阶段,如疟原虫。

2. 机会性致病寄生虫常见的有:刚地弓形虫、卡氏肺孢子虫、隐孢子虫和蓝氏贾第鞭毛虫。其特点是这些寄生原虫对健康宿主不表现明显致病性,处于隐性感染状态,但当机体抵抗力下降或免疫功能不全时,如艾滋病患者、长期接受免疫抑制剂治疗或晚期肿瘤患者,这些原虫的繁殖能力和致病力增强,患者出现明显的临床症状,甚至危及生命。

3. 医学原虫对人体致病的特点如下:

(1) 增殖作用:侵入体内的虫体如果没有被机体的免疫系统杀灭,就可到达相应的部位并大量增殖,达到一定数量就可出现明显的病理损害及临床症状,如疟原虫在红细胞内大量增殖导致疟疾发作及贫血。

(2) 播散能力:许多寄生在组织或细胞内的医学原虫由于虫体的体积较小,可随血流由原发病灶处向远方组织、器官播散和侵蚀,使多个组织、器官受损,如寄生在结肠黏膜内的溶组织内阿米巴滋养体可随血流到达肝脏和脑组织引起阿米巴肝脓肿和脑脓肿。

(3) 机会致病:某些原虫感染免疫功能正常的人群,多不表现明显的致病作用或无临床症状,呈隐性感染状态,如宿主的免疫功能下降,导致虫体在体内增殖而出现严重的、甚至致死性疾病,如艾滋病患者感染卡氏肺孢子虫可出现严重的临床表现。

(刘继鑫)

第三章 叶 足 虫

【教学要点】

掌握 溶组织内阿米巴滋养体和包囊的形态、生活史基本过程；阿米巴的致病作用(典型病理变化、主要临床表现)；阿米巴病的诊治要点。

熟悉 溶组织内阿米巴病的致病机制、血清学诊断方法。

了解 溶组织内阿米巴病的传播、流行、治疗和预防。

【重点难点剖析】

溶组织内阿米巴(entamoeba histolytica)，属内阿米巴科的内阿米巴属，主要寄生于结肠，引起阿米巴痢疾和各种类型的阿米巴病。

一、形态

(1) 滋养体(trophozoite) 靠伪足做定向阿米巴运动，有折光性。外质透明，内质富含颗粒，可见吞噬的红细胞。

(2) 包囊(cyst) 滋养体在肠腔内可形成包囊。

二、生活史要点

(1) 宿主 人为适宜宿主，猫、犬、鼠偶尔也可作为宿主。

(2) 感染阶段 四核包囊。

(3) 感染方式 经口感染。

(4) 寄生部位 主要寄生于结肠黏膜皱褶或肠腺窝处。

(5) 致病阶段 滋养体。

(6) 诊断阶段 滋养体、包囊。

三、致病

1. 致病机制 三种致病因子：凝集素、穿孔素和半胱氨酸蛋白酶。具体过程：滋养体首先通过凝集素吸附在肠上皮细胞，接着分泌穿孔素和半胱氨酸蛋白酶以破坏肠黏膜上皮屏障和穿破细胞，杀伤宿主肠上皮细胞和免疫细胞。

2. 侵袭部位与病理特点

(1) 部位 盲肠与阑尾(肠阿米巴病)。

(2) 典型病理 急性期：口小底大的烧瓶样溃疡；慢性期：黏膜增生导致阿米巴肿。肠阿米巴病以淋巴细胞和浆细胞浸润为主；肠外阿米巴病的病理特征以无菌性、液化性坏死为主。

3. 临床表现

(1) 肠阿米巴病

1) 急性：典型阿米巴痢疾。腹痛、腹泻、里急后重，褐果酱色、黏液脓血便(以血为主)，奇臭，伴发热、胃肠胀气、里急后重、厌食、恶心呕吐等。

2) 慢性：迁延性肠炎。长期间歇性腹泻，伴有腹痛、腹胀、消瘦与贫血、体重减轻，腹泻与便秘相交替等。可持续1年甚至5年。

(2) 肠外阿米巴病

1) 阿米巴肝脓肿：最常见，多发生在肝右叶。主要有发热、盗汗和肝区疼痛。发热为最早出现的症状。体征：肝脏肿大、压痛及叩击痛。

2) 阿米巴肺脓肿：大多是肝脓肿穿过横膈所致，肺部病变多见于右下叶，可咳出血痰或"巧克力酱"色痰。

3) 阿米巴脑脓肿：临床症状为头痛、呕吐、眩晕、精神异常。

4) 皮肤阿米巴病：常由直肠病灶播撒到会阴引起。

四、实验诊断

1. 病原检查

(1) 急性期患者取脓血便，生理盐水涂片法检查活动的滋养体。

(2) 慢性期患者取成形粪便，碘液涂片法检查包囊。

2. 治疗　首选药物甲硝唑。

【同步综合练习】

一、选择题

A型题

1. 溶组织内阿米巴致病的常见部位是
   A. 回肠　B. 空肠　C. 盲肠或阑尾　D. 十二指肠　E. 乙状结肠
2. 溶组织内阿米巴的感染阶段是
   A. 单核包囊　B. 四核包囊　C. 双核包囊
   D. 滋养体　E. 包囊和滋养体均可
3. 溶组织内阿米巴的感染途径是
   A. 经口　B. 经媒介昆虫叮咬　C. 经皮肤
   D. 经胎盘　E. 经接触
4. 检查溶组织内阿米巴包囊用的方法是
   A. 生理盐水涂片法　B. 饱和盐水浮聚法　C. 离心沉淀法
   D. 薄厚血膜涂片法　E. 碘液涂片法
5. 肠阿米巴病的典型病理损害是
   A. 肠壁多个部位出血　B. 肠壁出现烧瓶样溃疡
   C. 肠壁形成肉芽肿　D. 抗原、抗体复合物所致的超敏反应
   E. 形成肠梗阻
6. 肠外阿米巴病最常见的是
   A. 肝脓肿　B. 脑脓肿　C. 肺脓肿　D. 阿米巴病　E. 肛周脓肿
7. 可检出溶组织内阿米巴包囊的标本是

A. 黏液脓血便 B. 肠病变部位的刮取物 C. 脓肿穿刺液
D. 痰液 E. 成形粪便

8. 急性阿米巴痢疾的病原学诊断方法是
A. 生理盐水涂片法 B. 厚血膜涂片法 C. 碘液染色法
D. 饱和盐水浮聚法 E. 粪便水洗沉淀法

9. 防止溶组织内阿米巴的传播,下列哪一项是错误的
A. 保护水源 B. 治疗患者和带虫者 C. 加强粪便管理
D. 消灭媒介昆虫 E. 控制和处理保虫宿主

10. 治疗阿米巴病的首选药物是
A. 喹碘方 B. 吡喹酮 C. 甲苯达唑 D. 氯喹 E. 甲硝唑

11. 阿米巴对人类致病最常见的是
A. 溶组织内阿米巴 B. 迪氏帕内阿米巴 C. 结肠内阿米巴
D. 棘阿米巴 E. 福氏耐格里阿米巴

12. 以下哪种医学昆虫可传播阿米巴原虫
A. 淡色库蚊 B. 白蛉 C. 苍蝇、蟑螂 D. 中华按蚊 E. 微小按蚊

13. 确诊阿米巴痢疾患者的主要依据是
A. 粪便中查到有吞噬红细胞的滋养体
B. 腹疼、腹泻
C. 粪便中查到包囊
D. 粪便中查到红细胞
E. 黏液血便中查到白细胞

14. 溶组织内阿米巴在人体内的两个生活史时期是
A. 大小配子体 B. 合子与卵囊 C. 滋养体与包囊
D. 滋养体与卵囊 E. 裂殖体与包囊

15. 阿米巴痢疾的传染源是
A. 急性阿米巴痢疾患者 B. 粪便中带包囊者 C. 动物宿主
D. 阿米巴肝脓肿者 E. 阿米巴肺脓肿者

B型题

A. 急性期肠阿米巴病 B. 慢性期肠阿米巴病
C. 阿米巴肝脓肿 D. 阿米巴肺脓肿
E. 阿米巴脑脓肿

1. 主要临床症状为右上腹痛并可向右肩放射、发热,甚至出现黄疸
2. 主要临床症状为长期间歇性腹泻、腹痛、胃肠胀气和体重下降
3. 主要临床症状为胸痛、发热、咳嗽等
4. 主要临床症状为腹泻,一日数次至数十次、里急后重、胃肠胀气等
5. 主要临床症状为头痛、呕吐、眩晕、精神异常等

二、名词解释

1. 肠阿米巴病
2. 肠外阿米巴病

三、简答题

肠阿米巴病及肠外阿米巴病常见于何部位?

【参考答案及解析】

一、选择题

A型题

1. C　2. B　3. A　4. E　5. B　6. A　7. E　8. A　9. E　10. E　11. A　12. C　13. A　14. C　15. B

B型题

1. C　2. B　3. D　4. A　5. E

二、名词解释

1. 肠阿米巴病：溶组织内阿米巴滋养体侵袭肠壁引起肠壁液化坏死及溃疡。

2. 肠外阿米巴病：肠黏膜下层或肌层的滋养体进入静脉、经血行播散至肝、肺、脑器官引起的阿米巴病。

三、简答题

溶组织内阿米巴病可分为肠阿米巴病及肠外阿米巴病。肠阿米巴病多发于盲肠或阑尾，也易累及乙状结肠和升结肠，偶及回肠。肠外阿米巴病以阿米巴肝脓肿最常见，多见于肝右叶上部偏后的位置，因回盲部的血流进入肝的右叶；其次是阿米巴肺脓肿，常多发于肺右下叶，继发于肝脓肿；再次是阿米巴脑脓肿，是由溶组织内阿米巴大滋养体随血流进入脑组织引起的，但仅有 1.2%～2.5%的溶组织内阿米巴病患者出现脑脓肿，而 94%阿米巴脑脓肿患者同时合并有肝脓肿。

（刘继鑫）

第四章　鞭　毛　虫

【教学要点】

掌握　杜氏利什曼原虫和阴道毛滴虫的形态特点、生活史要点；黑热病的主要临床表现和病原学诊断方法；阴道毛滴虫的致病机制及病原学诊断方法。

熟悉　杜氏利什曼原虫的基本生活史过程、致病机制；蓝氏贾第鞭毛虫的形态及致病。

了解　杜氏利什曼原虫、阴道毛滴虫和蓝氏贾第鞭毛虫的流行因素及防治原则。

【重点难点剖析】

一、杜氏利什曼原虫

人体寄生的利什曼原虫：①杜氏利什曼原虫(Leishmania donovani)引起内脏利什曼病(黑热病)；②巴西利什曼原虫引起皮黏膜肤利什曼病；③热带利什曼原虫、墨西哥利什曼原虫、硕大利什曼原虫引起皮肤利什曼病。

(一) 形态

(1) 无鞭毛体(amastigote)　又称利杜体，常见于巨噬细胞内。

(2) 前鞭毛体(promastigote)　见于白蛉消化道。

(二) 生活史要点

(1) 寄生部位　无鞭毛体寄生于哺乳动物的肝、脾、骨髓和淋巴结等的巨噬细胞内；前鞭毛体寄生于白蛉消化道内。

(2) 传播媒介　白蛉。

(3) 感染阶段　前鞭毛体。

(4) 感染方式　雌性白蛉吸血，前鞭毛体随唾液注入人体。

(三) 致病与临床

(1) 脾肿大　是黑热病最主要的体征；浆细胞也大量增生；细胞增生是脾肝淋巴结肿大的基本原因。

(2) 脾功能亢进造成全血细胞破坏　是贫血、出血的主要原因，免疫溶血也参与贫血的形成。

(3) 肝脏受损　导致血浆内清蛋白量减少，浆细胞增生球蛋白量增加，出现白/球蛋白比例倒置。

(4) 肾小球淀粉样变性以及免疫复合物的沉积　是蛋白尿、血尿的原因。

(四) 实验诊断

(1) 病原检查　检出病原体即可确诊。

(2) 骨髓穿刺检查　髂骨穿刺简便安全，临床常用，检出率高。

(3) 淋巴结穿刺检查　选择表浅、肿大的淋巴结，检出率低；脾穿刺检出率最高，但不安全。

(五) 流行与防治

在我国黑热病流行于长江以北广大农村地区。主要通过白蛉叮咬传播，输血亦可造成感染。人均易感，但治愈后可获得终身免疫。

治疗首选：低毒高效的葡萄糖酸锑钠(国产药斯锑黑克)。但经多种药物治疗无效而脾高度肿大且有脾功能亢进者，可考虑脾切除。

二、蓝氏贾第鞭毛虫

蓝氏贾第鞭毛虫(Giardia lamblia)简称贾第虫，主要寄生在十二指肠，可引起旅游者腹泻，致贾第虫病(giardiasis)，为机会致病寄生虫。

(一) 形态

滋养体呈半个倒置梨形。包囊椭圆形。

(二) 生活史要点

(1) 寄生部位　滋养体主要寄生于人体十二指肠，有时也可寄生在胆囊内。

(2) 感染阶段　四核包囊。

(3) 感染途径　经口感染。

(三) 致病

主要症状为以腹泻为主的吸收不良综合征。

(四) 实验诊断

病原学诊断：

(1) 急性期　粪便生理盐水涂片查滋养体。

(2) 慢性期　粪便涂片碘液染色查包囊；十二指肠引流法。

三、阴道毛滴虫

阴道毛滴虫(trichomonas vaginalis)是寄生在人体阴道及泌尿道的鞭毛虫，是以性传播为主的一种传染病，主要引起滴虫性阴道炎和尿道炎。

(一) 形态

滋养体：固定后呈梨形，有鞭毛和波动膜。

(二) 生活史要点

(1) 寄生部位　主要多见于阴道后穹窿。

(2) 感染阶段　滋养体。

(3) 致病阶段和繁殖阶段　滋养体。

(4) 感染途径　通过直接与间接接触感染。

(三) 致病

致病机制：健康女性阴道内有乳酸杆菌，发酵阴道上皮细胞内糖原产生乳酸，使阴道保持酸性环境(pH 值 3.8～4.4)，该环境可抑制致病菌或虫体的繁殖，称为阴道的自净作用。当有滴虫寄生时，消耗糖原，妨碍了乳酸杆菌的酵解作用。降低了乳酸浓度，从而使阴道的 pH 值变为中性或碱性，滴虫得以大量繁殖，促进继发性的细菌感染，加重炎症反应。

(四) 实验诊断

病原学检查：局部分泌物，尿液，前列腺液中查见滋养体为确诊依据。取阴道后穹隆的分泌物、尿液沉淀物或前列腺液查见滋养体为确诊依据。

(五) 流行与防治

呈世界分布，女性患者与带虫者及男性感染者为传染源。临床上常用的口服药为甲硝唑(灭滴灵)。提倡夫妇双方或性伴侣同时治疗方能根治。

【同步综合练习】

一、选择题

A型题

1. 杜氏利什曼原虫无鞭毛体寄生于人体的
   A. 红细胞　B. 肝细胞　C. 巨噬细胞　D. 嗜中性粒细胞　E. 脑细胞
2. 杜氏利什曼原虫前鞭毛体寄生于
   A. 人体巨噬细胞内　B. 人体红细胞内　C. 人体肝细胞内
   D. 白蛉消化道内　E. 白蛉血腔内
3. 杜氏利什曼原虫的传播媒介是
   A. 蝇　B. 蚊　C. 白蛉　D. 螨　E. 硬蜱
4. 在我国,黑热病主要流行地区为
   A. 长江流域　B. 长江以南　C. 长江以北　D. 全国均有　E. 沿海地区
5. 黑热病诊断的首选方法是
   A. 骨髓穿刺物涂片镜检法　B. 免疫学诊断　C. 皮肤组织活检法
   D. 骨髓穿刺动物接种法　E. 骨髓穿刺物培养法
6. 蓝氏贾第鞭毛虫主要寄生于人体的
   A. 结肠　B. 十二指肠　C. 小肠　D. 回盲部　E. 胆囊
7. 用十二指肠引流法可检查
   A. 溶组织内阿米巴　B. 钩虫卵　C. 蓝氏贾第鞭毛虫
   D. 血吸虫卵　E. 布氏姜片吸虫卵
8. 阴道毛滴虫的生活史简单,其感染阶段与致病阶段是
   A. 滋养体　B. 包囊和滋养体　C. 配子体　D. 裂殖体　E. 环状体
9. 阴道毛滴虫常见于
   A. 女性阴道后穹窿　B. 女性生殖道和男性泌尿道
   C. 男性、女性泌尿生殖道　D. 女性生殖道、泌尿道、消化道
   E. 女性阴道和消化道
10. 滴虫性阴道炎患者阴道内pH值为
    A. 5.5～6.0　B. <4.4　C. <3.9　D. 3.9～4.4　E. ≥7.0
11. 杜氏利什曼原虫病造成患者贫血的主要原因是
    A. 骨髓造血功能障碍　B. 毒素作用　C. 脾功能亢进
    D. 免疫作用　E. 大量红细胞被破坏
12. 我国杜氏利什曼原虫的主要保虫宿主是
    A. 猫　B. 犬　C. 猪　D. 鼠类　E. 兔
13. 杜氏利什曼原虫的主要致病机制是
    A. 抗原抗体复合物的形成　B. 变态反应
    C. 补体的作用　D. 细胞毒反应
    E. 病原体在巨噬细胞内大量繁殖,引起巨噬细胞的破坏与增生
14. 黑热病患者贫血,血液中
    A. 只有红细胞减少　B. 只有血红蛋白减少
    C. 红细胞、白细胞、血小板都减少　D. 只有红细胞和血小板减少

E. 只有血小板减少

15. 确诊阴道毛滴虫感染,镜检查到的病原体是
    A. 包囊　B. 滋养体　C. 滋养体和包囊
    D. 无鞭毛体　E. 滋养体和裂殖体
16. 阴道毛滴虫的致病机制主要是
    A. 溶解阴道上皮　B. 机械性刺激和化学毒素作用
    C. 侵入阴道上皮　D. 妨碍乳酸杆菌的糖原酵解作用
    E. 增强乳酸杆菌的糖原酵解作用

B型题

A. 大量虫体吸附肠上皮细胞阻碍营养吸收
B. 大量增殖导致酸度减弱菌群失调诱发炎症
C. 对宿主组织细胞的触杀而致溶解性破坏
D. 巨噬细胞大量破坏并增生
E. 大量增殖寄生并损伤肠上皮细胞

1. 蓝氏贾第鞭毛虫主要致病方式为
2. 杜氏利什曼原虫主要致病方式为
3. 阴道毛滴虫的主要致病方式为
4. 溶组织内阿米巴主要致病方式为

A. 氯喹　B. 甲硝唑　C. 乙胺嘧啶　D. 葡萄糖酸锑钠　E. 戊脘脒

5. 阴道毛滴虫的治疗首选药物是
6. 黑热病原虫的治疗首选药物是
7. 蓝氏贾第鞭毛虫的治疗首选药物是

A. 热带利什曼原虫　B. 巴西利什曼原虫　C. 硕大利什曼原虫
D. 杜氏利什曼原虫　E. 墨西哥利什曼原虫

8. 引起内脏利什曼病的是
9. 引起黏膜皮肤利什曼病的是

二、名词解释

旅行者腹泻

三、问答题

1. 黑热病患者贫血机制是什么?
2. 滴虫性阴道炎的患者发病与哪些因素有关?

【参考答案及解析】

一、选择题

A型题

1. C　2. D　3. C　4. C　5. A　6. B　7. C　8. A　9. A　10. E　11. C　12. B　13. E　14. C　15. B　16. D

B型题

1. A 2. D 3. B 4. C 5. B 6. D 7. B 8. D 9. B

二、名词解释

旅行者腹泻：蓝氏贾第鞭毛虫滋养体寄生于十二指肠，引起患者脂肪吸收障碍，感染者常出现腹痛、腹泻及消化不良，导致脂肪泻。在旅行者中发病率高，故称为旅行者腹泻。

三、问答题

1. 黑热病患者贫血是由杜氏利什曼原虫引起的，其贫血机制主要是：

1）脾脏肿大引起脾功能亢进，隔离和破坏血液细胞成分，使红细胞、白细胞、血小板均明显减少。

2）骨髓造血功能受影响，由于骨髓有感染的巨噬细胞浸润所致。

3）免疫溶血：①杜氏利什曼原虫抗原可附着于细胞表面；②杜氏利什曼原虫代谢产物中有1～2种抗原与人红细胞表面抗原相同。因此抗体产生的抗杜氏利什曼原虫抗体可与红细胞结合，并在补体参与下使红细胞溶解。

2. 滴虫性阴道炎的发病除了正常感染因素外，还常与妇女的性生理卫生状况有关。在正常情况下，健康妇女的阴道内环境，因乳酸杆菌的作用而保持酸性(pH 值 3.9～4.4)，可抑制滴虫和其他细菌生长繁殖，此称为阴道的自净作用。如果泌尿生殖系统功能失调，如妊娠、月经后可使阴道内 pH 值接近中性，则有利于滴虫和细菌生长。而滴虫寄生于阴道时，消耗糖原，妨碍乳酸杆菌的酵解作用，影响了乳酸的浓度，而使阴道内的 pH 值转变为中性或碱性，滴虫得以大量繁殖，更促进继发性细菌感染，而加重炎症反应。

（刘继鑫）

第五章　孢　子　虫

【教学要点】

掌握　疟原虫红内期发育形态特征、生活史过程、典型临床表现，疟疾的再燃与复发，疟疾的病原学诊断方法；刚地弓形虫的形态、生活史要点、临床表现及流行特点。

熟悉　疟原虫引起的贫血、脾肿大、凶险型疟疾等并发症；刚地弓形虫的致病机制及临床诊断。

了解　疟原虫的流行、治疗和预防；刚地弓形虫的治疗和预防。

【重点难点剖析】

一、疟原虫

疟原虫(plasmodium)是疟疾的病原体。是新中国成立初重点防治的五大寄生虫病之一。寄生于人体的疟原虫共有4种，即间日疟原虫(plasmodium vivax)、三日疟原虫(plasmodium malariae)、恶性疟原虫(plasmodium falciparum)和卵形疟原虫(plasmodium ovale)。在我国主要是间日疟原虫和恶性疟原虫。

(一) 形态

(1) 滋养体(trophozite)　早期滋养体又称环状体：胞核小，胞质少，中间有空泡，呈环状。晚期滋养体：胞核增大，胞质增多，出现疟色素，红细胞变大，变形，颜色变淡。恶性疟原虫的晚期滋养体一般不出现在外周血液中，主要集中在内脏毛细血管。间日疟原虫出现红色薛氏点，恶性疟原虫出现紫褐色茂氏点。

(2) 裂殖体(schizont)　未成熟裂殖体：核开始分裂，空泡消失，虐色素开始集中。成熟裂殖体：裂殖子出现，排列不规则，虐色素集中，间日疟原虫的虫体充满胀大的红细胞。恶性疟原虫外周血中不易见到裂殖体。

(3) 配子体(gametocyte)　雌配子体：虫体较大，胞质致密，核致密而偏于虫体一侧或居中，疟色素多而粗大；雄配子体：虫体较小，胞质稀薄，核疏松位于虫体中央，疟色素少而细小。

(二) 生活史要点

(1) 感染阶段　子孢子。

(2) 感染途径与方式　蚊虫叮咬；输血或经胎盘。

(3) 致病阶段　红内期疟原虫。

(4) 寄生部位　肝细胞、红细胞。

(5) 传播媒介　雌性按蚊。

(6) 诊断阶段　红内期原虫。

(7) 致病阶段　红细胞内裂体增殖。

(8) 在人体肝细胞内的裂体增殖　称红外期;在红细胞内的发育包括红内期裂体增殖和配子体形成。

(9) 在蚊体内发育　包括在蚊胃腔内进行有性生殖(配子生殖)和在蚊胃壁进行的无性生殖(孢子增殖)。

(10) 间日疟和卵形疟　主要寄生于网织红细胞;三日疟多寄生于较衰老红细胞;恶性疟可寄生于各发育期的红细胞。

(11) 间日疟原虫和卵形疟原虫　有迟发型子孢子。

(三) 致病

1. 潜伏期　指疟原虫侵入人体到出现临床症状的间隔时间,包括红细胞外期发育和数代红细胞内期裂体增殖所需的时间。

2. 疟疾发作　典型的发作:表现为周期性的寒战、高热和出汗退热3个连续阶段。

3. 疟疾的再燃与复发

(1) 再燃　疟疾初发停止后,患者若无再感染,仅由于体内残存的少量红内期疟原虫在一定条件下重新大量增殖,再次引起疟疾发作。

(2) 复发　疟疾初发患者红内期疟原虫已被消灭,未经蚊媒传播感染,经过数周至年余又出现疟疾发作。三日疟原虫和恶性疟原虫无复发。

4. 贫血

1) 疟原虫直接破坏红细胞。

2) 脾功能亢进,吞噬被疟原虫寄生的红细胞和正常红细胞。

3) 骨髓造血功能受抑制。

4) 免疫病理的损害。

5. 脾肿大　大可达脐下;重量可达500～1 000 g;慢性患者脾纤维化,包膜增厚而变硬。

6. 凶险型疟疾　主要发生在恶性疟原虫患者,来势凶猛,病情险恶,病死率高,其中以脑型疟最常见。多数学者认为凶险型疟疾的致病机制是聚集在脑血管内被疟原虫寄生的红细胞和血管内皮细胞发生粘连,造成微血管阻塞及局部缺氧所致。

(四) 免疫

带虫免疫(permunition):人体感染疟原虫后产生的免疫力,能抵抗同种疟原虫的再感染,但同时其血液内又有低水平的原虫血症,这种免疫状态称为带虫免疫。

(五) 实验诊断

病原学检查:厚、薄血涂片染色镜检是目前最常用的方法。在外周血液中检出疟原虫是确诊的最可靠依据。薄血膜涂片,虫体的形态完整,结构清晰,容易辨认。但由于红细胞分散,虫数少,发现疟原虫费时、费力,容易漏诊。厚血膜涂片,疟原虫较集中,易于检查,但红细胞溶解后无红细胞特征,疟原虫形态不典型,鉴别困难。

(六) 流行与防治

流行区儿童和低疟区、非疟区无免疫力的人群为易感染者。治疗疑似患者和间日疟可用氯喹加伯氨喹,恶性虐可单服氯喹,抗氯喹的恶性虐则宜联合用药。重症疟疾首选青蒿素类药物。抗复发,杀灭红外期原虫和配子体。

二、刚地弓形虫

刚地弓形虫(toxoplasma gondii)是猫科动物的肠道球虫,引起人兽共患寄生虫病也是一种重要的机会致病原虫。

(一) 形态

弓形虫发育的全过程有5个不同形态的阶段:滋养体、包囊、裂殖体、配子体和卵囊。

(二) 生活史要点

(1) 终宿主　猫和猫科动物。

(2) 中间宿主　人和其他动物。

(3) 感染阶段　猫粪中的成熟卵囊、动物肉中的包囊或假包囊。

(4) 主要感染途径　经口感染。

(三) 致病

1. 致病机制　速殖子是弓形虫急性感染期的主要致病阶段；包囊内缓殖子是引起慢性感染的主要阶段。

2. 临床表现

(1) 先天性弓形虫病　孕妇感染者体内弓形虫可经胎盘传给胎儿，在妊娠的前 3 个月感染可造成流产、早产、畸胎或死胎；妊娠后期感染多为隐性感染，部分胎儿出生后数月或数年才有症状，典型临床表现为脑积水、大脑钙化灶、脑膜脑炎和运动障碍，其次为弓形虫眼病，还可伴有发热、皮疹、呕吐、腹泻等。

(2) 获得性弓形虫病

1) 淋巴结肿大：是最常见的临床症状，多见于下颌下和颈后淋巴结。

2) 中枢系统损害：脑炎、脑膜脑炎、癫痫和精神异常。

3) 弓形虫眼病：以视网膜脉络膜炎为常见，成人表现为视力突然下降，婴儿表现为手抓眼症，反应迟钝，也可出现斜视等，多为双侧性病变。

(四) 实验诊断

1. 病原学诊断　涂片染色法取急性期患者的腹水、胸腔积液、羊水、脑脊液、骨髓或血液等，离心后取沉淀物涂片，或采用活组织穿刺物涂片，经姬氏染色后镜检。

2. 血清学试验　血清学试验是重要的辅助诊断手段，常用的有：染色实验(DT)、间接血凝实验(IHA)、间接免疫荧光抗体实验(IFA)和 ELISA 等。PCR 和 DNA 探针技术检测弓形虫感染特异性强，敏感性高，可做早期诊断。

(五) 流行与防治

弓形虫广泛流行的原因：①生活史多个阶段具感染性；②中间宿主广泛；③可在终宿主之间、中间宿主之间-终宿主与中间宿主之间互相传播；④包囊可长期生存在中间宿主组织内；⑤卵囊排放量大；⑥滋养体、包囊和卵囊均具有较强抵抗力。

常用治疗药物有磺胺类、乙胺嘧啶，孕妇可采用螺旋霉素。

【同步综合练习】

一、选择题

A 型题

1. 疟原虫的感染阶段是

A. 雌、雄配子　B. 雌、雄配子体　C. 合子　D. 动合子　E. 子孢子

2. 间日疟原虫在人体内进行

A. 裂体增殖和配子体形成　B. 出芽生殖　C. 世代交替

D. 配子生殖和孢子增殖　E. 二分裂法增殖

3. 由子孢子侵入人体到疟疾发作前这段时间称

A. 潜伏期　B. 红细胞内期　C. 红细胞外期　D. 复发　E. 再燃

4. 各种疟疾的潜伏期长短不一，其中最主要的原因是

A. 红细胞内期发育的原虫数不同　B. 人体免疫力的差异

C. 患者服抗疟药的结果　　D. 疟原虫的种类和虫株不同
E. 红细胞外期发育时间不同

5. 既可引起复发又可引起再燃的疟原虫种包括
A. 三日疟原虫和卵形疟原虫　　B. 恶性疟原虫和卵形疟原虫
C. 间日疟原虫和三日疟原虫　　D. 间日疟原虫和恶性疟原虫
E. 卵形疟原虫和间日疟原虫

6. 凶险型疟疾在下列哪种疟原虫最多见
A. 卵形疟原虫　　B. 三日疟原虫　　C. 间日疟原虫
D. 恶性疟原虫　　E. 间日疟原虫和三日疟原虫

7. 疟原虫的免疫类型是
A. 伴随免疫　　B. 带虫免疫　　C. 终生免疫　　D. 免疫力强　　E. 无免疫力

8. 诊断间日疟原虫感染者,采血时间应在
A. 发热间隔时间　　B. 发作后数小时至10余小时
C. 发热时　　D. 潜伏期
E. 第二次发作时

9. 疟疾的主要传染源为
A. 体内有子孢子的现症患者和带虫者
B. 体内有滋养体的现症患者和带虫者
C. 体内有环状体的现症患者和带虫者
D. 体内有裂殖体的现症患者和带虫者
E. 体内有配子体的现症患者和带虫者

10. 刚地弓形虫的终末宿主是
A. 猫科动物　　B. 人　　C. 家禽　　D. 灵长类动物　　E. 啮齿类动物

11. 刚地弓形虫的主要致病阶段是
A. 速殖子　　B. 子孢子　　C. 裂殖子　　D. 缓殖子　　E. 卵囊

12. 目前,确诊刚地弓形虫病常用的方法是
A. 细胞培养法　　B. 血清学试验　　C. 涂片染色法
D. 动物接种和细胞培养法　　E. 动物接种法

13. 孕妇感染刚地弓形虫病的首选治疗药物是
A. 伯氨喹啉　　B. 螺旋霉素　　C. 灭滴灵　　D. 葡萄糖酸锑钠　E. 乙胺嘧啶

14. 人是疟原虫的
A. 终宿主　　B. 保虫宿主　　C. 中间宿主　　D. 非正常宿主　　E. 转续宿主

15. 恶性疟原虫可寄生于
A. 成熟红细胞　　B. 网织红细胞　　C. 各期红细胞
D. 晚幼红细胞　　E. 较衰老红细胞

16. 疟疾诊断的"金标准"仍然是
A. 厚血膜涂片法　　B. 薄血膜涂片法
C. 酶联免疫吸附试验　　D. 薄血膜涂片法和厚血膜涂片法
E. 间接荧光抗体法

17. 下列哪个发育时期不是在蚊体内发育的
A. 裂殖子　　B. 动合子　　C. 囊合子　　D. 配子　　E. 合子

18. 间日疟原虫红细胞内期疟原虫发育过程是
A. 环状体—裂殖体—滋养体—配子体

B. 环状体—滋养体—裂殖体—配子体
C. 滋养体—配子体—环状体—裂殖体
D. 滋养体—环状体—裂殖体—配子体
E. 环状体—裂殖体—配子体—滋养体

19. 间日疟原虫完成一次红细胞内裂体增殖周期所需时间是
A. 48 h　B. 72 h　C. 36～48 h　D. 24 h　E. 24～36 h

B型题

A. 经接触　B. 经呼吸道　C. 经胎盘
D. 经口　E. 经媒介昆虫叮咬

1. 弓形虫感染人体的主要方式
2. 阴道毛滴虫感染人体的主要方式
3. 疟原虫感染人体的主要方式

A. 骨髓穿刺　B. 动物接种分离法　C. 末梢血液涂片染色法
D. 水洗沉淀法　E. 粪便改良抗酸染色法

4. 疟原虫最常用的病原检查方法是
5. 弓形虫最常用的病原检查方法是

A. 网织红细胞　B. 巨噬细胞　C. 较衰老的红细胞
D. 嗜酸性粒细胞　E. 各发育期的红细胞

6. 间日疟原虫主要寄生于
7. 恶性疟原虫主要寄生于
8. 三日疟原虫主要寄生于
9. 卵形疟原虫主要寄生于

二、名词解释

1. 潜伏期
2. 再燃
3. 复发

三、问答题

1. 脑型疟疾是由哪几种疟原虫引起的？其发病机制如何？
2. 什么是凶险型疟疾？常见有哪些症状？

【参考答案及解析】

一、选择题

A型题

1. E　2. A　3. A　4. D　5. E　6. D　7. B　8. B　9. E　10. A　11. A　12. D　13. B　14. A　15. C　16. D　17. A　18. B　19. A

B型题

1. D　2. A　3. E　4. C　5. B　6. A　7. E　8. C　9. A

二、名词解释

1. 潜伏期：指疟原虫侵入人体到出现临床症状的间隔时间，包括红细胞外期发育和数代红细胞内期裂体增殖所需的时间。

2. 再燃：疟疾初发停止后，患者若无再感染，仅由于体内残存的少量红内期疟原虫在一定条件下重新大量增殖，再次引起疟疾发作。

3. 复发：疟疾初发患者红内期疟原虫已被消灭，未经蚊媒传播感染，经过数周至年余又出现疟疾发作。三日疟原虫和恶性疟原虫无复发。

三、问答题

1. 脑型疟疾主要是由恶性疟原虫引起，但间日疟原虫可偶然引起。其发病机制目前尚不很清楚，可能由于被疟原虫寄生的红细胞阻塞了脑部微血管导致脑缺氧，细胞浸润引起的炎症反应，肿瘤坏死因子等细胞因子对中枢神经系统功能的影响等多方面综合作用的结果。对于脑型疟的发病机制目前主要为机械性阻塞学说：脑型疟是由于脑部微血管被疟原虫所寄生的红细胞阻塞，原因是微血管内皮细胞和感染的红细胞膜上的受体结合，发生粘连；感染的红细胞变形能力下降，不易通过小的毛细血管。

2. 凶险型疟疾常发生于恶性疟患者，是指因无免疫力的或因各种原因延误诊治的疟疾患者，可因血中原虫数量剧增而出现凶险症状，常见的有脑型、超高热型等，多表现为持续高热、抽搐昏迷、重症贫血，肾功能衰竭等，来势凶猛，若不能及时诊治，死亡率很高。

（刘继鑫　湛孝东）

第三篇 医学蠕虫学

第六章 吸 虫

【教学要点】

掌握 华支睾吸虫、卫氏并殖吸虫、布氏姜片吸虫和日本血吸虫的形态、生活史要点、致病作用及病原学诊断方法及治疗；卫氏并殖吸虫的致病机制及临床分型；晚期血吸虫病的临床分型。

熟悉 华支睾吸虫、卫氏并殖吸虫、布氏姜片吸虫和日本血吸虫的生活史过程。

了解 华支睾吸虫、卫氏并殖吸虫、布氏姜片吸虫和日本血吸虫的流行与预防。

【重点难点剖析】

一、吸虫概论

吸虫(trematode)属于扁形动物门的吸虫纲。寄生人体的吸虫属于复殖目。

吸虫的共同特点：①多数虫体扁平，呈叶状或舌状；②有口、腹吸盘；③消化系统不完整，有口无肛门；④生殖系统发达，雌雄同体(血吸虫除外)；⑤虫卵有卵盖(血吸虫除外)；⑥生活史复杂，需1～2个中间宿主；⑦虫卵入水发育；⑧囊蚴为感染期(血吸虫除外)；⑨有保虫宿主；⑩寿命长。

二、华支睾吸虫

华支睾吸虫(clonorchis sinensis)又称肝吸虫，成虫寄生在人体及多种动物的肝胆管内，引起华支睾吸虫病，亦称肝吸虫病。

(一) 形态

(1) 成虫　体形狭长，背腹扁平，半透明，外形似葵花籽，体表无棘。口吸盘略大于腹吸盘。消化道有口、咽、食管、两个肠支组成，末端为盲端。雌雄同体，睾丸1对，呈分支状，位于虫体后端1/3处；卵巢1个，浅分叶状，位于睾丸之前。

(2) 虫卵　为人体蠕虫卵中最小，大小为(27～55)μm×(12～20)μm，外形似芝麻籽，棕褐色。一端较窄且有盖，盖周围的卵壳增厚、形成肩峰，另一端有小疣状突起，卵壳内有成熟的毛蚴。

(二) 生活史要点

(1) 寄生部位　成虫寄生于在人或动物(犬、猫、鼠等)的肝胆管中。

(2) 终宿主　人。

(3) 保虫宿主　猫、犬等。

(4) 第一中间宿主　有纹沼螺、赤豆螺、长角涵螺等淡水螺。

(5) 第二中间宿主　淡水鱼及虾。

(6) 感染阶段　囊蚴。

(7) 感染方式　经口感染,人食人含活囊蚴的淡水鱼、虾而被感染。

(8) 成虫寿命　20～30年。

(三) 致病

肝受损,病变主要发生在肝脏的次级胆管。与胆管癌的发生关系密切。

(四) 实验诊断

病原学诊断:粪便检出虫卵可作为确诊依据。常用直接涂片法、集卵法、十二指肠引流法。

(五) 流行与防治

华支睾吸虫感染者主要分布于亚洲,我国广东感染率最高,其次为黑龙江和广西。治疗药物首选吡喹酮。

三、布氏姜片虫

布氏姜片虫(Fasciolopsis buski)简称姜片吸虫,寄生在人的小肠,也称肠吸虫。

(一) 形态

(1) 成虫　呈长椭圆形,肥厚,为寄生人体小肠中的大型吸虫。新鲜虫体呈肉红色;腹吸盘漏斗状,肌肉发达,较口吸盘大4～5倍;虫体两侧有弯曲的肠管。雌雄同体,睾丸两个,高度分支呈珊瑚状。卵巢分3瓣,子宫盘曲在卵巢和腹吸盘之间。

(2) 虫卵　椭圆形,淡黄色,是寄生人体中最大的蠕虫虫卵,大小为(130～140)μm×(80～85)μm,卵壳较薄,一端有不明显的卵盖。

(二) 生活史要点

(1) 寄生部位　成虫寄生在人及猪的小肠上段。

(2) 终宿主　人。

(3) 保虫宿主　猪。

(4) 中间宿主　扁卷螺。

(5) 传播媒介　水生植物。

(6) 感染阶段　囊蚴。

(7) 感染方式　经口感染,人食入活囊蚴的水生植物或饮用含囊蚴的生水而感染。

(8) 成虫寿命　人体内最长可达4年半。

(三) 致病

致病作用包括机械性损伤及虫体代谢产物被宿主吸收引起的变态反应

(四) 实验诊断

病原学检查:检查粪便中的虫卵是确诊的依据。常用直接涂片法。

(五) 流行与防治

感染有布氏姜片吸虫的患者和猪是重要的传染源,首选治疗药物吡喹酮。

四、并殖吸虫

卫氏并殖吸虫(Paragonimus westermani)是人体并殖吸虫病的主要病原,也是最早被发现的并殖吸虫。以肺部形成囊肿为主要病变,以烂桃样血痰和咯血为主要症状。

(一) 形态

(1) 成虫　背侧略隆起,腹面扁平,似半颗黄豆粒。口、腹吸盘大小略同,卵巢与子宫并列于腹吸盘之后,卵巢分叶,睾丸1对分支如指状,并列排列。

(2) 虫卵　金黄色,椭圆形,左右多不对称,卵盖大,常略倾斜,卵壳厚薄不均。

(二) 生活史

(1) 寄生部位 成虫寄生人体及犬、猫、虎、豹、狼等多种食肉哺乳类动物的肺脏。

(2) 终宿主 人。

(3) 保虫宿主 食肉哺乳动物。

(4) 第一中间宿主 川卷螺。

(5) 第二中间宿主 溪蟹和蝲蛄。

(6) 感染阶段 囊蚴。

(7) 感染方式 经口感染,人及动物捕食含活囊蚴的溪蟹和蝲蛄而被感染。

(8) 转续宿主 野猪、猪、兔、鼠、蛙、鸡、鸟等。

(9) 成虫寿命 一般5～6年。

(三) 致病

1. 病理过程分期 脓肿期,主要为虫体移行引起组织破坏、出血及继发感染;囊肿期,由于渗出性炎症,大量细胞浸润、聚集、死亡、崩解、液化,脓肿内充满赤褐色果酱样液体;纤维瘢痕期,由于虫体死亡或转移至他处,囊肿内容物排出或吸收,囊内由肉芽组织填充,纤维化,最后形成瘢痕。

2. 临床分型

(1) 胸肺型 最常见,以咳嗽、胸痛、咳果酱样或咳铁锈色血痰等为主要症状,血痰中可查见虫卵,易被误诊为肺结核或肺炎。

(2) 腹肝型 约占1/3,患者主要表现为腹痛、腹泻、大便带血,腹痛部位不固定。

(3) 皮下型 约10%,可见皮下移走性包块,大小不一,触之可动,好发部位是腹壁、胸背、头颈等。

(4) 脑脊髓型 占10%～20%,多见于青少年,患者出现头晕、癔症发作、癫痫等。

(5) 亚临床型 皮试及血清免疫学试验阳性,X线有典型改变,但无明显症状。

(6) 其他型 略。

(四) 实验诊断

病原学诊断:痰或粪便查虫卵或皮下包块活检找到虫体即可确诊。X线、CT及MR检查适用于胸肺型和脑脊髓型。

(五) 流行与防治

世界性分布,患者和保虫宿主均为传染源。生吃或半生吃转续宿主的肉,也可能被感染。常用治疗药物为吡喹酮。

五、血吸虫

血吸虫也称裂体吸虫(schistosome)。寄生于人体的血吸虫主要有6种,其中日本血吸虫(S. japonicum)、曼氏血吸虫(S. mansoni)和埃及血吸虫(S. haematobium)引起的血吸虫病流行范围最广,危害最大,在我国流行的是日本血吸虫,是我国重要的五大寄生虫病之一。

(一) 形态

(1) 成虫 圆柱状,雌雄异体,外形近似线虫,雌雄虫呈合抱状态,雄虫睾丸7个呈串珠状排列。

(2) 虫卵 椭圆形,淡黄色,无卵盖。

(3) 尾蚴 属叉尾型,由体部和尾部组成,尾部分尾干和尾叉。

(二) 生活史要点

(1) 寄生部位 成虫寄生人及多种哺乳动物的门脉-肠系膜静脉系统。

(2) 终宿主 人。

(3) 保虫宿主 牛、羊、鼠等动物。

(4) 中间宿主 钉螺。

(5) 感染阶段 尾蚴。

(6) 感染方式 经皮肤感染,尾蚴经皮肤钻入人体而感染。

(三) 致病

日本血吸虫病可以称为免疫性疾病。其尾蚴、童虫、成虫、虫卵都有致病作用,但最严重的病变是由虫卵引起的。

(1) 尾蚴 引起尾蚴性皮炎,引起Ⅰ、Ⅳ型超敏反应。

(2) 童虫 在宿主体内移行,因机械性损伤而出现一过性血管炎,毛细血管栓塞、破裂、局部细胞浸润和点状出血。

(3) 成虫 可引起静脉内膜炎,虫体的代谢产物、分泌物以及虫体皮层更新脱落的表膜在宿主体内可形成免疫复合物,引起免疫复合物型(Ⅲ型)超敏反应。

(4) 虫卵 是血吸虫病的主要致病阶段,形成虫卵肉芽肿。

其中,日本血吸虫虫卵肉芽肿的特点:

1) 日本血吸虫产卵量大,多成簇地沉积于肝脏和结肠壁等组织,虫卵肉芽肿的体积较大。

2) 虫卵肉芽肿内含大量嗜酸性粒细胞、浆细胞,肉芽肿常出现中心坏死,称嗜酸性脓肿。

3) 虫卵周围常出现抗原抗体复合物反应,称何博礼现象。

(四) 临床表现

我国晚期血吸虫病分为巨脾型、腹水型、结肠增殖型和侏儒型。巨脾型指脾肿大超过脐平线,腹水型是晚期血吸虫病门脉高压与肝功能代偿失调的结果,常在呕血、感染、过度劳累后诱发。结肠增殖型是一种以结肠病变为突出表现的临床类型,表现为腹痛、腹泻、便秘或便秘与腹泻交替出现。侏儒型为患者在儿童期反复感染血吸虫,引起慢性和晚期血吸虫病,影响内分泌功能,其中以垂体前叶和性腺功能不全最为明显。

(五) 免疫

伴随免疫:宿主感染血吸虫后可产生一定的免疫力,这种免疫力对再次感染的童虫有一定的抵抗作用,但对体内已寄生的成虫无作用。当体内的寄生虫被清除后,这种免疫力随之消失,这种现象称伴随免疫(concomitant immunity)。

(六) 实验诊断

1. 病原学检查

(1) 急性期 可采用粪检虫卵(直接涂片或水洗沉淀)或毛蚴孵化法检查。

(2) 慢性期、晚期患者 粪检阴性时可用乙状结肠镜或直肠镜刮取病变组织检查虫卵。

2. 免疫学诊断 常用的有环卵沉淀试验(COPT)、ELISA等。循环抗原测定可以确定有无活虫存在。

(七) 流行与防治

日本血吸虫病分布在我国长江流域及其以南的地区。人对日本血吸虫无先天性免疫力。吡喹酮是较为理想的药物。

【同步综合练习】

一、选择题

A型题

1. 吸虫在形态上具有下列共同特征,其中哪一条不正确
   A. 全部雌雄同体　　B. 无体腔　　C. 消化道不完整
   D. 具有口、腹吸盘　　E. 虫体两侧对称
2. 吸虫的生活史具有以下共同特征,其中哪一项不正确

A. 感染阶段均是囊蚴　　B. 中间宿主都有淡水螺
C. 有宿主更换和世代交替　　D. 终宿主不严格,均有保虫宿主
E. 生活史阶段多

3. 华支睾吸虫的第一中间宿主是
A. 纹沼螺　B. 扁卷螺　C. 锥实螺　D. 川卷螺　E. 钉螺

4. 华支睾吸虫的第二中间宿主是
A. 淡水蟹　B. 淡水螺　C. 水生植物　D. 淡水鱼、虾　E. 海鱼

5. 华支睾吸虫病的主要感染途径是
A. 吃生的或未熟的溪蟹　B. 接触疫水　C. 饮生水
D. 吃生的或未熟的淡水鱼、虾　E. 经媒介昆虫

6. 华支睾吸虫在人体的主要移行途径是
A. 囊蚴经口食入,在十二指肠脱囊后,穿血管,随血流经心、肺后入肝
B. 囊蚴经口食入,在十二指肠脱囊后,沿胆总管入肝
C. 囊蚴经皮肤血流移行至肝脏
D. 囊蚴经口食入,在十二指肠脱囊后,穿肠壁,经腹腔入肝
E. 囊蚴经口食入,在十二指肠脱囊后,经血流入肝

7. 华支睾吸虫对人体的主要损害是
A. 胃溃疡　B. 肝脏受损　C. 小肠炎
D. 胰腺坏死　E. 腹部多脏器损害

8. 华支睾吸虫病的确诊依据是
A. 皮肤、巩膜黄染　B. 皮内试验阳性
C. 有吃生的或半生吃鱼、虾的习惯　D. 粪便检查检出虫卵
E. 肝区疼痛

9. 布氏姜片吸虫的主要保虫宿主是
A. 禽类　B. 猪　C. 羊　D. 牛　E. 犬

10. 布氏姜片吸虫的感染途径主要是
A. 接触疫水　B. 吃含囊蚴的醉蟹
C. 生食菱角、荸荠等水生植物　D. 生食或食入含囊蚴的未煮熟的猪肉
E. 生食或食入含囊蚴的未煮熟的鱼、虾

11. 治疗布氏姜片吸虫病的最有效药物是
A. 阿苯哒唑　B. 甲苯达唑　C. 吡喹酮　D. 甲硝咪唑　E. 硫双二氯酚

12. 卫氏并殖吸虫的成虫,主要寄生于人体的
A. 肝脏　B. 肺脏　C. 皮下　D. 腹腔　E. 脑

13. 卫氏并殖吸虫病的感染途径是
A. 生食淡水螺类　B. 食入含囊蚴未煮熟的猪肉
C. 生食含囊蚴的水生植物　D. 生食或食入未煮熟含囊蚴的鱼、虾
E. 生食或半生食含囊蚴的溪蟹、蝲蛄

14. 在卫氏并殖吸虫生活史中,野猪、兔、蛙、鸡可作为
A. 保虫宿主　B. 第二中间宿主　C. 第一中间宿主
D. 终宿主　E. 转续宿主

15. 我国流行的血吸虫病主要是由下列哪种吸虫引起的
A. 日本血吸虫　B. 湄公血吸虫　C. 马来血吸虫
D. 埃及血吸虫　E. 曼氏血吸虫

16. 日本血吸虫病的感染阶段是
A. 尾蚴 B. 虫卵 C. 囊蚴 D. 胞蚴 E. 毛蚴
17. 日本血吸虫病的主要致病作用是由下列哪个阶段引起
A. 尾蚴 B. 毛蚴 C. 成虫 D. 虫卵 E. 童虫
18. 日本血吸虫卵的主要致病作用是
A. 虫卵的压迫和破坏作用 B. 大量虫卵机械性阻塞血管
C. 虫卵卵壳抗原刺激引起炎症反应 D. 卵内毛蚴分泌物引起超敏反应及肉芽肿形成
E. 虫卵内毛蚴的毒素溶解组织
19. 日本血吸虫尾蚴侵入人体后童虫的移行途径是
A. 口→小肠→结肠→痔静脉
B. 口→小肠→肠系膜血管
C. 皮肤→小静脉或淋巴管→右心→左心→主动脉→肠系膜动脉
D. 皮肤→小静脉或淋巴管→右心→左心→主动脉→全身微血管
E. 皮肤→小静脉或淋巴管→右心→左心→主动脉→门静脉→肠系膜静脉
20. 日本血吸虫在人体常见的异位损害为
A. 肺和脑 B. 皮肤及淋巴管 C. 泌尿系统 D. 消化系统 E. 生殖系统
21. 日本血吸虫的主要保虫宿主是
A. 猴、狒狒等 B. 无症状感染者 C. 钉螺
D. 牛、犬、猪等哺乳动物 E. 慢性患者
22. 日本血吸虫从尾蚴钻入皮肤到虫体成熟并产卵,需时间
A. 24 d B. 42 d C. 60～75 d D. 30～35 d E. 60～63 d
23. 常见的最大蠕虫卵是
A. 华支睾吸虫卵 B. 卫氏并殖吸虫卵 C. 布氏姜片吸虫卵
D. 日本血吸虫卵 E. 斯氏狸殖吸虫卵
24. 常见的最小蠕虫卵是
A. 布氏姜片吸虫卵 B. 卫氏并殖吸虫卵 C. 日本血吸虫卵
D. 华支睾吸虫卵 E. 斯氏狸殖吸虫卵
25. 痰液中可能会查到下列哪一种吸虫卵
A. 日本血吸虫卵 B. 卫氏并殖吸虫卵 C. 斯氏狸殖吸虫卵
D. 华支睾吸虫卵 E. 布氏姜片吸虫卵
26. 没有卵盖的吸虫卵是
A. 日本血吸虫卵 B. 斯氏狸殖吸虫卵 C. 华支睾吸虫卵
D. 布氏姜片吸虫卵 E. 卫氏并殖吸虫卵
27. 除查粪便外,华枝睾吸虫的病原学诊断方法还有
A. 呕吐物查成虫 B. 间接血凝试验 C. 肛门拭子法
D. 酶联免疫吸附试验 E. 十二指肠引流法
28. 卫氏并殖吸虫病的病原学诊断为
A. 人痰液查成虫 B. 十二指肠液查虫卵 C. 痰液和粪便查虫卵
D. 尿液查虫卵 E. 粪便查成虫
29. 直肠镜活组织检查可用于诊断哪种吸虫病
A. 肺吸虫病 B. 日本血吸虫病 C. 肝吸虫病
D. 姜片虫病 E. 棘口吸虫病
30. 日本血吸虫引起的肝病变的主要原因

A. 死亡虫体阻塞血管引起周围组织发生慢性炎症及组织坏死
B. 成虫的毒素及其代谢产物的刺激
C. 虫卵阻塞小血管
D. 虫卵肉芽肿的形成
E. 童虫的机械性损伤作用

31. 晚期血吸虫患者粪便中难以查到虫卵的主要原因是
A. 成虫死亡　B. 虫卵集中于肝内　C. 虫卵发育受阻
D. 虫卵死亡崩解　E. 病灶周围瘢痕形成，肠壁增厚

32. 并殖吸虫的形态特点是
A. 卵巢与睾丸并列　B. 睾丸与子宫并列
C. 两侧卵黄腺并列　D. 卵巢与子宫并列，两睾丸并列
E. 两吸盘并列

B型题

A. 肠系膜静脉　B. 结肠　C. 小肠　D. 肺部　E. 肝胆管

1. 华支睾吸虫成虫的寄生部位
2. 卫氏并殖吸虫成虫的寄生部位
3. 布氏姜片吸虫成虫的寄生部位
4. 日本血吸虫成虫的寄生部位

A. 毛蚴　B. 胞蚴　C. 雷蚴　D. 尾蚴　E. 囊蚴

5. 华支睾吸虫的感染阶段
6. 卫氏并殖吸虫的感染阶段
7. 布氏姜片吸虫的感染阶段
8. 日本血吸虫的感染阶段

A. 钉螺　B. 淡水螺　C. 扁卷螺　D. 川卷螺　E. 椎实螺类

9. 华支睾吸虫的中间宿主是
10. 卫氏并殖吸虫的中间宿主是
11. 布氏姜片吸虫的中间宿主是
12. 日本血吸虫的中间宿主是

A. 华支睾吸虫　B. 布氏姜片吸虫　C. 卫氏并殖吸虫　D. 日本血吸虫　E. 肝片形吸虫

13. 睾丸2个，并列于虫体的后三分之一处，分支如指状
14. 睾丸2个，前后排列于虫体的后三分之一，呈分支状
15. 睾丸多为7个，呈串珠状排列
16. 睾丸2个，前后排列于虫体的后二分之一，呈珊瑚状

二、名词解释

1. 尾蚴性皮炎
2. 异位血吸虫病
3. 环卵沉淀试验

三、简答题

1. 日本血吸虫成虫寄生在终宿主的门静脉、肠系膜下静脉，为什么虫卵可随粪便排出体外？

2. 为什么说日本血吸虫的主要致病阶段是虫卵而不是成虫?

【参考答案及解析】

一、选择题

A 型题

1. A 2. A 3. A 4. D 5. D 6. B 7. B 8. D 9. B 10. C 11. C 12. B 13. E 14. E 15. A 16. A 17. D 18. D 19. E 20. A 21. D 22. A 23. C 24. D 25. B 26. A 27. E 28. C 29. B 30. D 31. E 32. D

B 型题

1. E 2. D 3. C 4. A 5. E 6. E 7. E 8. D 9. B 10. D 11. C 12. A 13. C 14. A 15. D 16. B

二、名词解释

1. 血吸虫尾蚴侵入宿主皮肤引起的皮肤炎症反应,称为尾蚴性皮炎。局部出现丘疹和瘙痒,重者伴全身水肿。病理变化为局部毛细血管扩张充血,中性粒细胞和单核细胞浸润。其发生机制属于速发型和迟发型超敏反应。

2. 血吸虫卵沉积于门脉系统以外的器官或组织,形成虫卵肉芽肿,造成损害,称异位血吸虫病。异位沉积的血吸虫卵可以来自异位寄生的血吸虫,也可能来自肠系膜静脉内的虫卵被血流带到门脉系统以外的器官。常见的异位损害部位是肺和脑,也可见于皮肤、甲状腺、心、肾等部位。

3. 环卵沉淀试验是诊断血吸虫病的常用的、特有的免疫学方法。以完整虫卵为实验材料,卵内成熟毛蚴的分泌、排泄物(抗原)能透过卵壳上的微孔渗出,当加入患者血清(抗体)后,可在虫卵周围形成特异的抗原-抗体复合物,光镜下呈泡状或指状沉淀。本法操作简单、经济,敏感性、特异性均较好。

三、简答题

1. 日本血吸虫成虫产卵,部分虫卵沉积于肠壁小血管中,卵内毛蚴逐渐发育,毛蚴分泌物能透过卵壳,破坏血管壁,并使周围组织发炎坏死,同时由于肠的蠕动,腹内压增加等致使坏死组织向肠腔破溃,虫卵便随破溃组织落入肠腔,随粪便排出体外。

2. 日本血吸虫发育的不同阶段尾蚴、童虫、成虫和虫卵均可对宿主产生损害。成虫可引起轻微的机械性损害,如静脉内膜炎等,一般无明显致病作用。血吸虫病的病变主要是由虫卵引起,虫卵主要沉着在宿主的肝及结肠肠壁等组织,所引起的虫卵肉芽肿和纤维化是血吸虫病的主要病变。因此,日本血吸虫的主要致病阶段是虫卵。

(刘继鑫)

第七章　绦　　虫

【教学要点】

掌握　链状带绦虫与肥胖带绦虫的形态、生活史要点、致病作用及诊断，囊尾蚴的感染方式及分类；脑囊尾蚴病的主要临床症状；细粒棘球绦虫的形态、生活史要点、临床症状及治疗。

熟悉　链状带绦虫、肥胖带绦虫和细粒棘球绦虫的生活史过程，细粒棘球绦虫的致病机制与诊断；链状带绦虫与肥胖带绦虫的治疗方法。

了解　链状带绦虫、肥胖带绦虫和细粒棘球绦虫的流行与预防。

【重点难点剖析】

一、概述

绦虫(tapeworm)属于扁形动物门的绦虫纲(class cestoda)，寄生人体的绦虫有30余种，分属于圆叶目和假叶目。圆叶目绦虫主要包括链状带绦虫、肥胖带绦虫、细粒棘球绦虫、多房棘球绦虫、微小膜壳绦虫、缩小膜壳绦虫等；假叶目绦虫有曼氏迭宫绦虫、阔节裂头绦虫。

(一) 形态

1. 成虫　虫体白色或乳白色，背腹扁平，左右对称；多分节、带状；缺体腔；绝大多数雌雄同体；消化道退化消失；虫体前端有固着器官，大小为数毫米至数米。

虫体结构：头节(scolex)，具附着器官，头节顶部有可能伸缩的顶突。圆叶目绦虫的头节有吸盘。假叶目绦虫的头节上有吸槽，如曼氏迭宫绦虫。颈部具生发作用；链体由幼节、成节、孕节等许多节片组成。

2. 中绦期　绦虫在中间宿主体内发育的时期称为中绦期(metacestode)

3. 虫卵　假叶目绦虫虫卵：椭圆形，卵壳较薄，一端有小盖，卵内含一个卵细胞和若干个卵黄细胞。与吸虫卵相似。

圆叶目绦虫虫卵：圆球形，卵壳很薄，内有一很厚的胚膜，卵内是已发育的幼虫，具有3对小钩，称六钩蚴。

(二) 生活史

1) 绦虫的成虫均寄生于脊椎动物的消化道，虫卵或脱落的孕节随粪便排出。

2) 假叶目绦虫的生活史与吸虫相似，生活史需要2个中间宿主。虫卵需在水中发育。

(三) 致病

成虫引起的症状通常并不严重，幼虫其危害远比成虫大。

二、链状带绦虫

链状带绦虫(taenia solium)又称猪带绦虫、猪肉绦虫或有钩绦虫。

(一) 形态

(1) 成虫　乳白色,带状,长2~4 m,头节具有顶突和小钩,4个吸盘,颈部纤细,链体由700~1 000个节片组成;幼节宽短,成节近方形,成节内具雌雄生殖器官各一套。睾丸150~200个,子宫分支,每侧7~13支,内充满虫卵(3万~5万个/节)。

(2) 虫卵　近球形,直径31~43 μm,卵壳很薄,胚膜棕黄色、较厚,有放射状的条纹,胚膜含球形的六钩蚴。

(3) 幼虫　称囊尾蚴,黄豆大小,为白色半透明的囊状物,囊内充满透明的囊液,囊壁分两层,间质层有一处向囊内增厚形成向内翻卷收缩的头节。

(二) 生活史要点

(1) 终宿主　人(人也可以是中间宿主)。

(2) 主要的中间宿主　猪和野猪。

(3) 成虫寄生部位　小肠。

(4) 绦虫病主要感染方式　囊尾蚴,生食或半生食含有囊尾蚴的猪肉。

(5) 囊尾蚴病的主要感染方式　虫卵,误食猪带绦虫的虫卵。

(6) 致病阶段　囊尾蚴、成虫(囊尾蚴病、猪带绦虫病)。

(7) 诊断阶段　孕节或虫卵。

(8) 成虫寿命　为20~30年。

(三) 致病

1. 猪带绦虫病　由成虫寄生于人的小肠所致。成虫寄生一般无明显的症状。有些患者可出现腹痛、腹泻、消化不良等。在头节附着处,肠黏膜可有机械性损伤。偶尔也可引起肠阻塞。

2. 囊尾蚴病　人食入链状带绦虫虫卵。好发部位主要是皮下组织、肌肉、脑和眼,其次为心、舌、口腔,以及肝、肺、腹腔等部位。

3. 根据人体囊尾蚴寄生的部位分类　将囊虫病分为以下类型:

(1) 皮下及肌肉囊尾蚴病　寄生于皮下的囊尾蚴呈结节状,以躯干和头部较多,硬如软骨,可移动,可触及,与皮下组织无粘连,无压痛。寄生在肌肉中的囊尾蚴可引起肌肉酸痛无力,发胀、麻木或呈假性肌肥大症。

(2) 脑型囊虫病　发病时间以1个月至1年为最多,最常见的症状:癫痫发作,颅内压增高和神经精神症状,其中癫痫发作最常见。囊尾蚴病主要分为6个临床型:①癫痫型;②脑实质型;③蛛网膜下隙型;④脑室型;⑤混合型;⑥亚临床型。

(3) 眼型囊虫病　囊尾蚴多寄生于眼球深部玻璃体和视网膜下,通常累及单眼,轻者患者表现为视力障碍,常可见眼内虫体蠕动,重者可至失明。

4. 人体感染囊尾蚴病的方式

(1) 自体内感染　患者体内已有成虫感染,当遇到反胃、呕吐时,由于肠道的逆蠕动,可将孕节反推入胃内,因受到胃肠消化液的刺激作用,在小肠中六钩蚴孵出,经血循环到达肌肉等组织发育为囊尾蚴,称之为自体内重复感染。

(2) 自体外感染　患者误食自己排出的猪带绦虫虫卵而引起的再感染。

(3) 异体感染　误食他人的猪带绦虫虫卵而感染。

(四) 实验诊断

1. 猪带绦虫病

1) 询问有无吃生猪肉和排节片史。

2) 患者粪便中的孕节,可作压片检查。

3) 查粪便中的虫卵。

2. 囊尾蚴病　皮下或浅部的囊尾蚴可用手术摘除进行活组织检查。眼部的囊尾蚴可通过眼底镜检查,脑和深部组织的囊尾蚴可用 X 线、CT 和 MRI 等影像设备检查。免疫学诊断具有辅助诊断价值。

(五) 流行与防治

本病主要流行于有生食或半生食猪肉、野猪肉习惯的少数民族地区,但我国其他地区也有散在发生。云南少数民族地区居民的“生皮”“剁生”“噢嚅”的食法,西南的“生片火锅”,云南的“过桥米线”,福建的“沙茶面”等都可能造成感染。

驱虫治疗可采用槟榔、南瓜子合剂疗法:南瓜子 200 g 去皮、炒熟、研末,清晨空腹时先服南瓜子,1 h 后服槟榔煎剂 200 ml,半小时后再服 20～30 g 硫酸镁导泻。仔细检查有无头节排出,治愈标准为打下头节,如无头节,应随访,若 3～4 个月内未发现节片和虫卵则可视为治愈。米帕林、吡喹酮、阿苯达唑等都有较好驱虫效果。治疗囊尾蚴病的常用方法以手术摘除虫体,特别是眼囊尾蚴病,是唯一合理的方法。

三、肥胖带绦虫

肥胖带绦虫(taenia saginata)又称牛带绦虫、牛肉绦虫或无钩绦虫。成虫寄生于人的小肠导致牛带绦虫病。

(一) 形态

两种带绦虫的虫卵的形态上难以区别见表 4。

表 4　猪带绦虫与牛带绦虫的形态区别

	猪带绦虫	牛带绦虫
体长(m)	2～4	4～8
节片	700～1 000 节,较薄,略透明	1 000～2 000 节,较厚,不透明
头节	球形,具有顶突和 2 圈小钩(25～50 个)	略呈方形、无顶突和小钩
成节	卵巢 3 叶	卵巢 2 叶
孕节	子宫分支不整齐,7～13 支/侧	子宫分支较整齐,15～30 支/侧
囊尾蚴	头节具顶突和小钩,可寄生于人体	头节无顶突和小钩,不寄生于人体

(二) 生活史

人是牛带绦虫唯一的终宿主,人不是其中间宿主。与猪带绦虫生活史相似,从链体脱落下的孕节仍具有显著的活动力,可自动地从肛门逸出。

(三) 致病

肥胖带绦虫成虫寄生于人的小肠,可引起消化道症状,孕节可主动从肛门逸出,引起患者肛门部的不适和瘙痒。

(四) 实验诊断

询问有无排节片史,采用棉签拭子法或透明胶纸法查肛门周围的虫卵。

(五) 流行与防治

本病主要在畜牧地区和以牛肉为主要肉食品的民族地区流行。治疗与猪带绦虫相同。

四、微小膜壳绦虫

微小膜壳绦虫(hymenolepis nana)也称为短膜壳绦虫,该虫主要寄生于鼠类,亦可寄生于人体。

(一) 形态

(1) 成虫　为小型绦虫,头节呈梨形,有 4 个吸盘和 1 个短而圆、可自由伸缩的顶突。顶突上有 20～30个小钩,排成一圈,颈部较长而纤细。链体由 100～200 个节片组成,成节有 3 个较大的圆球形睾丸。卵巢呈分叶状,位于节片中央。子宫呈袋状,其中充满虫卵并占据整个节片。

(2) 虫卵　圆球形或近圆球形,无色透明。卵壳很薄,其内胚膜较厚,胚膜两端略凸起并由该处各发出4～8根丝状物,胚膜内含有一个六钩蚴。

(二) 生活史要点

1) 可不需中间宿主,也可经中间宿主传播。

2) 中间宿主:蚤类、面粉甲虫、拟谷盗等。

3) 成虫寄生部位:小肠。

4) 感染方式:经口感染。

(三) 致病

机械性损伤和虫体毒性分泌物所致,轻者无明显症状,重者有一般胃肠道和神经症状。

(四) 实验诊断

从患者粪便中捡到虫卵或孕节可确诊。

(五) 流行与防治

呈世界性分布,儿童感染率较高,驱虫治疗可用吡喹酮。

五、细粒棘球绦虫

细粒棘球绦虫(echinococcus granulosus)又称包生绦虫。成虫寄生于犬科食肉动物,幼虫可寄生于人和多种食草类家畜,引起一种严重的人兽共患病,称棘球蚴病或包虫病,现已成为全球性的重要公共卫生和经济问题。

(一) 形态

(1) 成虫　是绦虫中最细小的虫种之一,体长2～7 mm。头节呈梨形,具有顶突和4个吸盘,小钩28～48个,放射状排成两圈。链体部分的幼节、成节和孕节各一节,偶或多一节。

(2) 幼虫(棘球蚴)　为圆形囊状体,由囊壁和囊内容物组成。

(3) 虫卵　与猪肉绦虫虫卵基本相同。

(二) 生活史要点

(1) 寄生部位　成虫寄生在狗、狼等犬科动物小肠内;幼虫寄生于肝、肺、腹腔和脑等部位。

(2) 终宿主　犬等食肉动物。

(3) 中间宿主　人和羊、牛、骆驼等偶蹄类动物。

(4) 感染阶段　虫卵。

(5) 致病阶段　棘球蚴。

(6) 感染方式　人误食虫卵而导致感染。

(三) 致病

(1) 局部压迫和刺激症状　受累部位有轻微疼痛和坠胀感。位置表浅的棘球蚴可在体表形成包块,触之坚韧,压之有弹性,叩诊时可有棘球蚴震颤。

(2) 过敏症状　常有荨麻疹、血管神经性水肿和过敏性休克等。

(3) 中毒和胃肠道功能紊乱　略。

(四) 实验诊断

询问病史,是否来自流行区,确诊应以病原学结果为依据。免疫学诊断是重要的辅助诊断方法。

(五) 流行与防治

我国是世界上棘球蚴病流行最严重的国家之一,主要流行区在我国的西部、北部的广大农牧区。绵羊为主要感染动物。流行因素包括虫卵污染环境、人与家畜和环境的密切接触和病畜内脏喂犬或乱抛。

棘球蚴病的治疗首选方法是外科手术,术中应注意务必将虫囊取尽并避免囊液外溢造成过敏性或继发性腹腔感染。

【同步综合练习】

一、选择题

A型题

1. 可引起自体内感染的蠕虫有
   A. 肺吸虫　B. 牛带绦虫　C. 蛔虫　D. 猪带绦虫幼虫　E. 旋毛虫
2. 带绦虫卵内含有
   A. 卷曲幼虫　B. 毛蚴　C. 尾蚴　D. 六钩蚴　E. 钩球蚴
3. 猪带绦虫病确诊的依据是
   A. 血清学检测出囊虫抗体　B. 粪便中发现猪带绦虫孕节或虫卵
   C. 皮下触到囊虫结节　D. 粪便中查到带绦虫卵
   E. 肛门拭子法查虫卵
4. 人体囊虫病的感染途径和感染阶段为
   A. 经口食入,猪囊尾蚴　B. 经皮肤感染,六钩蚴
   C. 经口食入,猪带绦虫卵　D. 经皮肤感染,猪囊尾蚴
   E. 经胎盘感染,六钩蚴
5. 猪带绦虫对人体的主要危害是
   A. 六钩蚴穿过组织时的破坏作用　B. 代谢产物的毒素作用
   C. 吸取大量营养　D. 成虫头节小钩及吸盘对肠壁的刺激、破坏
   E. 囊尾蚴对寄生组织所造成的损害
6. 治疗囊尾蚴病常用药物是
   A. 葡萄糖酸锑钠　B. 吡喹酮　C. 槟榔、南瓜子
   D. 海群生　E. 以上都不是
7. 预防猪带绦虫感染的关键是
   A. 治疗猪带绦虫患者　B. 猪圈、入厕分离　C. 肉类检查
   D. 粪便管理　E. 不吃生的或未熟的猪肉
8. 确诊带绦虫病治愈的依据是
   A. 查见颈部　B. 查见头节　C. 查见虫卵　D. 查见孕节　E. 查见成节
9. 牛带绦虫和猪带绦虫生活史的不同点是
   A. 感染阶段是囊尾蚴　B. 人是唯一的终宿主　C. 经口感染
   D. 感染阶段是虫卵　E. 成虫寄生在小肠
10. 猪带绦虫比牛带绦虫对人危害大是因为
    A. 猪带绦虫寄生的数量多　B. 猪带绦虫的囊尾蚴致病严重
    C. 猪带绦虫毒素作用大　D. 猪带绦虫头上有顶突和小钩
    E. 猪带绦虫吸收营养多
11. 微小膜壳绦虫的终宿主是
    A. 犬和猫　B. 人和鼠　C. 鳞翅目昆虫　D. 甲壳类昆虫　E. 食草类动物
12. 下列除哪项外,都是棘球蚴砂的组成部分
    A. 原头蚴　B. 包囊　C. 孙囊　D. 子囊　E. 生发囊
13. 棘球蚴在人体内最多见的部位是
    A. 腹腔　B. 脑　C. 胸腔　D. 肝　E. 肺

14. 诊断棘球蚴病,下列哪一项是错误的
A. 免疫学检查　B. X线检查　C. 超声波检查
D. 询问病史　E. 诊断性组织穿刺
15. 棘球蚴病的确诊依赖下列哪一项
A. 询问病史,了解患者是否来自流行区
B. 血清学检查呈强阳性
C. CT准确地检测出各种病理影像
D. 手术取出棘球蚴或检获棘球蚴碎片
E. X线和B超检查
16. 肛门拭子法查获牛带绦虫虫卵的机会比粪检多的原因是
A. 成虫夜间在肛门外产卵
B. 成节从肛门脱落
C. 孕节逸出肛门时,虫卵散在肛门周围
D. 肛门拭子法易黏附虫卵
E. 以上都不是
17. 人是牛带绦虫的哪种宿主
A. 终宿主　B. 中间宿主　C. 转续宿主　D. 保虫宿主　E. 以上都不是
18. 引起皮下包块的寄生虫是
A. 肝吸虫　B. 旋毛虫　C. 猪带绦虫　D. 猪带绦虫幼虫　E. 鞭虫
19. 下列哪种虫卵排出时即对人具有感染性
A. 肝吸虫虫卵　B. 蛔虫虫卵　C. 日本血吸虫虫卵
D. 蛲虫虫卵　E. 猪带绦虫卵
20. 能引起癫痫发作的寄生虫病是
A. 华支睾吸虫病　B. 猪带绦虫病　C. 旋毛虫病
D. 囊尾蚴病　E. 蛔虫病

B型题

A. 似囊尾蚴　B. 囊尾蚴　C. 棘球蚴　D. 虫卵　E. 裂头蚴
1. 引起囊尾蚴病的感染阶段是
2. 引起带绦虫病的感染阶段是
3. 引起微小膜壳绦虫病的感染阶段是
4. 引起棘球蚴病的感染阶段是

A. 外科手术　B. 槟榔-南瓜子合剂　C. 甲硝唑
D. 吡喹酮　E. 氯喹
5. 猪带绦虫病的治疗方法
6. 囊尾蚴病常用治疗方法
7. 肥胖带绦虫的治疗方法
8. 棘球蚴病的首选治疗方法

二、名词解释

1. 棘球蚴砂
2. 中绦期

三、简答题

1. 绦虫成虫和其幼虫相比,哪个阶段对人体危害大?
2. 脑囊尾蚴病在临床上分为几种类型?
3. 如何诊断猪带绦虫病?
4. 如何诊断猪囊尾蚴病?
5. 对眼囊尾蚴病如何诊断、治疗,为什么?
6. 人是如何感染棘球蚴病的,对人有哪些危害?

【参考答案及解析】

一、选择题

A 型题

1. D 2. D 3. B 4. C 5. E 6. B 7. E 8. B 9. D 10. B 11. B 12. B 13. D 14. E 15. D 16. C 17. A 18. D 19. E 20. D

B 型题

1. D 2. B 3. A 4. D 5. B 6. A 7. B 8. A

二、名词解释

1. 从囊壁的胚层上脱落的原头蚴、生发囊及子囊,悬浮于囊液中,统称为棘球蚴砂。
2. 中绦期是指绦虫在中间宿主体内发育的时期,各种绦虫的中绦期结构和名称不同。

三、简答题

1. 大多数绦虫的幼虫期在人体内寄生所造成的危害远比成虫为大,如猪带绦虫的幼虫猪囊尾蚴可以在人体皮下、肌肉形成结节或游走性包快,若侵入眼、脑等重要器官则可引起严重危害,如眼、脑囊虫病;细粒棘球绦虫的幼虫棘球蚴可寄生在人体肝、肺引起严重危害,如果棘球蚴囊液一旦进入腹腔或组织可诱发严重的超敏反应而致休克,甚至死亡。因此,绦虫成虫和其幼虫相比,还是幼虫阶段对人体危害大。

2. 脑囊尾蚴病的临床症状十分复杂,有的可无症状,但有的可引起猝死。脑囊尾蚴病的“三大”主要症状是癫痫发作、颅内压增高和精神症状,以癫痫发作最多见。囊尾蚴寄生于脑实质、蛛网膜下隙和脑室,均可引起颅内压增高、神经疾患和脑血流障碍,其症状如记忆力减退、视力下降及精神症状,其他可有头痛、头晕,呕吐,神志不清,失语,肢麻,局部抽搐,听力障碍,精神障碍,痴呆,偏瘫和失明等。脑囊尾蚴病的临床分型可分为:癫痫型、脑实质型、蛛网膜下隙型、脑室型、混合型、亚临床型。其中以癫痫型为最多见。不同型患者的临床表现和严重性不同,治疗原则与预后也不一样。脑囊尾蚴病合并脑炎可使病变加重而致死亡。

3. 对于猪带绦虫病患者于诊断前仔细询问是否有吃过“米猪肉”或“痘猪肉”的病史,对诊断可有参考意义。最可靠的依据是病原学诊断方法,主要有粪便直接涂片法检查虫卵,可连续检查数天,如查不到虫卵,可试验性驱虫。如果驱出虫体,找到头节或孕节夹在两张载玻片之间轻压后,观察头节上的吸盘和顶突小钩或孕节子宫分支情况及数目即可确诊。

4. 猪囊尾蚴病的诊断一般比较困难,询问病史有一定意义。但主要是发现囊尾蚴结节,经手术摘除结节检查确诊。眼囊尾蚴病用眼底镜检查易于发现。对于脑和深部组织的囊尾蚴可用CT、核磁共振等影像仪器检查并可结合其他临床症状(如癫痫、颅内压增高)和精神症状等确定。免疫学试验具有辅助诊断价值,尤其是对无明显临床体征的脑型患者更具重要参考意义。免疫学方法：IHA、ELISA、Dot-ELISA等。

5. 囊尾蚴多数在眼球深部,玻璃体及视网膜下寄生,症状轻者表现为视力障碍。诊断用眼底镜检查,眼内囊尾蚴存活时,可见头节蠕动。眼囊尾蚴病唯一合理的治疗方法是手术摘除虫体。若用药物治疗,虫体死亡后可引起剧烈的炎症反应,导致玻璃体混浊,视网膜脱离,视神经萎缩,并发白内障,继发青光眼、细菌性眼内炎等终致眼球萎缩而失明,最后不得不摘除整个眼球。

6. 细粒棘球绦虫的终宿主是犬、狼、豺等肉食动物,其孕节排出后有较强的活动能力,可沿草地或植物蠕动爬行,致使虫卵污染动物皮毛和周围环境,包括牧场、畜舍、蔬菜、土壤、水源等。当人吞食被虫卵污染的食物或接触含有虫卵的畜类毛皮(羊毛、犬毛等)时不慎把虫卵吞食后,卵内六钩蚴在小肠内孵出,然后钻入肠壁,随血液循环到肝、肺等器官,经3～5个月发育为棘球蚴。

棘球蚴对人体危害以机械损害为主。其严重程度取决于棘球蚴的体积、数量、寄生部位和时间。因棘球蚴生长缓慢,往往在感染5～20年才出现症状。由于棘球蚴不断生长,压迫周围组织、器官,受累部位有轻微疼痛和坠胀感,如寄生在肝可有肝区疼痛,在肺可有呼吸急促、胸痛等呼吸道刺激症状,在颅脑则引起头痛、呕吐甚至癫痫等,骨棘球蚴常发生在骨盆、椎体的中心和长骨的干骺端,可破坏骨质,易造成骨折或骨碎裂。

此外,还有变态反应和中毒及胃肠功能紊乱等症状。一旦棘球蚴囊破裂,可造成继发性感染,如肝棘球蚴囊破裂可进入胆道,引起急性炎症,出现胆绞痛,寒战、高热和黄疸。如果囊液大量流出可发生超敏反应,若进入血液循环可引起严重的过敏性休克,甚至死亡。

(刘继鑫)

第八章 线 虫

【教学要点】

掌握 蛔虫、鞭虫、蛲虫、钩虫、旋毛虫、丝虫的形态、生活史要点、致病及诊断；蛔虫引起的并发症；蛲虫的实验室检查方法；钩虫造成患者慢性失血的机制；丝虫引起的慢性阻塞性病变。

熟悉 蛔虫、鞭虫、蛲虫、钩虫、旋毛虫、丝虫的生活史过程、治疗方法；班氏丝虫与马来丝虫微丝蚴的形态区别；十二指肠钩虫与美洲钩虫的形态区别。

了解 蛔虫、鞭虫、蛲虫、钩虫、旋毛虫、丝虫的流行与预防。

【重点难点剖析】

一、线虫概论

线虫(nematode)隶属线形动物门的线虫纲，可寄生于人体并导致疾病的我国有35种。常见的寄生于人体并能导致严重疾患的线虫约有10余种。重要的有蛔虫、钩虫、丝虫、旋毛虫等。

(一) 形态

(1) 成虫　呈圆柱形，体表光滑不分节。雌雄异体，雌虫大于雄虫，雌虫尾部尖直，雄虫尾端卷曲。线虫的体壁和内脏器官之间的腔隙称原体腔，其内充满液体，是物质交换的重要介质。其体壁自外向内由角皮层、皮下层和纵肌层组成。消化系统完整。雄性生殖系统为单管型，雌性生殖系统多为双管型。

(2) 虫卵　无卵盖，一般为卵圆形，卵壳多为淡黄色、棕色或无色。

(二) 生活史

线虫的基本发育包括虫卵、幼虫、成虫3个发育阶段。根据线虫的生活史发育过程是否需要中间宿主，可分为：

1. 土源性线虫　发育过程中不需要中间宿主，称为直接发育型。肠道线虫多属此型，如似蚓蛔线虫、蠕形住肠线虫、毛首鞭形线虫和钩虫。

2. 生物源性线虫　发育过程需要中间宿主，称为间接发育型。组织内线虫多属此型，如丝虫。

二、似蚓蛔线虫

似蚓蛔线虫(ascaris lumbricoides linnaeus)简称人蛔虫或蛔虫(round worm)，是最常见人体消化道寄生虫。

(一) 形态

1. 成虫　圆柱形，形似蚯蚓，活时粉红色，死亡后呈灰白色。雌虫长20～35 cm，雄虫长15～31 cm。体表有细横纹。口孔位于虫体顶端，周围有3个呈“品”字形排列的唇瓣。雌虫尾部钝圆，生殖系统为双管型，雄虫尾部向腹面卷曲，有一对镰刀状交合刺，生殖系统为单管型。

2. 虫卵

(1) 受精卵　呈宽椭圆形,大小(45～75)μm×(35～50)μm,棕黄色,卵壳厚,内含一个大而圆的卵细胞,两端与卵壳之间有新月形间隙,壳外有一层凹凸不平的蛋白质膜。

(2) 未受精卵　呈长椭圆形,大小(88～94)μm×(39～44)μm,棕黄色,蛋白质膜和卵壳均较薄,内含许多大小不等的折光颗粒。

(3) 脱蛋白膜卵　受精卵和未受精卵有时均可脱去蛋白质膜,卵壳无色透明,须注意与钩虫卵相鉴别。

(二) 生活史要点

(1) 终宿主　人。

(2) 寄生部位　成虫寄生在人体小肠。

(3) 感染阶段　感染期卵。

(4) 感染方式　经口感染。

(5) 移行途径　口→小肠→门静脉→肝脏→右心→肺脏→气管→咽→食管→胃→小肠。

(6) 成虫寿命　1年左右。

(三) 致病

(1) 幼虫致病　少量幼虫移行经过肺时患者无明显症状。但大量幼虫在肺移行时,使细支气管上皮细胞脱落,肺点状出血,引起蛔虫性的支气管肺炎、支气管哮喘或嗜酸性粒细胞增多症,潜伏期一般1～9天。

(2) 成虫的致病　掠夺营养和破坏肠黏膜影响吸收;变态反应;并发症。

(四) 诊断

病原学诊断主要依据是在粪便查出蛔虫卵或虫体,即可确诊。

(五) 流行与防治

蛔虫的分布呈世界性,人群普遍易感。

蛔虫病感染普遍的主要因素:①蛔虫产卵量大,24万个卵/天/雌虫;②生活史简单;③虫卵对外界抵抗力强,存活时间长;④用未经处理的人粪施肥和随地大小便,造成土壤和环境等污染广泛;⑤人群的不良卫生行为。

常用的驱虫药物有阿苯哒唑、甲苯哒唑或伊维菌素。

三、毛首鞭形线虫

毛首鞭形线虫(trichuris trichiura)简称鞭虫(whip worm),是人体常见的寄生线虫之一。成虫寄生于人体盲肠,可以引起鞭虫病(trichuriasis)。

(一) 形态

(1) 成虫　外形似马鞭,前3/5细线状,后2/5粗如鞭柄;雌雄异体,雌虫>雄虫;雌虫末端钝圆,雄虫尾端向腹面卷曲。

(2) 虫卵　纺锤形或腰鼓形,棕黄色,卵壳厚,两端各有一个透明塞状突起,内含一个尚未分裂的卵细胞。

(二) 生活史要点

(1) 寄生部位　成虫主要寄生在人体盲肠。

(2) 感染方式　经口感染。

(3) 感染阶段　感染期虫卵。

(4) 致病阶段　成虫。

(5) 诊断阶段　虫卵。

(6) 成虫寿命　3～5年。

(三) 致病

成虫是主要致病因素。由于成虫前端侵入肠黏膜下层乃至肌层，致局部黏膜炎症。患者轻者无明显症状，重度感染时，由于虫体机械损伤及其分泌物的刺激，导致宿主消化功能紊乱，可出现腹痛、慢性腹泻、大便隐血或带鲜血、直肠脱垂、消瘦、贫血等症状。

(四) 实验诊断

粪便查出虫卵即可确诊。

(五) 流行与防治

多伴随蛔虫同时存在，但感染一般不及蛔虫高。人是鞭虫唯一的传染源。防治原则与蛔虫基本相同。

四、蠕形住肠线虫

蠕形住肠线虫(enterobius vermicularis)又称蛲虫，本虫呈世界性分布，儿童感染较为普遍，可以引起蛲虫病(enterobiasis)。

(一) 形态

(1) 成虫　乳白色、细小、呈线头样，有头翼和咽管球。雌虫尾端直而尖细。雄虫尾端向腹面卷曲，在交配后即死亡，一般不易见到。

(2) 虫卵　无色透明，长椭圆形，似大写的"D"字，卵壳一侧扁平，一侧隆起，内含一蝌蚪期胚胎。

(二) 生活史要点

(1) 寄生部位　成虫寄生在人体盲肠、结肠及回肠下段。

(2) 感染阶段　感染期卵。

(3) 感染方式　经口感染，肛门—手—口方式。

(4) 成虫寿命　2～4 周。

(三) 致病

主要致病为肛周瘙痒及继发性炎症，原因为雌虫在肛门周围的产卵活动。症状表现：烦躁不安、失眠、夜惊、夜间磨牙等。此外还可引起蛲虫性的阑尾炎和蛲虫性泌尿生殖系统炎症。

(四) 实验诊断

透明胶纸法和棉签拭子法。

(五) 流行与防治

蛲虫感染呈世界性分布，流行特点为城市高于农村，儿童高于成人，以托儿所生活的幼儿感染率高。人是蛲虫病的唯一传染源。

流行原因：生活史简单；感染途径多，肛门—手—口途径造成自体重复感染；通过食物、玩具等的异体感染；经空气吸入咽下感染；逆行感染；虫卵对外界抵抗力强。

采用个人治疗与集体治疗相结合的原则。

五、十二指肠钩口线虫和美洲板口线虫

钩虫(hookworm)是钩口科线虫的统称，发达的口囊是其形态学的特征。寄生人体的钩虫，主要有十二指肠钩口线虫(ancylostoma duodenale)，简称十二指肠钩虫；美洲板口线虫(necator americanus)，简称美洲钩虫。

(一) 形态

(1) 成虫　细长，长约 1 cm，活时肉红色，死后灰白色。虫体弯曲，头端略背曲。雌雄异体，雌虫＞雄虫。雌虫尾端尖细，生殖器官为双管型；雄虫末端膨大形成交合伞，生殖器官为单管型。头腺 1 对，能合成和分泌抗凝素及多种酶类；咽管壁有咽腺 3 个，分泌乙酰胆碱酯酶，该酶可水解乙酰胆碱，干扰神经递质的传递，以降低宿主肠壁的蠕动，有利于虫体的附着；排泄腺 1 个，主要分泌蛋白酶，能抑制宿主的

血液凝固。

(2) 虫卵　椭圆形,两端钝圆,卵壳较薄,无色透明。卵内含2～4卵细胞,卵细胞与卵壳之间有明显间隙。若粪便放置过久,卵内细胞可继续分裂呈桑葚状(表5)。

表5　两种人体钩虫形态鉴别要点

	十二指肠钩口线虫	美洲板口线虫
体形	尾刺体形头尾均背曲,呈"C"形	头端背曲,尾端腹曲,呈"S"形
口囊	2对钩齿	1对板齿
交合伞	撑开时略呈圆形	撑开时略呈扁圆形
背辐肋	远端分两支,每支再分3小支	基部分2支,每支再分2小支
交合刺	长鬃状,二根平行,末端分开	一根末端形成倒钩,与另一根合并
尾刺	有	无

(二) 生活史要点

(1) 寄生部位　十二指肠,空肠上段。

(2) 感染阶段　丝状蚴。

(3) 感染方式　主要经皮肤感染,十二指肠钩口线虫还可经口感染。

(4) 致病阶段　成虫、丝状蚴。

(5) 感染阶段　虫卵、丝状蚴。

(6) 幼虫移行　幼虫经皮肤→皮下血管或淋巴管→心→肺、肺泡→支气管、气管→咽→小肠发育为成虫。

(三) 致病

1. 幼虫致病

(1) 钩蚴性皮炎　俗称粪毒,丝状蚴侵入人体皮肤后,该处出现充血斑点或丘疹,奇痒无比。多见于与泥土接触的手指、足趾间。

(2) 呼吸系统病变　幼虫穿过肺泡壁微血管入肺泡时,可引起局部出血及炎症细胞浸润,患者出现阵发性咳嗽、血痰及哮喘等。

2. 成虫致病

(1) 贫血　性质为低色素小细胞性贫血。引起贫血原因有以下几点:

1) 钩虫口囊发达,有抽筒作用,泵吸血液。

2) 钩虫以血为食,吸收血液后迅速经其消化道排出,造成宿主的失血。

3) 钩虫吸血时,同时头腺分泌抗凝素,使伤口不易愈合,伤口渗血,其渗血量与虫体吸血量大致相当。

4) 虫体不断更换咬啮部位,造成多个出血部位,原伤口在凝血前仍可继续渗出少量血液。

5) 此外,钩虫对肠黏膜的损伤,影响营养物质吸收,可加重贫血程度。

(2) 消化道病变　成虫咬附和机械损伤,致宿主肠功能紊乱,表现为恶心、呕吐、腹泻等。

(3) 异嗜症　原因尚不清楚,患者喜食茶叶、生米、生豆、泥土、煤渣、纸片、头发等。发生原因尚不清楚,似与体内铁的耗损有关。

(4) 婴儿钩虫病　多由十二指肠钩虫引起。死亡率高。

(四) 实验诊断

粪便检出钩虫卵或孵出钩蚴即可确诊。

(五) 流行与防治

世界性分布,我国黄河以南广大农村地区为主要流行区。与生产方式及生活习惯有关,即人群接触污染疫土或生吃污染蔬菜等。驱虫治疗的常用药物有甲苯哒唑、阿苯哒唑等。钩蚴性皮炎的治疗可采用皮肤透热疗法。

六、班氏吴策线虫和马来布鲁线虫

丝虫(filarial)是由节肢动物传播的一类寄生性线虫。寄生在人体的丝虫有8种,在我国仅有班氏吴策线虫简称班氏丝虫和马来布鲁线虫简称马来丝虫2种。成虫均寄生在人体的淋巴系统,卵胎生,蚊为传播媒介。

(一) 形态

参见表6。

表6　两种微丝蚴的形态特征鉴别要点

	班氏丝虫微丝蚴	马来丝虫微丝蚴
体　态	柔和,弯曲较大	硬直,大弯上有小弯
头间隙(长∶宽)	较短(1∶1或1∶2)	较长(2∶1)
体　核	大小均匀,排列疏松,相互分离,清晰可数	大小不均,排列紧密,相互重叠,不易分清
尾　核	无	有2个,前后排列

(二) 生活史要点

(1) 寄生部位　淋巴系统,其中班氏丝虫除寄生于四肢浅部淋巴系统外,可寄生于深部淋巴系统,马来丝虫常寄生于四肢浅部淋巴系统。

(2) 中间宿主　蚊。

(3) 终宿主　人。

(4) 感染阶段　丝状蚴。

(5) 感染方式　经媒介昆虫(蚊)叮咬传播。

(6) 寿命　成虫寿命4～10年。

(三) 致病

丝虫成虫、丝状蚴和微丝蚴对人体均有致病作用,但以成虫为主。

1. 微丝蚴血症　略。

2. 急性期过敏及炎症反应　幼虫和成虫的机械性刺激,代谢产物,幼虫蜕皮液,成虫子宫排泄物及死虫分解产物均可刺激机体产生局部或全身反应。急性期患者出现急性淋巴结炎、淋巴管炎及丹毒样皮炎等,多发生于下肢。

3. 慢性期阻塞性病变

(1) 机制　炎症反复发作→淋巴管内皮细胞增生,局部形成增生性肉芽肿→淋巴管壁增厚,管腔狭窄,瓣膜功能丧失→淋巴管内压力增高、破裂→淋巴液外溢于周围组织。

(2) 常见病变

1) 象皮肿:好发于下肢和阴囊,是晚期丝虫病最常见的体征。机制:由于淋巴管曲张、破裂,外漏于组织内的淋巴液中含有较多蛋白质,刺激纤维组织增生而导致局部皮肤、皮下组织增厚、变粗、变硬形成象皮肿。由于局部血液循环障碍,皮肤汗腺及毛囊功能障碍,抵抗力降低,易继发细菌等感染,出现皮肤急性炎症或慢性溃疡,这些病变又加重象皮肿。

2) 鞘膜积液:阻塞发生于精索、睾丸淋巴结时,淋巴液渗入鞘膜腔内形成积液、阴囊肿大。

3) 乳糜尿:阻塞发生于主动脉前淋巴结或肠淋巴结,使腰干淋巴压力增高,从小肠吸收的乳糜液可经侧支反流到肾盂,当这些淋巴管曲张破裂时,出现乳糜尿。

4) 隐性丝虫病:也称热带肺嗜酸性粒细胞增多症。

(四) 实验诊断

血液内查找微丝蚴是诊断丝虫病的主要病原学方法。采血时间应在晚间9时以后,常用方法有厚血膜法、新鲜血滴检查法、海群生诱出法。

(五) 流行与防治

血中有微丝蚴的患者及带虫者为传染源,人均易感。治疗药物主要有海群生又名乙胺嗪,对两种丝虫均有杀灭作用。

七、旋毛形线虫

旋毛形线虫(trichinella spiralis)简称旋毛虫,引起的旋毛虫病(trichinellosis)。是重要食源性寄生虫病和人兽共患寄生虫病之一,严重感染时可至患者死亡。

(一) 形态

(1) 成虫　是寄生人体最小线虫。线状,消化道咽管长度为虫体长的1/3～1/2,两性成虫的生殖系统均为单管型。雄虫有交配附器,无交合刺;雌虫子宫较长,其前段内含未分裂的卵细胞,中段含虫卵,后段和近阴门处则含幼虫。

(2) 幼虫囊包　寄生于横纹肌细胞内幼虫,卷曲于梭形囊包内。

(二) 生活史要点

(1) 寄生部位　成虫寄生于宿主的十二指肠和空肠上段,幼虫寄生于同一宿主的横纹肌细胞内。

(2) 感染阶段　幼虫囊包。

(3) 感染方式　经口感染,吃了含活幼虫囊包的肉类及其制品。

(4) 致病阶段　幼虫,成虫。

(5) 诊断阶段　幼虫及囊包。

(6) 成虫寿命　雌虫1～2个月,雄虫交配后死亡。

(三) 致病

致病分期:

(1) 侵入期(约1周)　又称肠型期。幼虫在小肠内脱囊并钻入肠黏膜发育为成虫的过程,引起肠道广泛性炎症。表现为肠黏膜充血、水肿、出血,甚至溃疡等。极易误诊为其他胃肠疾病。

(2) 幼虫移行、寄生期　又称肠外期。危害最严重期,主要病变部位是肌肉,指新生蚴侵入肌组织引起血管炎和肌炎的过程。肌纤维肿胀、排列紊乱、横纹消失,甚至肌细胞坏死崩解,患者出现全身中毒症状及变态反应,表现为高热、全身肌肉酸痛无力,尤以腓肠肌、肱二头肌为严重及眼睑、面部水肿、呼吸困难等;部分病例可引起心肌炎、心力衰竭,为旋毛虫病死亡主要原因之一。

(3) 囊包形成期　又称恢复期。为受损肌细胞修复过程。虫体周围形成梭形囊包,患者急性炎症逐渐消退,囊包内幼虫最终钙化,患者全身症状相应减轻或消失,但肌痛仍可持续数月。

(四) 实验诊断

病原学诊断:取患者疼痛肌肉(多为腓肠肌或肱二头肌)活组织检查,找到旋毛虫幼虫囊包即可确诊。

(五) 流行与防治

旋毛虫病是一种动物源性疾病,广泛流行。人体感染主要原因有:生食或半生食含旋毛虫幼虫囊包的动物肉类。流行具有地方性,群体性及食源性等特点。首选药物为阿苯哒唑。

【同步综合练习】

一、选择题

A型题

1. 蛔虫的感染阶段是
   A. 感染期虫卵　B. 蛔虫受精卵　C. 丝状蚴　D. 杆状蚴　E. 蛔虫未受精卵

2. 关于蛔虫的描述下列哪一项是错误的
   A. 口孔周围有3个呈“品”字形排列的唇瓣
   B. 是人体肠道寄生线虫中最大的虫种
   C. 雌虫尾端向腹面弯曲，雄虫则直而尖细
   D. 受精卵呈宽椭圆形、外有蛋白质膜，内含一卵细胞
   E. 生殖器官雌虫为双管型，雄虫为单管型
3. 蛔虫生活史中需蜕皮4次，蜕皮发生的场所依次为
   A. 卵内→宿主的肺泡→肝→小肠　B. 卵内→宿主的肺泡→肺泡→小肠
   C. 卵内→宿主的小肠→肺泡→小肠　D. 卵内→宿主的肺泡→小肠→小肠
   E. 卵内→宿主的肝→肺泡→小肠
4. 蛔虫的产卵量很大，每条雌虫每天排卵约
   A. 10余万个　B. 1万余个　C. 20余万个
   D. 60余万个　E. 40余万个
5. 蛔虫对人体的危害严重在于
   A. 成虫夺取营养　B. 成虫排卵量大
   C. 成虫引起并发症　D. 虫体代谢产物或崩解物的刺激
   E. 幼虫经肺移行
6. 蛔虫最常见的并发症是
   A. 贫血　B. 肠梗阻　C. 胆道蛔虫症
   D. 阑尾炎　E. 肠穿孔
7. 对疑有蛔虫感染者首选下列哪种方法诊断
   A. 离心沉淀法　B. 直接涂片法　C. 透明胶纸法
   D. 饱和盐水浮聚法　E. 自然沉淀法
8. 蛔虫病流行广泛的原因，下列哪项是错误的
   A. 虫卵抵抗力强
   B. 生活史简单，卵在外界可直接发育为感染期卵
   C. 蛔虫产卵量大
   D. 感染阶段可经多种途径感染人体
   E. 粪便管理不当，个人卫生习惯不良
9. 有一儿童突然腹痛，以剑突下偏右侧阵发性绞痛为特点，有钻顶样感，患儿坐卧不安，伴有呕吐，体检发现除剑突右下侧有压痛外，无反跳痛或肌紧张。询问病史后得知，以前曾有2次类似症状，但较轻，后自行缓解。该患儿可能是
   A. 蛔虫性肠梗阻　B. 布氏姜片吸虫病　C. 胆道蛔虫症
   D. 蛔虫性肠穿孔　E. 华支睾吸虫病
10. 防治蛔虫病与下列哪项无关
    A. 治疗患者　B. 加强卫生宣传教育　C. 加强粪便管理
    D. 消灭蟑螂、苍蝇　E. 手、足涂抹1.5%右旋唑硼酸乙醇
11. 蛔虫并发胆道蛔虫症时应如何处理
    A. 先驱虫，同时对症处理　B. 立即行外科手术　C. 立即驱虫
    D. 先安蛔，待病缓解后再驱虫　E. 立即驱虫，并防止发生肠梗阻
12. 鞭虫对人体的主要致病机制是
    A. 成虫吸附在肠壁引起损害　B. 成虫钻入肠黏膜引起损害
    C. 成虫前端插入肠黏膜和黏膜下层，以组织液和血液为食，局部黏膜出现炎症

D. 夺取宿主营养　　E. 成虫的代谢产物和机械性刺激

13. 关于蛔虫与鞭虫的生活史,下列哪项是错误的

A. 感染方式相同　　B. 感染阶段相同　　C. 幼虫移行途径相同

D. 防治原则基本相同　　E. 寄生部位不同

14. 鞭虫与钩虫在生活史中相似之处,下列哪项是正确的

A. 感染阶段都是虫卵　　B. 均经皮肤感染

C. 在到达寄生部位之前在宿主内需经过肺移行

D. 均经口感染　　E. 都不需要中间宿主

15. 蛲虫的主要致病机制在于

A. 成虫固着肠壁造成的损伤　　B. 喜欢钻孔的习性　　C. 摄取宿主大量营养

D. 雌虫特殊的产卵习性　　E. 虫体代谢产物的刺激

16. 蛲虫病最常用的实验诊断方法是

A. 厚涂片法　　B. 直接涂片法　　C. 饱和盐水浮聚法

D. 透明胶纸法　　E. 离心沉淀法

17. 关于蛲虫下列哪一项是错误的

A. 感染率儿童高于成人,城市高于农村

B. 生活史简单

C. 生活史属间接型

D. 感染方式主要是人群中的间接接触和经肛门—手—口途径直接感染

E. 带虫者和患者是唯一的传染源

18. 蛲虫患儿造成自身重复感染和主要原因是

A. 患儿用手搔抓肛周皮肤,虫卵污染手指

B. 感染性虫卵可经吸入感染　　C. 虫卵污染食物

D. 患儿免疫力较低　　E. 蛲虫病较难治愈

19. 防治蛲虫病的中心环节是

A. 不生吃或吃未熟猪肉　　B. 搞好环境卫生　　C. 治疗患者

D. 注意个人卫生防止再感染　　E. 消灭保虫宿主

20. 钩虫生活史有哪些幼虫阶段

A. 杆状蚴、腊肠蚴、丝状蚴　　B. 第一、第二期杆状蚴

C. 第一、第二期杆状蚴、丝状蚴　　D. 杆状蚴、丝状蚴、微丝蚴

E. 第一、第二期杆状蚴、微丝蚴

21. 钩虫的感染阶段为

A. 含蚴卵　　B. 丝状蚴　　C. 杆状蚴

D. 微丝蚴　　E. 感染性虫卵

22. 钩虫的食物来源

A. 以淋巴液和体液为食

B. 以肠内容物为食

C. 以血液、淋巴液和脱落的肠上皮细胞为食

D. 以肠内容物、淋巴或血液为食

E. 以血淋巴液为食

23. 钩虫幼虫对人体的主要损害是

A. 引起“流火”　　B. 异嗜症　　C. 消化道症状

D. 贫血　　E. 肺部出血、水肿

24. 寄生人体的钩虫中幼虫有迁延移行现象的是
A. 锡兰钩虫　B. 十二指肠钩虫　C. 美洲钩虫
D. 巴西钩虫　E. 犬钩虫

25. 钩虫感染人体的主要途径是
A. 经皮肤感染　B. 经胎盘感染　C. 经媒介昆虫叮咬感染
D. 经口感染　E. 经自体感染

26. 钩虫病的实验诊断方法最常选用
A. 直接涂片法　B. 饱和盐水浮聚法　C. 十二指肠引流法
D. 免疫学诊断　E. 钩蚴培养法

27. 钩虫病的主要预防措施是
A. 灭蚊、防蚊　B. 加强粪便管理
C. 避免赤脚下田园和用鲜粪便施肥　D. 勿食生的或未熟的猪肉
E. 注意个人饮食卫生，防止感染

28. 旋毛虫幼虫寄生于人体的
A. 肺　B. 小肠　C. 横纹肌　D. 胃黏膜下　E. 平滑肌

29. 人体旋毛虫病的主要传染源是
A. 熊　B. 猫　C. 患者　D. 猪　E. 鼠

30. 旋毛虫的感染阶段是
A. 新生蚴　B. 活囊包　C. 感染性虫卵　D. 活包囊　E. 杆状蚴

31. 有一儿童因生食含活旋毛虫囊包的猪肉而感染，出现腹痛、腹泻、恶心、呕吐、厌食等，试分析以上症状出现在旋毛虫对人体危害的哪一期
A. 幼虫侵入期　B. 幼虫移行期及囊包形成期
C. 囊包形成期　D. 肌肉受累期及囊包形成期
E. 以上各期均可出现

32. 下列哪种方法可确诊旋毛虫病
A. 血液检查旋毛虫　B. 免疫诊断法
C. 粪便自然沉淀法找成虫　D. 肌肉组织活检旋毛虫幼虫囊包
E. 粪便厚涂片法找虫卵

33. 班氏丝虫和马来丝虫的寄生部位是
A. 盲肠　B. 门静脉系统　C. 淋巴管和淋巴结
D. 小肠　E. 回肠下段

34. 马来丝虫的寄生部位主要是
A. 四肢浅表淋巴系统　B. 泌尿生殖系统的淋巴系统
C. 腹腔和胸腔淋巴系统　D. 四肢浅表淋巴系统和深部淋巴系统
E. 深部淋巴系统

35. 丝虫对人体的感染阶段是
A. 杆状蚴　B. 尾蚴　C. 微丝蚴　D. 丝状蚴　E. 腊肠期幼虫

36. 丝虫致病的主要阶段是
A. 感染期幼虫　B. 成虫　C. 微丝蚴
D. 杆状蚴　E. 腊肠期幼虫

37. 丝虫病实验诊断主要取外周血检查的虫期是
A. 丝状蚴　B. 丝虫成虫　C. 微丝蚴
D. 杆状蚴　E. 腊肠期幼虫

38. 诊断马来丝虫的感染,最适宜的采血时间为
A. 晚10点至次晨2点　B. 晚8点至次晨4点　C. 清晨空腹采血
D. 晚6点至晚12点　E. 白天任何时间采血
39. 通常用于丝虫病普查的方法是
A. 薄血膜涂片法　B. 厚血膜涂片法　C. 海群生白天诱出法
D. 浓集法　E. 皮内试验
40. 在我国班氏丝虫的主要传播媒介是
A. 致倦库蚊、中华按蚊　B. 淡色库蚊、中华按蚊
C. 淡色库蚊、微小按蚊　D. 淡色库蚊、致倦库蚊
E. 中华按蚊、嗜人按蚊
41. 在我国马来丝虫的主要传播媒介是
A. 中华按蚊、致倦库蚊　B. 中华按蚊、嗜人按蚊
C. 淡色库蚊、致倦库蚊　D. 中华按蚊、微小按蚊
E. 中华按蚊、淡色库蚊
42. 丝虫病在流行病学上有意义又易被忽视的传染源是
A. 乳糜尿患者　B. 象皮肿患者　C. 微丝蚴带虫者
D. 有输血史者　E. 鞘膜积液患者
43. 人既可作为中间宿主,又可作为终宿主的线虫有
A. 旋毛形线虫　B. 蠕形住肠线虫　C. 钩虫
D. 似蚓蛔线虫　E. 毛首鞭形线虫
44. 可引起丹毒样皮炎的寄生虫为
A. 钩虫　B. 日本血吸虫　C. 旋毛形线虫
D. 丝虫　E. 卫氏肺吸虫
45. 哪种寄生虫的幼虫具有夜现周期性
A. 钩虫　B. 丝虫　C. 蠕形住肠线虫
D. 旋毛形线虫　E. 似蚓蛔线虫
46. 成虫直接产幼虫的线虫是
A. 蛔虫　B. 蛲虫　C. 旋毛虫　D. 鞭虫　E. 钩虫
47. 需要夜间诊断的寄生虫病是
A. 包虫病　B. 丝虫病　C. 疟疾　D. 血吸虫病　E. 旋毛虫病
48. 下列哪种寄生虫没有中间宿主
A. 钩虫　B. 丝虫　C. 日本血吸虫　D. 猪肉绦虫　E. 肺吸虫
49. 蛲虫感染率最高的人群
A. 成人　B. 儿童　C. 免疫力低下人群
D. 胃切除患者　E. 老人
50. 虫体两端有透明塞状突起的寄生虫是
A. 蛔虫　B. 蛲虫　C. 鞭虫　D. 旋毛形线虫　E. 钩虫

B型题

A. 手不卫生而吞食感染性卵　B. 吃生菜误食感染性虫卵
C. 蚊叮咬经皮肤注入丝状蚴　D. 丝状蚴经皮肤侵入
E. 吃未煮熟猪肉,吞食幼虫囊包

1. 钩虫的感染方式
2. 蛲虫的感染方式

3. 旋毛虫的感染方式
4. 丝虫的感染方式
5. 鞭虫的感染方式

A. 阿苯哒唑　B. 海群生　C. 噻苯哒唑　D. 吡喹酮　E. 甲硝唑

6. 蛔虫病治疗的常用药物
7. 丝虫病治疗的常用药物

A. 粪便直接涂片法　B. 肌肉组织活检　C. 透明胶纸法
D. 饱和盐水浮聚法　E. 海群生白天诱出法

8. 旋毛虫诊断的常用方法
9. 丝虫诊断的常用方法
10. 蛲虫诊断的常用方法
11. 蛔虫诊断的常用方法
12. 钩虫诊断的常用方法

A. 象皮肿　B. 肌肉疼痛　C. 贫血　D. 肛门骚扰　E. 直肠脱垂

13. 旋毛虫可引起
14. 钩虫可引起
15. 丝虫可引起
16. 鞭虫可引起
17. 蛲虫可引起

A. 盲肠　B. 横纹肌　C. 肠系膜静脉
D. 淋巴管或淋巴结　E. 小肠

18. 旋毛虫幼虫的主要寄生部位
19. 丝虫的主要寄生部位
20. 蛔虫的主要寄生部位
21. 鞭虫的主要寄生部位

二、名词解释

1. 土源性线虫
2. 生物源性线虫
3. 钩蚴的迁延移行
4. 异嗜症
5. 夜现周期性

三、简答题

1. 似蚓蛔线虫病流行广泛，感染率高的原因是什么？
2. 钩虫引起患者贫血的原因有哪些？
3. 如何诊断钩虫病？
4. 结合生活史阐明蛲虫病的诊断方法。
5. 试述象皮肿形成的机制。

【参考答案及解析】

一、选择题

A型题

1. A 2. C 3. B 4. C 5. C 6. C 7. B 8. D 9. C 10. E 11. D 12. C 13. C 14. E 15. D 16. D 17. C 18. A 19. D 20. C 21. B 22. C 23. E 24. B 25. A 26. B 27. C 28. C 29. D 30. B 31. A 32. D 33. C 34. A 35. D 36. B 37. C 38. B 39. B 40. D 41. B 42. C 43. A 44. D 45. B 46. C 47. B 48. A 49. B 50. C

B型题

1. D 2. A 3. E 4. C 5. B 6. A 7. B 8. B 9. E 10. C 11. A 12. D 13. B 14. C 15. A 16. E 17. D 18. B 19. D 20. E 21. A

二、名词解释

1. 土源性线虫：这类线虫在生长发育过程中，不需要中间宿主，其虫卵或幼虫在外界发育为感染阶段，直接感染人，亦称直接发育型。如寄生在人体肠道中的似蚓蛔线虫、毛首鞭形线虫、蠕形住肠线虫及钩虫等。

2. 生物源性线虫：这类线虫在生长发育过程中，需要中间宿主，其幼虫在中间宿主体内发育为感染阶段，再感染人，亦称间接发育型，如寄生于人体组织内的丝虫和旋毛形线虫。

3. 钩蚴的迁延移行：人体经皮肤感染十二指肠钩虫后，部分幼虫在进入小肠之前，可潜留于某些组织中达很长时间(有报道为253天)。此时，虫体发育缓慢或暂停发育，在受到某些刺激后，才陆续到达小肠发育成熟，这种现象被称为钩蚴的迁延移行。

4. 异嗜症：有些钩虫患者喜食生米、瓦块、泥土、破布、煤渣、纸片等，称为异嗜症。发生的原因尚不清楚，可能与体内铁质的丢失有关，患者经服用铁剂后，异嗜症可自行消失。

5. 夜现周期性：微丝蚴在人的外周血液中周期性出现，白天滞留于肺部毛细血管，夜间出现于外周血液中，微丝蚴的这种在外周血液中夜多昼少的现象称微丝蚴的夜现周期性。

三、简答题

1. 似蚓蛔线虫病流行广泛，感染率高的主要原因：似蚓蛔线虫产卵量大，每天每条雌虫可产卵24万个。生活史简单，不需要中间宿主，虫卵在外界环境中直接发育为感染期虫卵。经口感染，感染机会多。虫卵抵抗能力强，受精卵卵壳蛔苷层可防止外界水溶性化合物渗入卵内，又可保持卵内液体不外漏，对外界环境抵抗力强。由于粪便管理不当，用人粪施肥及人们的生产和生活方式、不良的饮食和卫生习惯等，导致似蚓蛔线虫病的广泛流行。与地区经济条件、生活水平、文化水平等社会因素也有一定关系。

2. 钩虫引起人体贫血的主要原因：①钩虫口囊发达，有抽筒作用，泵吸血液；②钩虫以血为食，吸收血液后迅速经其消化道排出，造成宿主的失血；③钩虫吸血时，同时头腺分泌抗凝素，使伤口不易愈合，伤口渗血，其渗血量与虫体吸血量大致相当；④虫体不断更换咬啮部位，造成多个出血部位，原伤口在凝血前仍可继续渗出少量血液；⑤此外，钩虫对肠黏膜的损伤，影响营养物质吸收，可加重贫血程度。

3. 钩虫病常用的诊断方法如下

(1) 直接涂片法：此法简便，但轻度感染者易漏诊，反复检查才可提高阳性率。

(2) 饱和盐水浮聚法：检出率较直接涂片法高，是钩虫病最常用的诊断方法。

(3) 钩蚴培养法：此法检出率高，且能鉴定虫种，但需时间较长，要等5～6天才能出结果。

4. 蛲虫病的病原学诊断常采用肛门拭子法，即棉签拭子法或透明胶纸拭子法。取材应在清晨及排便前检查肛周皮肤附着的虫卵，该方法对蛲虫的检出率高，此方法是根据生活史中雌虫产卵特点，蛲虫雌虫子宫内充满虫卵，在肠腔内下移，但在肠内低氧压的条件下，一般不排卵或排极少量的卵，当宿主睡眠后肛门括约肌松弛，雌虫可从肛门爬出，受温度、湿度改变和空气的刺激，在肛门或会阴部周围大量产卵，并黏附于肛周皮肤，此外，也可在患儿睡后于肛门处检获雌虫诊断。

5. 急性期炎症反复发作，淋巴管内皮细胞增生，管壁增厚，局部可出现增生性肉芽肿。此反应不断进行，可引起淋巴管壁显著增厚，管腔狭窄，导致淋巴管部分或完全阻塞。如阻塞在浅表淋巴结、淋巴管，阻塞部位以下淋巴管内压增高，导致淋巴管曲张甚至破裂，淋巴液外流，因淋巴液中蛋白质含量高，刺激局部纤维组织增生，导致局部皮肤和皮下组织增厚、变粗、变硬而形成象皮肿。象皮肿形成后，局部血液循环障碍，使病变处皮肤汗腺、毛囊及皮脂腺功能障碍，容易继发细菌感染，导致局部炎症或慢性溃疡以及纤维组织增生，加重象皮肿。

（孙艳宏　刘继鑫）

第四篇 医学节肢动物学

第九章 医学节肢动物概论

【教学要点】

掌握 节肢动物对人体的直接危害；变态的概念；蜱、疥螨、蠕形螨、尘螨、蚊、蝇等传播的疾病；蝇蛆病的种类；蜱瘫痪。

熟悉 节肢动物对人体的间接危害；节肢动物的分类；蜱、疥螨、蠕形螨、尘螨、蚊、蝇等的形态及生活史。

了解 病媒节肢动物的判定；蜱、疥螨、蠕形螨、尘螨、蚊、蝇等的生态及防治原则。

【重点难点剖析】

一、医学节肢动物概论

医学节肢动物学(medical arthropodology)是研究节肢动物的形态、分类、生活史、生态、地理分布、与传病的关系及防制措施的科学，通常称为医学昆虫学(medical entomology)。

节肢动物的主要特征：①虫体左右对称；②体表骨骼化，由几丁质及醌单宁蛋白质组成的表皮，亦称外骨骼；③循环系统开放式，血腔为循环系统的主体，内含血淋巴；④发育过程中大都有蜕皮和变态现象。

与医学有关的分别是昆虫纲、蛛形纲、甲壳纲、唇足纲、倍足纲和蠕形纲纲。其中以昆虫纲和蛛形纲与人类疾病关系密切。

医学节肢动物对人的直接危害：①骚扰和吸血；②刺螫与毒害；③变态反应；④寄生。

二、昆虫纲

昆虫纲是动物界中种类最多、数量最大的一类动物，人类经济和健康有极密切的关系，是医学节肢动物中最重要的一个组成部分。

昆虫纲的主要特征：成虫分头、胸、腹三部分。触角1对。复眼1对；口器分咀嚼式、刺吸式和舐吸式。胸部：分前胸、中胸、后胸三节，各胸节腹面均有足1对；有的昆虫有翅，其翅脉的排列系统称脉序，为各类昆虫的分类依据。腹部由11节组成，后部数节变为外生殖器，是分类的重要依据。

(1) 变态 昆虫经历从外部形态、内部结构、生理功能到生态习性及行为上的一系列变化，此过程称为变态(metamorphosis)。

(2) 龄和龄期 在昆虫胚后发育过程中，幼虫或若虫通常需要蜕皮数次，两次蜕皮之间的虫态称为龄，它所对应的发育时间称为龄期(stadium)。

(3) 化蛹和羽化　幼虫发育为蛹的过程为化蛹；成虫从蛹皮脱出的过程称为羽化。

(4) 完全变态　发育过程中需要经历蛹期的，称为完全变态，如蚊、蝇、白蛉、蚤等。

(5) 不完全变态　发育过程中不需要经历蛹期的，称为不完全变态，如臭虫、虱等。

(一) 蚊

蚊(mosquito)属于双翅目，是最重要的医学昆虫类群。

1. 形态与结构　头部似半球形，有复眼和触各 1 对。口器属刺吸式。胸部分前胸、中胸和后胸。有足 3 对，中胸有翅 1 对，后胸有 1 对平衡棒，是双翅目昆虫的特征。蚊足细长，足上常有鳞片形成的黑白斑点和环纹，为蚊的分类依据。

2. 生活史

(1) 生活史　发育为全变态，分卵、幼虫、蛹、成虫 4 个时期。雌蚊交配、吸血后产卵于积水中。蛹呈逗点状，不食能动，在水中羽化为成蚊。新羽化的成蚊经 1～2 天的发育，即行交配、吸血、产卵。蚊羽化后 1～2 天即可交配。交配是在群舞时进行的，通常雌蚊一生只需交配一次。雄蚊不吸血，只吸植物汁液及花蜜。雌蚊必须吸食人或动物的血液，卵巢才能发育、产卵。

(2) 生殖营养周期和生理龄期　蚊每次从吸血到产卵的周期称为生殖营养周期。

3. 重要传病种类及与疾病的关系

(1) 嗜人按蚊　是我国最重要的疟疾媒介，也是马来丝虫病的主要传播媒介。

(2) 中华按蚊　是我国最常见的按蚊，是我国平原地区疟疾和马来丝虫病的主要传播媒介，也是班氏丝虫病的次要媒介。

(3) 微小按蚊　是我国南方山区、丘陵地区疟疾的主要传播媒介。

(4) 大劣按蚊　为我国海南山林和山麓地区疟疾重要媒介。

(5) 淡色库蚊与致倦库蚊　是我国班氏丝虫病的主要传播媒介。

(6) 三带喙库蚊　是流行性乙型脑炎的重要传播媒介。

(7) 白纹伊蚊　是我国登革热的重要媒介，还能传播乙型脑炎。

(8) 埃及伊蚊　是我国登革热的媒介。

(二) 白蛉

白蛉(Sandfly)属双翅目、白蛉科。

全身密布细毛。口器为刺吸式，呈驼背状，雄外生殖器与雌受精囊的形态为分类的重要依据。

白蛉的发育为全变态，雌蛉产卵于泥土中，幼虫以泥土中有机物为食。

仅雌性吸血。白蛉主要传播黑热病，病原体为杜氏利什曼原虫，主要传播媒介是中华白蛉。

(三) 蝇

蝇(fly)属双翅目，与人类疾病有关的多属蝇科、丽蝇科、麻蝇科、狂蝇科及皮蝇科等。

(1) 成蝇　全身披有鬃毛。口器为舐吸式，少数蝇类为刺吸式。前胸和后胸退化，中胸特别发达。中胸背板上的条纹、鬃毛的排列常为分类的依据。第四纵脉的弯曲度及其与第三纵脉的距离为分类特征。爪垫发达，上面密布细毛并分泌黏液，可携带多种病原体。雄蝇外生殖器是鉴定蝇种的重要依据。

(2) 发育　为全变态，卵椭圆形或香蕉形，乳白色。幼虫俗称蛆。第八腹节后表面有后气门 1 对，由气门环；气门裂和钮孔组成，其形态特征是分类的重要依据。

(3) 成蝇的食性　分 3 类：不食蝇类、吸血蝇类和非吸血蝇类。多数种类为杂食性，腐败的动、植物，人和动物的食物、排泄物、分泌物和脓血等均可为食。蝇取食频繁，且边吃、边吐、边排粪，这在机械性传播疾病方面具有重要意义。机械性传播是蝇类主要的传病方式。

(4) 蝇蛆病　蝇幼虫寄生于人或动物的组织、器官引起的疾病。按寄生部位分为：

1) 眼蝇蛆病：主要由狂蝇属的一龄幼虫所致。最常见的是羊狂蝇将幼虫产于人眼结膜。

2）口腔、耳、鼻、咽蝇蛆病：多由绿蝇、金蝇、麻蝇等属的蝇种引起。常因这些器官分泌物的气味吸引蝇产卵或排蛆。

3）皮肤蝇蛆病：主要由纹皮蝇和牛皮蝇的一龄幼虫引起；金蝇、绿蝇等属幼虫也可侵入皮肤创伤处寄生。

4）胃肠道蝇蛆病：由家蝇、金蝇、厕蝇、腐蝇、麻蝇等属蝇的卵或幼虫通过污染食物进入人体寄生所致。

5）泌尿生殖道蝇蛆病：病原体多为麻蝇、绿蝇、金蝇、厕蝇等幼虫。

（四）蚤

蚤(flea)属于蚤目，是哺乳动物和鸟类的体外寄生虫。

雌蚤第7～9节变为外生殖器，为分类的依据。雌蚤、雄蚤均吸血。每日需吸血数次，常吸血过量，以致血未经消化即随粪便排出。善跳跃，宿主范围广。对宿主体温敏感，发热或死亡后体温下降时即离开，另寻新宿主。该习性在蚤传疾病的流行上起重要作用。

蚤常对人骚扰、吸血，潜蚤属的雌虫还可在皮下寄生，引起潜蚤病。但蚤的主要危害是传播下列疾病：

（1）*鼠疫*　病原体为鼠疫杆菌，传播方式为增殖式。

（2）*鼠型斑疹伤寒*　又称地方性斑疹伤寒，病原体为莫氏立克次体。

（3）*绦虫病*　蚤可作为犬复孔绦虫、缩小膜壳绦虫和微小膜壳绦虫的中间宿主。人的感染是由于误食了含有似囊尾蚴的蚤所致。

（五）虱

寄生于人体的虱有两种：人虱和耻阴虱。人虱又分人头虱和人体虱两亚种。

虱的生活史为不全变态，卵黏附在毛发或纤维上，有卵盖，约1周从卵盖处孵出若虫。雌虱、雄虱、若虫均嗜吸人血。虱不耐饥饿，常边吸血、边排粪。对温度、湿度极敏感。人头虱寄生于头发间，人体虱寄生于内衣的缝隙中，耻阴虱则寄生于阴毛根部。

虱除叮人吸血、引起丘疹、瘙痒外，主要传播以下疾病：

（1）*流行性斑疹伤寒*　病原体为普氏立克次体。

（2）*战壕热*　病原体为五日立克次体。

（3）*回归热*　虱传回归热的病原体是俄拜氏疏螺旋体。

（4）*耻阴虱病*　主要通过性生活传播，属性传播疾病。

三、蛛形纲

蛛形纲的特征是躯体分头胸部及腹部或头胸腹愈合为一体，无触角，无翅，成虫有足4对。有医学意义的是蝎亚纲(scorpiones)、蜘蛛亚纲(araneae)和蜱螨亚纲(acari)。

（一）蜱

蜱(tick)属于寄螨目、蜱总科。成虫在躯体背面有壳质化较强的盾板，通称为硬蜱(hard ticks)，属硬蜱科；无盾板者，通称为软蜱(soft ticks)，属软蜱科。

1. *形态*　成虫体分假头和躯体两部分。躯体椭圆形，未吸血时腹背扁平，背面稍隆起，饱血后胀大如赤豆或蓖麻子状

2. *生活史*　发育过程分卵、幼虫、若虫和成虫期；幼虫有足3对。

3. *生态*　蜱类在生活史中有更换宿主的现象；雌、雄成虫及若虫、幼虫均吸血。硬蜱多在白天侵袭宿主，吸血持续时间长，吸血量大。软蜱多在夜间侵袭宿主吸血，吸血时间短；雌蜱受精吸血后产卵，硬蜱一生产卵一次，可产数百至数千个，因种而异。软蜱一生可产卵多次，产卵总数可达千个；硬蜱多生活在森林、灌木丛、开阔的牧场、草原、山地的泥土中等。软蜱多栖息于家畜的圈舍、野生动物的洞穴、鸟巢及人房的缝隙中。

4. 与疾病的关系　硬蜱直接危害：蜱在叮刺吸血时多无痛感，可造成局部充血、水肿、急性炎症反应，还可引起继发性感染。有些硬蜱在叮刺吸血过程中唾液分泌的神经毒素可导致宿主运动性纤维的传导障碍，引起上行性肌肉麻痹现象，可导致呼吸衰竭而死亡，称为蜱瘫痪。传播疾病：

(1) 森林脑炎　病原体为森林脑炎病毒，传播媒介有全沟硬蜱、森林革蜱和嗜群血蜱。

(2) 新疆出血热　病原体为克里米亚一刚果出血热病毒，主要传播媒介是亚东璃眼蜱。

(3) 莱姆病　病原体为伯氏包柔螺旋体，主要传播媒介为全沟硬蜱。

(4) 北亚蜱传斑疹伤寒　又称斑疹热，病原体为西伯利亚立克次体，传播媒介是嗜群血蜱和草原革蜱。

(5) Q 热　病原体为伯氏柯克斯体，硬蜱和软蜱均可传播。

(二) 革螨

革螨(gamasid mites)属于寄螨目、革螨总科。

直接危害：革螨性皮炎，由革螨侵袭人体，刺吸血液或组织液引起。传播疾病：流行性出血热，传染源为鼠类，病原体是汉坦病毒，由革螨在鼠与人之间传播。

(三) 恙螨

恙螨(chigger mites)仅幼虫营寄生生活，若虫和成虫均营自生生活，与疾病有直接关系的只有幼虫期。直接危害：恙螨皮炎。传播疾病：恙虫病，病原体为恙虫立克次体，主要传播媒介有地理纤恙螨和小盾纤恙螨。

(四) 蠕形螨

蠕形螨(demodicid mites)属于真螨目，是一类永久性寄生螨，寄生于人和哺乳动物的毛囊和皮脂腺内。寄生于人体的仅两种，即毛囊蠕形(demodex folliculorum)和皮脂蠕形螨(demodex brevis)。

1. 形态　虫体细长呈蠕虫状，半透明；颚体宽短，躯体分足体和末体两部分，足体腹面有足 4 对，末体具环状横纹。

2. 生活史　发育过程分卵、幼虫、前若虫、若虫和成虫 5 个时期；各期均须寄生于毛囊或皮脂腺内，为永久性寄生螨。

3. 生态　在人体的寄生部位以颜面部最常见，以皮脂、角质蛋白和细胞代谢产物为食；毛囊蠕形螨寄生于毛囊深部，一个毛囊内常有多个螨寄生；皮脂蠕形螨常单个寄生于皮脂腺内。

4. 致病作用　是条件致病螨。虫体的机械刺激及代谢产物的化学作用可使局部出现炎症。上述作用使宿主毛囊扩大，上皮变性，甚至增生肥厚，形成鼻赘。

5. 实验诊断　镜检到蠕形螨即可确诊。常用的检查方法有 3 种，即挤压涂片法、透明胶纸粘贴法和挤粘结合法。

(五) 疥螨

疥螨属真螨目、疥螨科(sarcoptidae)，是一种永久性寄生螨类。寄生于人和哺乳动物的皮肤表皮层内，引起一种有剧烈瘙痒的顽固性皮肤病，即疥疮(scabies)。寄生于人体的疥螨为人疥螨(sarcoptes scabiei)。

疥螨常寄生于指间、乳房下、腹股沟等皮肤细嫩处；感染方式主要是直接接触。疥螨的机械性刺激及其排泄物、分泌物的作用，引发变态反应，造成奇痒，夜间尤甚。

实验诊断：①用消毒针头挑破皮内隧道的尽端，取出虫体，镜下鉴定；②将矿物油滴于患处，以消毒刀片轻刮皮肤，镜检刮取物。

(六) 尘螨

尘螨(dust mites)普遍存在于人类居住场所的尘埃中，是一种强烈的过敏原。

尘螨的分泌物、排泄物、皮蜕、和死亡虫体等都是强致敏原，人吸入后可引起变态反应性疾病，常见的有尘螨性哮喘、过敏性鼻炎。

【同步综合练习】

一、选择题

A型题

1. 下列哪项关于节肢动物形态特征的描述是错误的
   A. 发育过程中大多经历“蜕皮和变态”　B. 虫体两侧对称，身体及附肢分节
   C. 成虫有足三对，胸部有翅脉一对　D. 都有几丁质及醌单宁蛋白构成的外骨骼
   E. 循环系统都是开放式
2. 蝎子属于下列哪个纲
   A. 甲壳纲　B. 昆虫纲　C. 蛛形纲　D. 倍足纲　E. 唇足纲
3. 蜈蚣属于医学节肢动物中的
   A. 甲壳纲　B. 蛛形纲　C. 昆虫纲　D. 唇足纲　E. 倍足纲
4. 蝲蛄属于医学节肢动物中的
   A. 昆虫纲　B. 甲壳纲　C. 唇足纲　D. 蛛形纲　E. 倍足纲
5. 蚊属于医学节肢动物中的
   A. 昆虫纲　B. 唇足纲　C. 甲壳纲　D. 蛛形纲　E. 倍足纲
6. 下列属于全变态的发育过程是
   A. 幼虫、前若虫、后若虫、成虫　B. 卵、幼虫、蛹、成虫　C. 卵、幼虫、若虫、蛹、成虫
   D. 卵、幼虫、蛹、若虫、成虫　E. 幼虫、若虫、成虫
7. 我国疟疾和马来丝虫病的共同传播媒介为
   A. 中华按蚊、大劣按蚊　B. 中华按蚊，三带喙库蚊　C. 中华按蚊、嗜人按蚊
   D. 大劣按蚊、微小按蚊　E. 中华按蚊、微小按蚊
8. “虮子”是
   A. 虱的幼虫　B. 跳蚤的卵　C. 虱的卵
   D. 臭虫的卵　E. 蚊的卵
9. 下列哪项关于蠕形螨的叙述是错误的
   A. 螨体分头、胸、腹三部分
   B. 酒渣鼻、毛囊炎、脂溢性皮炎与蠕形螨感染有关
   C. 蠕形螨是寄生于颜面部的永久寄生性螨类
   D. 人体蠕形螨的传播是由于人与人的直接接触所致
   E. 蠕形螨即可以用挤压涂片法又可用透明胶纸法检查
10. 可引起支气管哮喘、过敏性皮炎的是
   A. 革螨　B. 疥螨　C. 恙螨　D. 蠕形螨　E. 尘螨

B型题

A. 骚扰和吸血　B. 毒害作用　C. 变态反应　D. 直接寄生　E. 生物性传病

1. 蠕形螨
2. 蜱瘫痪，毒蜘蛛咬伤

A. 昆虫纲　B. 蛛形纲　C. 甲壳纲　D. 唇足纲　E. 倍足纲

3. 淡水蟹、淡水虾属于
4. 毒蜘蛛、蝎子属于

5. 蚊、蝇属于

A. 蚊　　D. 虱　　C. 蚤　　D. 蝇　　E. 白蛉

6. 传播黑热病的是
7. 传播疟疾的是
8. 传播阿米巴痢疾的是
9. 传播丝虫病的是
10. 传播鼠疫的是

二、名词解释

1. 医学节肢动物
2. 虫媒病
3. 变态
4. 生殖营养周期
5. 蜱瘫痪

三、简答题

1. 医学节肢动物分几个纲?
2. 医学节肢动物对人体有哪些危害?
3. 什么是蝇蛆病?能引起哪些蝇蛆病?

【参考答案及解析】

一、选择题

A 型题

1. C　2. C　3. D　4. B　5. A　6. B　7. C　8. C　9. A　10. E

B 型题

1. D　2. B　3. C　4. B　5. A　6. E　7. A　8. D　9. A　10. C

二、名词解释

1. 医学节肢动物:是指能够传播疾病或直接危害人类健康的节肢动物。

2. 虫媒病:医学节肢动物携带病原微生物或寄生虫,在人和动物之间传播,这种由节肢动物传播的疾病称虫媒病。

3. 变态:昆虫从卵发育到成虫的整个过程中,其形态、生理和生活习性上的一系列变化称为变态,如蚊蝇的生活史发育过程。

4. 生殖营养周期:生殖营养周期为蚊每次从吸血到产卵的周期。分 3 个阶段:寻找宿主吸血、胃血消化和卵巢发育、寻找滋生地产卵。

5. 蜱瘫痪:有些硬蜱在叮咬宿主过程中,其唾液中含有神经毒素,可导致宿主运动性神经纤维传导障碍,引起肌肉麻痹现象,可导致呼吸衰竭而死亡,称为蜱瘫痪。

三、简答题

1. 医学节肢动物分为五个纲:昆虫纲、蛛形纲、甲壳纲、唇足纲、倍足纲。

2. 医学节肢动物对人体的危害方式有直接危害和间接危害两种。

(1) 直接危害：骚扰和吸血；螫刺和毒害；变态反应；寄生。

(2) 间接危害：传播病原体(机械性传播和生物性传播)。

3. 蝇蛆病是蝇的幼虫寄生于人体或动物组织和器官而引起的疾病。能引起的蝇蛆病有胃肠蝇蛆病、口腔、耳、鼻咽蝇蛆病、眼蝇蛆病、泌尿生殖道蝇蛆病、皮肤蝇蛆病等。

(刘继鑫　孙艳宏)

附：往年执业医师考试——微生物试题

A型题

1. 不是细菌合成代谢产物的是(2010年)
   A. 内毒素　B. 外毒素　C. 类毒素　D. 色素　E. 侵袭性酶类
2. 感染过程的五种表现在不同传染病中各有侧重，一般最常见的是(2010年)
   A. 病原体被清除　B. 隐性感染　C. 显性感染　D. 潜伏性感染　E. 病原携带状态
3. 对乙肝病毒感染具有保护作用的是(2010年)
   A. 抗HBe　B. 抗HBs　C. DNA聚合酶　D. 抗核抗体　E. 抗HBc
4. 蚊虫传播(2010年)
   A. 乙型脑炎病毒　B. 甲型肝炎病毒　C. 水痘-带状疱疹病毒
   D. 人类免疫缺损病毒　E. 烟草花叶病毒
5. 产生内毒素最易发生菌血症，而致感染休克(2010年)
   A. 葡萄球菌　B. β-溶血性链球菌　C. 大肠埃希菌
   D. 淋球菌　E. 厌氧性链球菌
6. 青霉素抗革兰阳性(G^+)菌作用的机制是(2011年)
   A. 干扰细菌蛋白质合成　B. 抑制细菌核酸代谢
   C. 抑制细菌脂代谢　D. 抑制细菌细胞壁肽聚糖(粘肽)的合成
   E. 破坏细菌细胞膜结构
7. 肺炎链球菌的致病力主要来源于(2011年)
   A. 杀白细胞素　B. 血浆凝固酶　C. 外毒素　D. 荚膜侵袭力　E. 内毒素
8. 与慢性胃炎关系最密切的细菌是(2011年)
   A. 粪链球菌　B. 溶血性链球菌　C. 沙门菌　D. 空肠弯曲菌　E. 幽门螺杆菌
9. 普通培养基最适宜的灭菌方法是(2012年)
   A. 巴氏消毒法　B. 煮沸法　C. 高压蒸汽灭菌法
   D. 流通蒸汽灭菌法　E. 间歇灭菌法
10. 肺炎链球菌最重要的致病因素是(2012年)
    A. 炎症因子　B. 蛋白水解酶　C. 内毒素　D. 外毒素　E. 荚膜侵袭性
11. 所产毒素与噬菌体有关的细菌是(2012年)
    A. 产气荚膜梭菌　B. 破伤风梭菌　C. 白喉棒状杆菌　D. 霍乱弧菌　E. 大肠埃希菌
12. 可作为人免疫缺陷病毒(HIV)受体的表面分子是(2012年)
    A. CD20　B. CD3　C. CD4　D. CD21　E. CD8
13. 根据微生物的分类，新生隐球菌属于(2012年)
    A. 细菌　B. 立克次体　C. 真菌　D. 放线菌　E. 支原体
14. 关于内毒素性质的错误叙述是(2012年)
    A. 来源于革兰阴性菌　B. 用甲醛脱毒可制成类毒素
    C. 其化学成分是脂多糖　D. 性质稳定，耐热
    E. 菌体死亡裂解后释放
15. 与细菌耐药性有关是(2012年)

A. mRNA　B. 核蛋白体　C. 质粒　D. 异染颗粒　E. 性菌毛

16. 曾经注射过破伤风类毒素的小儿,再次受伤后的处理(2012年)

A. 注射 TAT 500 U　B. 注射 TAT 1 000 U　C. 注射 TAT 1 500 U

D. 注射 TAT 2 000 U　E. 破伤风类毒素 0.5 ml

17. 原核生物不包括(2012年)

A. 细菌　B. 衣原体　C. 支原体　D. 立克次体　E. 病毒

18. 小儿受结核菌感染至 PPD 试验阳性的时间是(2012年)

A. 48～72 h　B. 1～2周　C. 2～4周　D. 4～8周　E. 8～10周

19. 我国新生儿败血症多见的病菌是(2012年)

A. 肠球菌　B. 链球菌　C. 葡萄球菌　D. 大肠埃希菌　E. 铜绿假单胞菌

20. 患者,男性,10岁,右足底被铁锈钉刺伤10天,突然出现张口困难,继之出现苦笑面容,角弓反张,声响及触碰患者可诱发上述症状,患者神志清楚,不发热。该病致病菌属于(2012年)

A. 革兰氏染色阴性大肠埃希菌　B. 革兰氏染色阴性厌氧拟杆菌

C. 革兰氏染色阴性变形杆菌　D. 革兰氏染色阳性梭形芽孢杆菌

E. 革兰氏染色阳性厌氧芽孢杆菌

21. 有完整细胞核的微生物(2013年)

A. 立克次体　B. 放线菌　C. 细菌　D. 真菌　E. 衣原体

22. 青霉素作用的细菌靶位是(2013年)

A. 细胞质的质粒　B. 细胞质的核糖体　C. 细胞壁的聚糖骨架

D. 细胞壁的磷壁酸　E. 细胞壁的五肽交联桥

23. 不属于肺炎链球菌致病物质的是(2013年)

A. M蛋白　B. 荚膜　C. 神经氨酸酶

D. 肺炎链球菌溶血素　E. 脂磷壁酸

24. 患者,男性,45岁。2周前烧伤,烧伤面积40%左右,近5天开始发热,体温38～39℃,间歇性,逐渐加重并伴有寒战。血培养出的细菌可产生凝固酶、杀白细胞素、肠毒素。最可能感染的细菌是(2013年)

A. 肺炎链球菌　B. 溶血性链球菌　C. 厌氧芽孢菌

D. 大肠埃希菌　E. 金黄色葡萄球菌

25. 患者,男性,30岁。全身乏力,面部肌肉紧张2天。7天前田间劳动足部刺伤。局部分泌物标本检出致病微生物为革兰阳性菌,有周鞭毛,无荚膜,厌氧培养呈羽毛样菌落。最可能的致病微生物是(2013年)

A. 破伤风梭菌　B. 产气荚膜梭菌　C. 铜绿假单胞菌

D. 溶血性链曲菌　E. 金黄色葡萄球菌

26. 大肠埃希菌 O157∶H7 引起的腹泻特点是(2014年)

A. 脓性便　B. 血样便　C. 米泔水样便　D. 蛋花样便　E. 黏液便

27. 与EB病毒感染无关的疾病是(2014年)

A. 鼻咽癌　B. 淋巴组织增生性疾病　C. 宫颈癌

D. 非洲儿童恶性淋巴瘤　E. 传染性单核细胞增多症

28. 患者,男性,35岁。低热伴咳嗽3周,咳少量白痰。使用多种抗生素治疗无效。胸部X线片示右下叶背段斑片状影,有多个不规则空洞,无液平面。为明确诊断,应首先进行的检查是(2014年)

A. 痰涂片革兰染色　B. 痰涂片抗酸染色　C. 支气管镜

D. 痰真菌培养　E. 胸部CT

29. 患者，女性，48岁。乏力、腹胀伴尿黄3周。慢性乙型肝炎5年，肝功能反复异常。查体：重病容，巩膜与皮肤重度黄染，见肝掌及蜘蛛痣，腹水征(+)。实验室检查：ALT 200 U/L，TBIL 370 μmol/L，HBsAg(+)。该患者最可能的诊断是(2014年)
A. 慢性重型肝炎　B. 慢性肝炎急性发作　C. 急性重型肝炎
D. 慢性肝炎　E. 亚急性重型肝炎
30. 患者，男性，40岁。恶心、呕吐、尿色变深2天。既往无肝炎病史。查体：巩膜黄染，肝肋下2 cm。实验室检查：ALT 800 U/L，TBIL 60 μmol/L，抗-HAV IgM(−)，HBsAg(+)，抗-HBs(−)，抗-HBc IgM(+)该患者最可能的诊断是(2014年)
A. 急性甲型肝炎　B. 急性肝炎，HBsAg携带者
C. 乙型肝炎恢复期　D. 甲型肝炎恢复期
E. 急性乙型肝炎
31. 引起急性肾小球肾炎最常见的病原体为(2014年)
A. 结核分枝杆菌　B. 金黄色葡萄球菌　C. 柯萨奇病毒
D. 寄生虫　E. 溶血性链球菌
32. 引起病毒性心肌炎最常见的病毒是(2014年)
A. 风疹　B. 呼吸道合胞病毒　C. 流感
D. 单纯性疱疹　E. 柯萨奇B组病毒
33. 对未接种卡介苗者，结核菌素试验阳性的解释，最准确的是(2014年)
A. 曾感染结核分枝杆菌　B. 曾接触肺结核患者　C. 处于结核病的活动期
D. 体液免疫功能正常　E. 已获得对结核感染的免疫力
34. 判断肺结核传染性最主要的依据是(2014年)
A. 血沉增快　B. 胸部X线片显示空洞性病变
C. 结核菌素试验阳性　D. 痰涂片找到抗酸杆菌
E. 反复痰中带血
35. 引起流行性脑脊髓膜炎的病原属于(2014年)
A. 奈瑟菌属　B. 念珠菌属　C. 隐球菌属　D. 链球菌属　E. 葡萄球菌属
36. 属于DNA病毒的肝炎病毒是(2014年)
A. HBV　B. HEV　C. HDV　D. HCV　E. HAV
37. PPD试验假阴性常见于(2014年)
A. 患麻疹3个月后　B. 急性粟粒性肺结核　C. 接种卡介苗8周后
D. 患支气管肺炎时　E. 未接种卡介苗

B型题

A. 猪　B. 鼠　C. 蜱　D. 虱　E. 蚊
1. 流行性乙型脑炎的传染源是(2012年)
2. 流行性乙型脑炎的传播媒介是(2012年)

A. 蜱　B. 恙螨　C. 鼠　D. 鼠蚤　E. 人虱
3. 恙虫病的传播媒介是(2012年)
4. 地方性斑疹伤寒的传播媒介是(2012年)
5. 流行性斑疹伤寒的传播媒介是(2012年)

A. 金色葡萄球菌　B. 大肠埃希菌　C. β-溶血链球菌　D. 表皮葡萄球菌　E. 梭状芽孢杆菌
6. 痈的致病菌是(2012年)

7. 丹毒的致病菌是(2012年)

A. 人乳头瘤病毒　B. 苍白密螺旋体　C. 单纯疱疹病毒
D. 革兰阴性双球菌　E. 钩端螺旋体

8. 梅毒的病原体是(2014年)
9. 尖锐湿疣的病原体是(2014年)

A. 外毒素　B. 菌毛　C. 鞭毛　D. 荚膜　E. 芽孢

10. 肺炎链球菌的致病因素(2014年)
11. 破伤风梭菌的致病因素(2014年)

【参考答案】

A型题

1. C　2. B　3. B　4. A　5. C　6. D　7. D　8. E　9. C　10. E　11. C　12. C　13. C　14. B　15. C　16. E　17. E　18. D　19. C　20. E　21. D　22. E　23. A　24. E　25. A　26. B　27. C　28. B　29. A　30. E　31. E　32. E　33. A　34. D　35. A　36. A　37. B

B型题

1. A　2. E　3. B　4. D　5. E　6. A　7. C　8. B　9. A　10. D　11. A

(杜凤霞)